叶橘泉医集·方证三书

叶橘泉近世国药处方集

编著　叶橘泉

中国中医药出版社

·北京·

图书在版编目（CIP）数据

叶橘泉近世国药处方集/叶橘泉编著 . —北京：

中国中医药出版社，2017.7（2020.6 重印）

ISBN 978 - 7 - 5132 - 4251 - 6

Ⅰ.①叶…　Ⅱ.①叶…　Ⅲ.①处方 - 汇编　Ⅳ.①R451

中国版本图书馆 CIP 数据核字（2017）第 120632 号

中国中医药出版社出版

北京经济技术开发区科创十三街31号院二区8号楼
邮政编码　100176
传真　010 64405750
保定市中画美凯印刷有限公司印刷
各地新华书店经销

开本 710×1000　1/16　印张 21.5　字数 289 千字
2017 年 7 月第 1 版　2020 年 6 月第 3 次印刷
书号　ISBN 978 - 7 - 5132 - 4251 - 6

定价　68.00 元
网址　www.cptcm.com

社 长 热 线　010 - 64405720
购 书 热 线　010 - 89535836
侵 权 打 假　010 - 64405753

微信服务号　zgzyycbs
微商城网址　https：//kdt. im/LIdUGr
官 方 微 博　http：//e. weibo. com/cptcm
天猫旗舰店网址　https：//zgzyycbs. tmall. com

如有印装质量问题请与本社出版部联系（**010 64405510**）

《叶橘泉医集》丛书编委会

主　　编　叶加南

副主编　马永华　陶沙燕　叶雨今

编　　委　叶加南　马永华　陶沙燕

　　　　　叶雨今　叶庭兰　叶建南

　　　　　叶晓南

内 容 提 要

　　《叶橘泉近世国药处方集》是一本针对91种常见疾病的"方证用药"的论著,是叶橘泉先生的代表作之一。

　　书中重点阐述叶氏的经验方,同时列举叶氏生前常用的古方、后世方、民间验方,以及部分海外的有效处方。

　　本书适用于中西医药临床工作者,也适用于热心研究中医药的人士参考使用。

丛 书 前 言

叶橘泉先生是中国近现代中医药发展史上的重要人物之一，祖籍为浙江省吴兴县（现湖州市）。他年轻时随吴兴名医张克明学医，此后一边在家乡开业行医，一边参加了上海恽铁樵中医函授学校的学习。1935 年，39 岁的叶橘泉先生受聘于苏州国医专科学校，任中医学讲师，同时在苏州挂牌行医。1949 年以后，叶橘泉先生历任江苏省中医院院长、江苏省中医研究所所长、南京中医学院副院长、南京药学院副院长等职。

叶橘泉先生在其一生的临床诊疗中善于使用经方，积累了很多成功的经验。例如从他发表的 165 例医案中可以分析出，共使用方药 220 次，其中使用经方原方 75 次，经方与其他方合方 55 次（经方与经方合方 43 次，经方与后世方合方 12 次），经方加味方 51 次，后世方 39 次。由此可见，叶橘泉先生在诊疗中既侧重经方原方，又不乏使用经方与经方或经方与其他方合方，同时也不薄时方。

叶橘泉先生还是采用现代数理统计方法来研究经方疗效的第一人。他认为，中医学是实用之学术，绝不是纸上谈兵式的研究所能成功的。证候之鉴别、病型之断定、药物之疗效等，均在于临床之探讨，用实验统计之方法归纳其特点，才可以说是科学的研究方式。1935 年他率先提出"整理中国医药必须开设有病房的医院，进行临床研究"，主张建立设备完善的医院，根据临床观察和病历记载，统计治疗成绩，并将成果公开发表，教授给青年医师。这种学术观点推动了当时中医的发展。

1939 年，当时堪称国内领先的拥有病房的正规中医院"苏州国医医院"成立后，时任该院医务主任的叶橘泉先生带领其他多名学有专长的医师进行了中医药疗效的统计工作，即采用表格形式进行统计分析。他将自己使用中医"经方"后的 132 个病例进行了 11 个角度的统计研究（在医治结果之总统计表中，有效率达到 93%，其中痊愈者 62%，有一定疗效者 31%），实现了以统计来核定经方疗效的目的。

1988 年，年逾九旬的叶橘泉先生在"坚持中医特色，把握辨证施治"一文中仍继续强调方证学是中医学的灵魂和根。他认为，具有上千年历史的仲景经方已被众多医家证实其具有科学性、规范性及临床的可操作性。因此，让中医更科学而不虚玄的首要任务就是在"方证"上的"规范化"。

叶橘泉先生亦十分关注从辨证应用角度对本草学的研究。他不但写有大量关于中药的研究论文，主张统一中药名称，并不断对各种中药进行考证，而且提倡改良制剂以提高有限的重要资源的利用率。他率领研究小组进行了"精简处方组合""定型方剂及小剂量研究"等临床实验，很早就建议人工种植一些重要的药用植物。1960 年，他研究开发出能够替代名贵中药的 202 种冷门草药应用于临床，为中药的可持续发展做了很多工作。

"人不能与草木同腐""要用小跑步走完人生"，这是叶橘泉先生终生"身体力行之"的信条。叶先生一生行医不息，著书不止。在给后人留下的卷帙浩繁的著作后面，跃动着的是老先生对中医药事业矢志不渝的至爱情怀。

我们整理出版《叶橘泉医集》丛书，为的是将叶橘泉先生的临床经验和学术体系完善地保存和继承下来，这对于振兴祖国中医药事业，推广普及中医药知识具有现实而深远的意义。该丛书不仅对中医药专业人员有重要的研究应用价值，而且对西医师以及爱好中医药的人士也有一定的参考价值。

《叶橘泉医集》丛书在策划、整理、编辑、出版的过程中，得到了中国中医药出版社的大力支持和悉心指导。本丛书编委会全体人员尽心竭力，精工细琢，使丛书得以如期出版。在此，谨一并致以诚挚的谢意。

叶加南

2017 年 5 月

编 辑 的 话

叶橘泉先生——"方证药证"学说临床家

叶橘泉先生（1896－1989），中国科学院学部委员（现称院士）、一级教授。"方证药证"学说倡导者、实践者，杰出的中医经方临床家、教育家、中药学家。

叶橘泉先生早在20世纪20年代就首次提出了"方证学"的概念，此后他不断地向中医界呼吁"应该重视中医方证学的研究"。从他的经方临床研究成果中可以看出，他不但具备经方临床家的一般特性，而且有自己独到的学术思想和风格。他认为："中医的主要特色是辨证论治，以及辨症求'证'，论治施'方'，方证相对，疗效卓著。"他提出的方证学，是现代经方研究史上的一次重大突破。

在中华中医药学会主办的"全国经方论坛"上，诸多与会专家们认为：叶橘泉先生作为"方证药证派"的代表，与"脏腑经络派"的代表刘渡舟先生、"谨守病机派"的代表胡希恕先生，构成中国现代伤寒学术史上的三座高峰。

叶橘泉先生一生著作颇丰，至93岁辞世时，先后编著出版44本著作，并发表了500多篇文章。最近，中国中医药出版社经过全面整理，归纳出叶先生的学术著作主要包括"医话三书""方证三书""药证三书"。其中"医话三书"包括《叶橘泉方证药证医话》《叶橘泉临证直觉诊断学》《叶橘泉点滴经验回忆录》，"方证三书"包括《叶橘泉近世国药处方集》《叶橘泉经方临床之运用》《叶橘泉临证实用方剂》，"药证三书"包括《叶橘泉现代实用中药》《叶橘泉实用经效民间单方》《叶橘泉食物中药与便方》。

随着时间的推移，叶橘泉先生关于"方证学"的理论和实践已被越来越多的人所认同。只要大家能掌握与运用好"方证学",中医必将出现新的鼎盛时期。叶先生半个多世纪都在为中医事业的发展而奔走呼号,他身体力行、充满艰辛的一页将永远留存在我国中医学的史册中。

今天我们整理出版《叶橘泉近世国药处方集》,为的是将其宝贵经验和学术体系完整地保存下来,同时也是为了让后继者永远怀念他。他的学术生命将在一代又一代后学者的血液中延续。

刘观涛

2017 年 5 月

序　言

本人平素研究医学不分门户，参阅中西医书及临床治疗经验，深知西医的理论和治疗中各有其长处和短处，中医也是这样。虽然中医的部分理论还值得进一步探讨，但经验的辨证论治，尤其是求证施方的方药，确能愈病，故对部分中医理论应作批判性接受，而专从事披荆斩棘搜求经验效方，以国医治病而以科学说理，习之既久，信心愈坚。窃谓欲谋中国医药之发达，舍此莫由。

中医学之基础纯粹建于经验之上。古时虽不明生理与药理之作用，然已熟知药物之功效。虽不知病理和病原之真相，然已详审其病势之趋变。中医之治疗处方，全凭患者所显症状，尤其是对整个病体之病变倾向的综合观察，如神色、热度、呼吸、汗液、大小便、胸腹、舌苔、脉象等。从种种自觉或他觉的证候之中，搜捕其主证而诊断定为表里、虚实、寒热等病证，以处宜汗、宜下、宜吐、宜攻、宜补等治法。至对传染病之处方，虽似无针对细菌学上的原因治疗，然却能辅助体工自然抗病能力之发展。且国药之具有抗菌解毒作用者，当亦不在少数。但因古时不知细菌为何物，故虽明明认识某些中药和民间草药之功效，亦只能用"辟鬼恶""杀虫毒""去三尸虫"等想象词语，以说药性耳。

西方医学之解剖学、生理学、病理学、微生物学等，诚然分析细密，说理明白。但是西医对于内科的治疗方面，除仅有的几种特效药外，余如对症处理之高热则用冰块，狂躁则给予镇静剂等，殊太违反生理自然，即，同是对症之治疗，西医每拘执局部病灶而疏忽整个病体之病变趋向。仅此一端，西医疗法较之中医疗法似逊一筹。因为研究生理，允宜分析系统，划清界限，而遹人体病时，势必此牵彼应。

盖生活机体天然具有反射抗病之能力，决不能与生命之机件等观。

　　我国特产种类繁富之有效良药。古时因不明病理之缘由，故虽认识其功效，亦不得不传会五行生克，以五味五色等理论来论说药物的性质，致不能得近世医学科学上所能尽量利用。中医药中虽有立竿见影之愈病奇迹，竟被许多人认为神秘莫测，不可思议。其实中医药物所以能奏愈病之功效，自有学理可证。若不证之以科学学理的研究，长此以往，则有效良方将湮没不彰，岂不可惜。

　　本人平生治医的宗旨是：治疗时重点采用国药古方和时方，亦自创经验方，并积极采用民间草药，同时参考理论科学新说。于此从事研究，不但理无杠格，且觉事半功倍。本人亦深信依此目标研精改进，则可使中西融合，新旧孕育，产生出一种更完美的医学。此则不仅中医完全科学化，而且国内西医亦必因此而迈越欧美，将成为中国独特的医药学术。本此理想，所以不辞粗浅，以平时研究所得和临床的经验，搜罗我国古方和时方，并结合自己的经验方，依据主证治疗，寻求近世理论中各科症状之合拍者；更考证处方中药物的作用，如兴奋、镇静、刺激、缓和、收敛、泄下、发汗、利尿、清凉、强壮、抗菌、防腐、抗过敏等，是否与科学的病理相符，选择其较明显而合理者，收集编订为《近世内科国药处方集》（编者按：即《叶橘泉近世国药处方集》）。本人意在撷西医理论之精华而改革中医之部分学说，采中医诊疗之特长以弥补西医诊疗不完备的缺憾，一以俾西医知所利用国药处方，一以冀中医知病原病理的真相，从此破除隔阂，不仅中西医界免去冲突，且可双方携手互相探究。惜著者荜路蓝缕之工作，限于个人的知识学力，自知此著十分浅陋，但望医界明达，不河汉斯言。果能循是途径而研几精进，则中国医药学术上或得放一异彩，为本人所馨香祝祷者也。

叶橘泉一九三五年写于苏州存济医庐

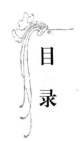

目 录

第一章 呼吸系统疾病

一、急性上呼吸道感染（中医称感冒，伤风）

急性上呼吸道感染是指鼻腔部、咽部以及喉部的急性炎症，包括普通感冒、流行性感冒、急性咽炎、喉炎、扁桃体炎等，是最常见的急性呼吸道感染性疾病。常见的病因为病毒感染，少数为细菌感染。往往因受寒、劳累等诱因导致呼吸系统或全身的免疫功能低下时，原来就寄生于体内或由外界侵入的病毒或细菌趁机繁殖成长，形成本病。本病不分地区、性别、年龄、职业，一年四季都可能发病，但以冬春两季为多见。罹患急性上呼吸道感染后，最关键的一个问题是尽快接受治疗，争取在初期阶段将其治愈。

本病属于中医学中的"感冒""伤风"之范畴。

急性上呼吸道感染处方

处方一 感冒方1（叶氏经验方）

防风9克，桂枝3克，白芷6克，藁本6克，荆芥3克，紫苏叶6克，葛根9克，黄芩3克，干姜5片，水煎服。

【适应证】风寒感冒，流行性感冒。畏寒恶风较重，发热则较轻，鼻塞流涕，喷嚏声重，头痛无汗舌苔薄白，脉浮或浮紧。

处方二 感冒方2（叶氏经验方）

柴胡9克，鱼鳖金星9克，金银花9克，大青叶9克，生石膏30克，黄芩9克，桑叶6克，马鞭草9克，鸭跖草9克，陈皮6克，薄荷3克（后下），水煎服。

【适应证】风热感冒，流行性感冒，急性咽炎，喉炎，扁桃体炎。发热较重，畏寒则较轻，头部胀痛，颈项发硬，鼻塞流涕，咽喉肿痛。

舌质偏红，苔薄黄，脉浮数。

处方三　感冒方 3（叶氏经验方）

鲜荷叶 12 克，水杨梅根 9 克，滑石 15 克，香薷 6 克，淡竹叶 6 克，生薏仁 12 克，芦根 12 克，扁豆花 6 克，藿香 3 克，炒麦芽 6 克，水煎服。

【适应证】暑湿感冒，流行性感冒。发热无汗，头胀如裹，全身肢体酸痛，胸闷心烦，不思饮食，口淡干呕。舌质淡红或偏红，苔薄黄或黄腻，脉濡数。

处方四　葛根汤（《伤寒论》）

葛根 9 克，麻黄 3 克，桂枝 3 克，芍药 9 克，甘草 3 克，大枣 3 枚，生姜 3 片，水煎服。

【适应证】感冒，流行性感冒初期，扁桃体炎。恶寒，发热，头痛，无汗，颈部与肩背部发硬，体力相对来说比较强。脉浮紧。

处方五　麻黄汤（《伤寒论》）

麻黄 6 克，杏仁 9 克，桂枝 3 克，甘草 3 克，水煎服。

【适应证】感冒，流行性感冒初期。体力一贯比较壮实。恶寒，发热，咳嗽，头痛，腰痛，四肢关节痛，无汗。脉浮紧或浮数。

处方六　柴胡桂枝汤（《伤寒论》）

柴胡 9 克，人参 6 克，半夏 6 克，芍药 6 克，黄芩 3 克，桂枝 3 克，甘草 3 克，生姜 3 片，大枣 3 枚，水煎服。

【适应证】感冒，流行性感冒。发热，微感恶寒，头痛，全身关节痛，食欲不振，腹痛，胸胁苦满伴有精神不安、失眠等精神神经症状。

处方七　小柴胡汤（《伤寒论》）

柴胡 9 克，半夏 6 克，黄芩 6 克，人参 6 克，甘草 3 克，生姜 3 片，大枣 3 枚，水煎服。

【适应证】感冒，流行性感冒。体力中等，发热，食欲不振，口中不适，微热恶心，伴有胸胁苦满。

处方八　补中益气汤（《内外伤辨惑论》）

人参9克，黄芪9克，白术9克，当归6克，柴胡3克，升麻3克，陈皮6克，甘草3克，生姜3片，大枣3枚，水煎服。

【适应证】感冒，流行性感冒，扁桃体炎。相对来说体力比较虚弱，体型消瘦，内脏下垂，咳嗽低热。也用于手术后或放疗前后的全身倦怠，食欲不振，味同嚼蜡，盗汗动悸等。

处方九　竹茹温胆汤（《万病回春》）

竹茹6克，半夏9克，柴胡6克，麦门冬6克，茯苓6克，桔梗6克，枳实6克，香附子6克，陈皮3克，黄连3克，人参3克，甘草3克，生姜3片，水煎服。

【适应证】感冒、流行性感冒，急性咽炎，喉炎，扁桃体炎。相对来说体力比较虚弱，发热时间较长；或热退后咳嗽痰多，伴有胸胁苦满、失眠、心悸、精神不安等症状。

处方十　麻黄附子细辛汤（《伤寒论》）

麻黄12克，附子9克，细辛2克，水煎服。

【适应证】高龄者或体力虚弱者之感冒、流行性感冒。恶寒低热，头痛咳嗽，咽喉疼痛，喷嚏频频，流清鼻涕，四肢发凉，全身酸痛，脉沉细。

处方十一　葳蕤汤（《张氏医通》）

葳蕤9克，石膏15克，川芎6克，麻黄3克，杏仁12克，木香6克，葛根6克，白薇6克，独活6克，甘草3克，水煎服。

【适应证】感冒，流行性感冒，咽炎，喉炎，扁桃体炎。头痛头胀，恶寒发热，骨节酸痛，项背牵强，咽干舌燥，气喘有汗，胸脘痞闷，体倦嗜睡。舌苔白，脉浮。

处方十二　甘露消毒丹（《温热经纬》）

滑石12克，茵陈9克，黄芩6克，贝母9克，石菖蒲6克，木通6克，藿香6克，射干6克，连翘6克，薄荷3克（后下），豆蔻3克，水煎服。

【适应证】感冒，流行性感冒，急性咽炎，喉炎，扁桃体炎。发热口渴，疲倦困顿，肢节酸楚，咽喉疼痛，胸闷腹胀，便秘或泄利，小便短赤，或伴有急性支气管炎。舌苔白腻或白厚腻，脉滑数或濡数。

处方十三　止嗽散（《医学心悟》）

荆芥 6 克，桔梗 6 克，紫菀 6 克，百部 9 克，白前 6 克，陈皮 6 克，甘草 3 克，水煎服。

【适应证】感冒，流行性感冒，并发急性支气管炎。咳嗽气逆，痰黏不松，或微恶风寒，头痛。

处方十四　越婢加半夏汤（《金匮要略》）

麻黄 3 克，石膏 15 克，半夏 6 克，甘草 3 克，生姜 3 片，大枣 4 枚，水煎服。

【适应证】感冒，流行性感冒，支气管肺炎。喘息咳嗽，呕逆，目胞有水肿形，咽喉有笛音，喘逆不能平卧。

处方十五　藿香正气散（《太平惠民和剂局方》）

藿香 6 克，紫苏叶 6 克，白术 9 克，茯苓 12 克，大腹皮 6 克，厚朴 6 克，半夏 6 克，桔梗 6 克，陈皮 6 克，甘草 3 克，大枣 3 枚，生姜 3 片，水煎服。

【适应证】感冒，流行性感冒。头痛发热，胸闷腹痛，咳嗽呕吐，精神疲顿，食欲不振，肠鸣泄泻，小便短赤，舌苔白腻或白厚腻，脉浮。

处方十六　十神汤（《太平惠民和剂局方》）

葛根 6 克，升麻 3 克，陈皮 6 克，川芎 6 克，紫苏叶 6 克，白芷 6 克，麻黄 3 克，芍药 6 克，香附 6 克，甘草 3 克，水煎服。

【适应证】感冒，流行性感冒，急性咽炎，喉炎，扁桃体炎。全身疼痛，恶寒发热，无汗，或咳嗽咽痛，或呕吐腹痛。舌苔白腻，脉浮数。

处方十七　柴葛解肌汤（日本浅田栗园医师之家传经验方）

柴胡 5 克，葛根 5 克，黄芩 4 克，麻黄 2~4 克，桂枝 3 克，芍药

4克，半夏2.5克，石膏6～12克，甘草2.5克，生姜2克，水煎服。

【适应证】风寒感冒，表证未解，寒邪已化热入里。恶寒发热，头痛头重，肢体亦痛，两目胀痛，口鼻干燥，口渴欲饮，睡眠不佳，舌苔微黄，脉浮紧。

处方十八　发陈汤（日本永田德本医师经验方）

柴胡4克，朝鲜人参（东北人参）3克，黄芩3克，白术4克，桂枝4克，芍药4克，半夏3克，茯苓5克，甘草2克，大枣6克，生姜2克，水煎服。

【适应证】外感风寒暑湿。恶寒发热或寒热往来，肢体疼痛且重，胸胁苦满，食欲不振，恶心欲吐，口苦咽干，甚则腹痛下利。

二、急性支气管炎（中医称咳嗽，重伤风）

急性支气管炎是指病毒或细菌等感染所致的支气管黏膜急性炎症（也可由物理、化学因素的刺激所致），常继发于上呼吸道感染之后，往往累及气管及支气管。临床症状为剧烈的咳嗽或伴有咳痰、胸闷等。大多数急性支气管炎患者会在短期内得到恢复。但是原先患有支气管哮喘、慢性支气管炎或肺气肿等疾患的人，可能会导致病情急剧恶化。因此只要出现剧烈咳嗽、咳痰等症状的人，都应立即去医院就诊。

本病属于中医学中的"咳嗽""重伤风"之范畴。

急性支气管炎处方

处方一　急支方1（叶氏经验方）

麻黄6克，防风9克，黄芩9克，百部9克，紫菀9克，款冬花6克，杏仁12克，紫苏子9克，旋覆花6克，白前6克，橘红6克，水煎服。

【适应证】急性支气管炎。咳嗽剧烈，咳痰色白，咽痒气促，鼻塞流清涕，头痛无汗，四肢酸软。舌质淡红，舌苔薄白，脉浮或紧。

处方二　急支方2（叶氏经验方）

桑叶9克，瓜蒌皮12克，菊花6克，黄芩9克，桔梗9克，芦根

15 克，浙贝母 12 克，竹茹 12 克，海蛤壳 15 克，浮海石 15 克，薄荷 3 克（后下），水煎服。

【适应证】急性支气管炎。微恶风寒，头痛发热，汗出较少，咳嗽痰少，鼻流浊涕，咽喉肿痛，口渴欲饮。舌尖边红，苔薄白或微黄，脉浮数。

处方三　急支方 3（叶氏经验方）

西瓜翠衣 15 克，香薷 6 克，金银花 9 克，厚朴 9 克，扁豆花 9 克，半夏 9 克，连翘 6 克，桑叶 9 克，陈皮 6 克，桔梗 9 克，生甘草 6 克，水煎服。

【适应证】急性支气管炎。多见于夏季，发热汗少，微感风寒，肢体酸痛，头痛且重。咳嗽痰黏，鼻流浊涕，心烦口渴，或口中黏腻，渴不多饮，胸闷欲呕，小便短赤。舌质红，苔薄黄且腻，脉濡数。

处方四　急支方 4（叶氏经验方）

西洋参 15 克，杏仁 12 克，沙参 12 克，麦门冬 12 克，浙贝母 15 克，香豉 12 克，莱菔子 9 克，山栀皮 12 克，大青叶 15 克，黄芩 9 克，梨皮 20 克，水煎服。

【适应证】急性支气管炎。多见于秋季，恶寒发热，头痛鼻塞，鼻燥咽痛或发痒，烦热口渴，咳嗽痰少或稠，皮肤干燥。舌边尖红，舌苔薄白少津，脉浮弦或浮数。

处方五　急支方 5（叶氏经验方）

远志 9 克，车前子 9 克，黄芩 9 克，荆芥 6 克，前胡 9 克，桔梗 9 克，白前 6 克，紫菀 9 克，百部 12 克，生甘草 6 克，生姜 3 片，水煎服。

【适应证】因感冒引起急性支气管炎。咳嗽剧烈，咳痰不松，头痛体重，轻度发热。舌苔薄黄，脉浮数。

处方六　桔梗白散　（《金匮要略》）

桔梗 9 份，川贝母 9 份，巴豆 3 份（炒黄压去油）。以上 3 味按比例研极细末后拌匀。成人每次用白米汤冲服 1～3 克，小儿依年龄递减。药后以下黏液粪便为度。

【适应证】小儿急性支气管肺炎。咳嗽排痰力弱，炎症侵入小支气管，黏液壅塞而呼吸困难时，投以本方，有咳出黏痰之功。

处方七　苏子降气汤　（《太平惠民和剂局方》）

紫苏子12克，橘皮9克，当归6克，姜半夏9克，前胡9克，厚朴6克，桂枝3克，生甘草3克，生姜3片，水煎服。

【适应证】老人及衰弱体质者之支气管炎。喘息咳嗽，呕逆，恶心呕吐，胸脘疼痛，痰液稀薄。或由急性支气管炎经久不愈而导致慢性支气管炎，喘息不能平卧，汗出畏寒，贫血衰弱等。

处方八　荆防败毒散（《摄生众妙方》）

枳壳9克，桔梗9克，柴胡6克，前胡9克，荆芥6克，防风9克，羌活6克，独活6克，川芎6克，茯苓12克，薄荷3克，生甘草3克，生姜3片，水煎服。

【适应证】感冒引起急性支气管炎。初起之咳嗽，鼻流清涕。头痛体痛，低热无汗，畏寒倦怠。对流行性感冒引起的支气管炎亦有效。

处方九　越婢加半夏汤　（《金匮要略》）

麻黄6克，生石膏30克，姜半夏9克，生甘草6克，大枣6枚，生姜4片，水煎服。

【适应证】急性支气管炎。呼吸道黏膜分泌的黏液壅塞毛细支气管引起喘息咳逆，呼吸困难等。

处方十　华盖散（《太平惠民和剂局方》）

紫苏子（炒）12克，麻黄6克，杏仁15克，橘皮9克，桑白皮15克，茯苓12克，生甘草6克，水煎服。

【适应证】感冒引起支气管炎。咳嗽伴有稀薄性水样痰，喉头喘鸣，目胞带水肿样，喘咳呕逆等。

处方十一　三子养亲汤（《韩氏医通》）

紫苏子15克，白芥子9克，莱菔子15克，水煎服。

【适应证】老人急性支气管炎。迁延日久不愈，或慢性支气管炎，喘息咳嗽，痰多，胸胁胀闷等。

处方十二　射干麻黄汤　（《金匮要略》）

射干9克，麻黄6克，细辛3克，紫菀9克，款冬花6克，五味子9克，姜半夏9克，大枣4枚，生姜3片，水煎服。

【适应证】急性支气管炎。气管黏膜肿胀，分泌物较多，咳嗽喘息，呼吸急促而困难，喉头有水鸡声鸣者。

处方十三　容平丸　（日本永田德本医师经验方）

石膏15克，瓜蒌根9克，黄连6克，甘草6克。以上4味共研细末后拌匀，打米糊丸梧子大，每次1丸，一日3次，温开水送服。

【适应证】急性支气管炎。咳嗽剧烈，痰黄黏稠，口干舌燥，欲饮冷水。舌质偏红，苔黄腻，脉滑数。

三、慢性支气管炎（中医称久咳，痰饮气急）

慢性支气管炎是指气管、支气管以及周围组织的慢性非特异性炎症，多见于中老年人。临床上以咳嗽、咳痰为主要症状，病程缓慢，时轻时重，常并发阻塞性肺气肿，甚至肺源性心脏病。部分患者原先患有感冒、急性支气管炎或肺炎等病史。本病的病因较为复杂，包括细菌或病毒感染、物理化学因素的刺激、过敏反应、气候环境的影响，以及自主神经失调、遗传因素等。

本病属于中医学中的"久咳""痰饮气急"之范畴。

慢性支气管炎处方

处方一　慢支方1（叶氏经验方）

棉花根50克，刺五加15克，黄芪12克，太子参12克，桔梗12克，五味子12克，紫菀9克，半夏6克，陈皮6克，甘草6克，水煎服。

【适应证】慢性支气管炎。咳嗽声低，痰多稀薄，体倦气短，自汗畏寒，平素易患感冒。舌淡苔薄，脉细。

处方二　慢支方 2（叶氏经验方）

矮地茶 15 克，铁扫帚 12 克，金礞石 12 克，橘红 9 克，白术 9 克，厚朴 9 克，茯苓 9 克，半夏 9 克，陈皮 6 克，乌梅肉 12 克，棉花根 50 克，水煎服。

【适应证】慢性支气管炎。咳痰甚多，色白黏稠，坚硬不易咳出，头痛发热，腹满纳差，大便时溏，体重倦怠。舌苔白腻，脉濡或滑。

处方三　慢支方 3（叶氏经验方）

川贝母 12 克，岗梅根 12 克，败酱草 12 克，苇茎 15 克，山栀子 9 克，鱼腥草 15 克，黄芩 9 克，知母 9 克，桑白皮 12 克，瓜蒌皮 12 克，棉花根 50 克，水煎服。

【适应证】慢性支气管炎。咳嗽痰黄或伴有血痰，咳痰困难，胸胁胀满，咳时牵痛，面红身热，口干欲饮。舌质红，苔黄且腻，脉滑数。

处方四　慢支方 4（叶氏经验方）

天竺黄 12 克，麒麟菜 9 克，远志 6 克，黄芩 9 克，桑白皮 9 克，生石膏 30 克，白茅根 15 克，川贝母 9 克，板蓝根 12 克，鱼腥草 9 克，棉花根 50 克，水煎服。

【适应证】慢性支气管炎。咳嗽剧烈，面红胸痛，咽喉干燥，口干欲饮，痰黏不易咳出。舌质红，苔少，脉弦而数。

处方五　慢支方 5（叶氏经验方）

西洋参 12 克，冬虫夏草 6 克，山海螺 9 克，麦门冬 12 克，南沙参 12 克，北沙参 12 克，三七 6 克，知母 12 克，桑叶 9 克，棉花根 50 克，水煎服。

【适应证】慢性支气管炎。干咳少痰或痰中伴有血丝。咳嗽声低或声音嘶哑，口干欲饮冷。午后低热，手足心发热，夜间盗汗，体倦消瘦。舌质红，苔少，脉细数。

处方六　苓甘姜味辛夏仁汤（《金匮要略》）

茯苓 12 克，半夏 9 克，五味子 6 克，细辛 3 克，杏仁 12 克，甘草 6 克，干姜 6 克，水煎服。

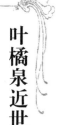

【适应证】慢性支气管炎或哮喘。咳嗽，咳稀薄之痰，痰量甚多且带泡沫，甚或呕吐黏液水样痰涎。颜面及目胞现水肿状者，患者体力较差，全身倦怠，畏寒，有贫血倾向。

处方七　二陈汤（《太平惠民和剂局方》）

半夏 12 克，陈皮 9 克，茯苓 12 克，甘草 6 克，生姜 3 片，水煎服。

【适应证】慢性支气管炎。体力中等或衰弱老人因气候变化而时发，病势不甚剧烈者。咳嗽痰涎稀薄而量多，甚或胃部不适，恶心呕吐，心悸亢进，眩晕头痛，腹诊心窝部多有振水音。

处方八　皂荚丸（《金匮要略》）

皂荚 40 克（刮去皮酥涂炙燥研末），大枣 20 枚（去皮核捣如膏）。上皂荚一味研细末后拌匀，以炼蜜为丸如绿豆大。每次 1～2 丸，一日 2～3 次，用枣膏和汤送下。

【适应证】慢性支气管炎。咳逆上气，咯出黏液脓样性恶臭之痰，而量甚多，呼吸困难，坐而不得卧者。

处方九　清肺汤（《万病回春》）

桔梗 9 克，茯苓 12 克，橘皮 6 克，桑白皮 12 克，当归 9 克，麦门冬 12 克，天门冬 9 克，杏仁 12 克，山栀子 9 克，黄芩 9 克，竹茹 6 克，五味子 6 克，川贝母 9 克，甘草 6 克，大枣 3 枚，生姜 3 片，水煎服。

【适应证】慢性支气管炎。痰多咳嗽久不止，或兼咽喉炎，声哑喉痛生疮，而身体虚弱者。

处方十　桂枝加厚朴杏仁汤（《伤寒论》）

桂枝 6 克，芍药 9 克，厚朴 6 克，杏仁 12 克，甘草 6 克，大枣 4 枚，生姜 2 片，水煎服。

【适应证】老人或体虚之人，屡屡感冒而成慢性支气管炎。喘息咳嗽，胸部有压迫感，畏风怕冷，发热头痛或自汗。

处方十一　厚朴麻黄汤（《金匮要略》）

厚朴 6 克，麻黄 3 克，石膏 24 克，杏仁 12 克，半夏 6 克，细辛 3

克，小麦 15 克，五味子 6 克，干姜 3 克，水煎服。

【适应证】慢性支气管炎。咳稀薄水样痰，痰量颇多，常因感冒而加重。头痛，或有轻微之恶寒。苔白滑，脉浮滑。

处方十二　清燥救肺汤（《医宗金鉴》）

人参 6 克，麦门冬 12 克，石膏 24 克，杏仁 12 克，枇杷叶（刷去毛）30 克，胡麻仁 12 克，桑叶 9 克，阿胶 12 克（后下），甘草 6 克，水煎服。

【适应证】老人及衰弱体质之急慢性支气管炎。身热头痛，咳嗽咽喉干燥，声音不亮，干咳无痰，或有少量黏液痰，不易咳出。心烦口渴，胸满胁痛。舌干少苔，脉虚大而数。

处方十三　清肺饮（《医宗金鉴》）

麦门冬 12 克，天门冬 12 克，知母 9 克，贝母 9 克，甘草 6 克，橘红 9 克，黄芩 9 克，桑白皮 12 克，水煎服。

【适应证】慢性支气管炎。干性咳嗽，咽喉干燥或疼痛，低热，口渴，咳痰不松等。

处方十四　杏仁五味子汤（日本汉方医师栗园家传方）（本方系为我国（《金匮要略》茯苓杏仁甘草汤中加五味子而成））

茯苓 4 克，杏仁 3 克，五味子 2 克，甘草 2.5 克，水煎服。

【适应证】高龄者之慢性支气管炎。咳嗽频频，痰多稀薄，胸闷气短，时感胸痛。苔白而滑，脉弦或滑。

处方十五　滋阴至宝汤（日本汉方医师经验方）（本方与我国《万病回春》之滋阴至宝汤为同名异方）

当归 3 克，芍药 3 克，茯苓 3 克，柴胡 1 克，白术 3 克，知母 3 克，香附子 2 克，地骨皮 2.5 克，麦门冬 3 克，贝母 3 克，薄荷叶 1 克，陈皮 3 克，甘草 1 克，水煎服。

【适应证】慢性支气管炎。咳嗽痰多，时有发热，口渴欲饮，食欲不振，夜间盗汗，体重倦怠。

四、支气管扩张症（中医称咳嗽，咯血）

支气管扩张症是指支气管和肺部因反复感染，支气管阻塞，以致支气管壁的肌肉和弹性组织被破坏，导致支气管变形及持久扩张的一种病症。临床症状有慢性咳嗽、咳吐脓痰或间断反复咯血等。一部分病人具有先天性遗传因素，患者多有幼年麻疹、百日咳或支气管肺炎等病史。近年随着生活水准的大幅度提高，疫苗的预防接种，以及抗生素的及时应用等，该病已逐渐在减少。

本病属于中医学中的"咳嗽""咯血"之范畴。

支气管扩张症处方

处方一　支扩方1（叶氏经验方）

鹿衔草9克，黄芩12克，连翘9克，金银花9克，槐花9克，仙鹤草12克，佛耳草9克，牛蒡子12克，槐花9克，桔梗12克，甘草6克，薄荷3克，水煎服。

【适应证】支气管扩张症。发热头痛，咳嗽咳痰，痰中伴血丝或咯血，咽痛喉痒。舌苔薄黄，脉浮数。

处方二　支扩方2（叶氏经验方）

金荞麦15克，鱼腥草15克，芦根30克，薏苡仁15克，蒲公英12克，胡颓子叶12克，野菊花9克，桃仁12克，冬瓜子12克，槐花9克，水煎服。

【适应证】支气管扩张症。发热咳嗽，痰多黏稠，色黄腥臭，或痰中带血，口苦且干，胸胁隐痛。舌质红，苔黄腻，脉滑数。

处方三　支扩方3（叶氏经验方）

野菊花9克，麦门冬12克，侧柏叶9克，地榆12克，地骨皮9克，桑叶12克，桑白皮12克，荷叶12克，槐花9克，穿心莲3克，海蛤粉30克，水煎服。

【适应证】支气管扩张症。咳嗽频繁，痰中带血或咳血，口苦易怒，胸胁疼痛。舌红苔黄，脉弦带数。

处方四　越婢加半夏汤（《金匮要略》）

麻黄 6 克，石膏 24 克，半夏 12 克，甘草 6 克，生姜 3 片，大枣 4 枚，水煎服。

【适应证】支气管扩张症。咳而上气，喘息气急似支饮，目如脱状或胸痛不能侧卧。也用于支气管扩张性肺炎或肺气肿等。

处方五　小青龙加石膏汤（《金匮要略》）

麻黄 6 克，桂枝 6 克，细辛 3 克，芍药 9 克，五味子 9 克，半夏 9 克，石膏 24 克，甘草 6 克，干姜 3 克，水煎服。

【适应证】支气管扩张症。水气停饮及溢饮，喘咳，肺胀，咳而上气，兼挟外邪发热，脉浮者。

处方六　苇茎汤（《金匮要略》）

苇茎 24 克，薏苡仁 15 克，桃仁 12 克，冬瓜子 12 克，水煎服。

【适应证】支气管扩张症。烦满低热，咳嗽痰多，甚则咳吐腥臭脓痰或血痰，胸中隐隐作痛。舌红，苔黄腻，脉滑数。

处方七　葶苈大枣泻肺汤（《金匮要略》）

葶苈子（研捣）12 克，大枣 12 枚，水煎服。

【适应证】支气管扩张症。胸脘胀满，一身面目浮肿，鼻塞不闻香臭，咳逆上气，喘鸣迫塞，如支气管扩张性炎症，喘息胸闷，而身体壮实者。

处方八　贝母汤（《本事方》）

贝母 12 克，黄芩 6 克，橘皮 9 克，五味子 6 克，桑白皮 12 克，半夏 9 克，柴胡 6 克，桂枝 3 克，木香 3 克，甘草 6 克，干姜 3 克，水煎服。

【适应证】支气管扩张症或慢性支气管炎。分泌黏液，身体虚弱，咳嗽喘息，排痰无力，胸胁苦闷，腹胀呕吐，食欲减退。

处方九　麦门冬汤加地黄黄连阿胶（《日本汉方医师浅田家经验方》）（本方为我国《金匮要略》麦门冬汤加地黄、黄连、阿胶而成）

麦门冬 15 克，半夏 12 克，人参 9 克，粳米 15 克，地黄 15 克，阿

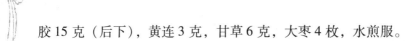
胶 15 克（后下），黄连 3 克，甘草 6 克，大枣 4 枚，水煎服。

【适应证】多用于老年支气管扩张症患者。体力中等程度或体力较差者的剧烈咳嗽，发作时咳嗽频繁，颜面潮红。痰液黏稠不易咳出，咽喉干燥或有异物感。

五、肺炎（中医称风温，肺热病）

肺炎是由细菌或病毒引起的急性肺部炎症，可由不同的致病因子引起，临床上常分为感染性肺炎（细菌性、病毒性、真菌性等）、理化性肺炎（放射性、吸入性等）以及变态反应性肺炎（过敏性等）。肺炎发生的部位也往往不同。炎症发生于肺泡内者称为肺泡性肺炎，累及肺间质者称为间质性肺炎。病变范围以肺小叶为单位者称为小叶性肺炎，累及整个或多个大叶者则称为大叶性肺炎。肺炎的临床表现主要有发热，呼吸急促，持久性干咳，深呼吸或咳嗽时常有胸痛，有小量痰或大量痰，也可能痰中伴有血丝。高龄者或儿童罹患肺炎时可能不出现发热和咳嗽等症状，或仅有轻微咳嗽，应提高警惕。

本病属于中医学中的"风温""肺热病"之范畴。

肺炎处方

处方一　肺炎方 1（叶氏经验方）

麻黄 9 克，紫菀 9 克，杏仁 12 克，白前 9 克，旋覆花 6 克，紫苏子 6 克，细辛 3 克，板蓝根 9 克，鱼腥草 9 克，甘草 6 克，干姜 3 克，水煎服。

【适应证】肺炎。咳喘气喘，痰多稀薄，恶寒无汗，口干不欲饮。舌苔白滑，脉浮紧。

处方二　肺炎方 2（叶氏经验方）

一点红 15 克，鸭跖草 30 克，鱼腥草 12 克，大青叶 12 克，竹茹 12 克，枇杷叶 12 克，瓜蒌皮 12 克，冬瓜子 12 克，黄芩 9 克，金银花 9 克，岗梅根 15 克，车前子 12 克，水煎服。

【适应证】肺炎。咳嗽喘满，难以平卧，痰稠难咳，色黄或灰，胸满烦躁，或伴有身热微恶寒，有汗较少，大便秘结，小便黄赤，口渴欲饮。舌红苔黄，脉滑数。

处方三　肺炎方3（叶氏经验方）

车前子15克，半夏9克，紫苏子9克，莱菔子12克，杏仁9克，白术9克，贯众9克，炒麦芽9克，鱼腥草12克，陈皮6克，生甘草6克，水煎服。

【适应证】肺炎。咳嗽痰多，色白黏稠，咳而不爽，胸部痞闷，食欲不振，口黏乏味。舌苔白腻，脉细滑。

处方四　肺炎方4（叶氏经验方）

羊乳（桔梗科党参属植物之根茎）15克，冬虫夏草9克，紫河车15克，杜仲叶9克，党参9克，贝母12克，紫菀6克，款冬花9克，鱼腥草12克，杏仁9克，生甘草6克，水煎服。

【适应证】肺炎。病程较长，喘咳短气，呼多吸少，动则喘促更甚，咳声低微，痰白稀薄，自汗恶风，心悸畏寒。舌淡苔薄，脉沉细。

处方五　小柴胡汤（《伤寒论》）

柴胡9克，半夏6克，黄芩6克，人参6克，甘草3克，生姜3片，大枣3枚，水煎服。

【适应证】肺炎。食欲不振，口腔内不舒服，时有微热，恶心脘胀，伴有胸胁苦满，患者体力中等。

处方六　柴胡桂枝汤（《伤寒论》）

柴胡6克，人参6克，半夏9克，芍药9克，黄芩6克，桂枝6克，甘草3克，生姜3片，大枣3枚，水煎服。

【适应证】肺炎。发热恶寒，头痛，全身关节痛，食欲不振，腹痛，伴有胸胁苦满，精神不安、失眠等精神神经症状。

处方七　竹茹温胆汤（《万病回春》）

竹茹9克，半夏9克，柴胡6克，麦门冬6克，茯苓9克，桔梗9克，枳实9克，香附子6克，黄连3克，人参6克，陈皮6克，甘草3克，生姜3片，水煎服。

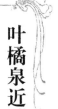

【适应证】肺炎。相对来说体力较差之人，肺炎发热时间比较长，或者热退后咳嗽痰多，胸胁苦满，伴有失眠多梦、精神不安等症状。

处方八　大青龙汤（《伤寒论》）

麻黄3克，桂枝6克，杏仁15克，石膏30克，甘草6克，生姜3片，大枣4枚，水煎服。

【适应证】大叶性肺炎初期。发热恶寒，身体疼痛，无汗烦躁，喘逆咳嗽，或浮肿短气而喘，肺炎肺胀之表证甚者，脉浮紧。

处方九　麻杏石甘汤（《伤寒论》）

麻黄3克，杏仁15克，石膏30克，生甘草3克，水煎服。

【适应证】肺炎。患者体力较强，身热不解，咳嗽喘逆，痰液黏稠，气急鼻扇，呼吸困难，口渴自汗，时有热感。舌苔薄白或薄黄，脉浮数。

处方十　小青龙加石膏汤（《金匮要略》）

麻黄3克，芍药6克，桂枝3克，细辛3克，五味子9克，半夏6克，生石膏15克，甘草3克，干姜3片，水煎服。

【适应证】急慢性支气管炎及急慢性肺炎。心下有水气，咳而上气，烦躁而喘，胸胁痛，咳逆倚息不得卧。脉浮。

处方十一　厚朴麻黄汤（《金匮要略》）

厚朴6克，麻黄3克，石膏12克，杏仁9克，半夏9克，五味子9克，细辛1.5克，小麦30克，干姜3片，水煎服。

【适应证】急慢性肺炎。咳嗽喘息，胸闷腹胀，高热，咽喉不利，痰声辘辘。苔白滑，脉浮。

处方十二　射干麻黄汤（《金匮要略》）

射干6克，麻黄3克，细辛3克，紫菀9克，款冬花9克，五味子6克，半夏9克，生姜3片，大枣4枚，水煎服。

【适应证】急性支气管肺炎，热度不甚高时。喘咳气逆，喉中如水鸡声，或支气管哮喘，慢性支气管炎，咳嗽气逆，呼吸困难等。

处方十三　小青龙汤（《伤寒论》）

麻黄 3 克，芍药 9 克，桂枝 6 克，细辛 3 克，五味子 9 克，半夏 9 克，甘草 3 克，干姜 3 克，水煎服。

【适应证】支气管肺炎初期。恶寒发热，头痛身痛，口渴无汗，喘咳胸痞，痰涎清稀而量多，干呕或痰饮喘咳，不得平卧，全身浮肿，小便不利。舌苔白滑，脉浮。

处方十四　桂枝加厚朴杏仁汤（《伤寒论》）

桂枝 6 克，芍药 9 克，厚朴 6 克，杏仁 12 克，甘草 6 克，生姜 3 片，大枣 4 枚，水煎服。

【适应证】支气管肺炎。外感风寒，恶寒发热，喘息咳嗽，头痛鼻塞，自汗体倦，喘咳频繁，胸满腹胀，伴有消化不良，或流行性感冒而继发支气管肺炎，表不解，气冲喘逆者。

处方十五　青龙散（日本永田德本医师经验方）

青礞石 9 克，茯苓 9 克，五味子 9 克，大黄 12 克，甘遂 6 克，甘草 6 克。以上 6 味共研细末后拌匀，每次 2.4 克，每日 3 次，温开水送服。

【适应证】实热顽痰之支气管肺炎。咳嗽咽痛，或痰喘咳嗽，或胸跳目眩者，或咳逆吐食者，或咽痛无汗，或咳血痰者，或咳黄稠痰。舌苔黄腻，脉滑数。

六、支气管哮喘（中医称哮病）

支气管哮喘是一种呼吸系统的常见病，主要分为外源性和内源性两种类型。外源性哮喘的发作与变态反应有关（成人患者约占七成，儿童患者约占九成）；内源性哮喘的发作则与呼吸道感染、药物以及精神上的恶性刺激有明显关系。

支气管哮喘的主要症状为反复发作性的喘息、气急、胸闷或咳嗽等症状，常在夜间或凌晨发作，可持续数分钟、数小时甚至更长时间。多数患者的症状可自行缓解或经治疗后得到改善。

本病属于中医学中的"哮病"之范畴。

支气管哮喘处方

支气管哮喘发作期与缓解期的用药不尽相同。发作期用药常用以下两种处方：

处方一　哮喘方1（叶氏经验方）

罂粟壳9克，老倭瓜30克，麻黄9克，细辛3克，五味子12克，半夏6克，厚朴6克，茯苓9克，紫苏叶6克，款冬花6克，地龙12克，干姜3克，水煎服。

【适应证】支气管哮喘。胸膈满闷，呼吸急促，喉中哮鸣声，喘不得卧。受寒容易发作，咳嗽咳痰，痰清稀，口不渴，喜热饮，身冷畏寒，鼻流清涕。舌苔薄白或白滑，脉浮滑或弦紧。

处方二　哮喘方2（叶氏经验方）

南天竹子9克，满山红9克，桑白皮12克，白芥子9克，葶苈子6克，炒苏子9克，金银花9克，瓜蒌仁12克，石膏30克，黄芩9克，地龙9克，甘草6克，水煎服。

【适应证】支气管哮喘。喘促不停，喉中哮鸣，痰黄黏稠，难以咳出，胸闷烦躁，口渴喜饮冷，口苦面赤。舌质偏红，苔黄腻，脉滑数。

缓解期用药则多见以下两种处方：

处方三　哮喘方3（叶氏经验方）

东北红参9克，茯苓12克，圆叶鼠李根皮15克，香橼皮9克，半夏9克，杏仁9克，菠菜子6克，银杏15枚（炒黄），马兜铃9克，陈皮6克，甘草6克，水煎服。

【适应证】支气管哮喘。体虚畏寒，气短声低，自汗乏力，容易感冒，咳嗽痰多，色白清稀，食欲不佳，腹胀便溏。舌质偏淡，舌苔白腻，脉细或细滑。

处方四　哮喘方4（叶氏经验方）

熟地黄12克，矮地茶12克，山药12克，山萸肉12克，白芥子9

克，核桃仁 15 克，银杏 12 克，橘红 9 克，百合 12 克，蜀椒目 6 克，杏仁 9 克，水煎服。

【适应证】支气管哮喘。病程较长，喘咳短气，呼多吸少，动则喘促更甚，咳声低微，痰白稀薄，自汗恶风，心悸畏寒。舌淡苔薄，脉沉细。

处方五　哮喘方 5（叶氏经验方）

麻黄 3 克，麻黄 9 克，桔梗 9 克，杏仁 12 克，银杏 15 克，地龙 15 克，半夏 6 克，厚朴 6 克，茯苓 9 克，紫苏叶 6 克，蝉蜕 3 克，生甘草 6 克，水煎服。

【适应证】过敏性哮喘。发作突然而来，呼吸迫促困难，危坐室闷，经数分钟或数小时而渐愈，黏痰不易咳出。舌淡红，苔薄，脉弦。

处方六　哮喘方 6（叶氏经验方）

银杏 12 枚（炒黄），麻黄 9 克，款冬花 9 克，半夏 9 克，厚朴 6 克，茯苓 9 克，紫苏子 12 克，桑白皮 9 克，黄芩 6 克，桔梗 9 克，甘草 6 克，水煎服。

【适应证】过敏性哮喘。气温、灰尘、药物等诱因引起之发作。舌偏红，苔薄白，脉弦数。

处方七　哮喘方 7（叶氏经验方）

诃子肉 12 克，麻黄 3 克，杏仁 9 克，前胡 9 克，紫苏子 9 克，石韦 9 克，黄芩 6 克，半夏 6 克，马兜铃 12 克，桔梗 9 克，甘草 6 克，水煎服。

【适应证】支气管哮喘。喘息之多升逆者，颜面红赤，胸闷不适或痰多。舌红，苔白腻，脉小弦。

处方八　曼陀罗花（民间经验方）

曼陀罗花适量，撕碎制成卷烟状，烧烟熏鼻，或吸入之。

【适应证】支气管哮喘急性发作，紧迫时用之可缓解症状。

处方九　定喘汤（《摄生方》）

麻黄 6 克，银杏（炒）24 克，款冬花 15 克，姜半夏 9 克，桑白皮

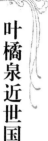

9 克，紫苏子 12 克，杏仁 9 克，黄芩 9 克，生甘草 6 克，水煎服。

【适应证】支气管哮喘。咳嗽气急，喉中有哮鸣声，痰稠色黄，或微恶风寒，舌苔薄黄或黄腻，脉滑或滑数。

处方十　小青龙汤（《伤寒论》）

麻黄 6 克，桂枝 6 克，白芍 9 克，细辛 3 克，姜半夏 6 克，五味子 9 克，生甘草 6 克，干姜 3 克，水煎服。

【适应证】支气管哮喘。体力中等度之患者，喘鸣，咳嗽，流清水般鼻涕，量多，咳泡沫样稀痰，打喷嚏。腹诊上腹部可闻及振水音。

处方十一　鸭掌散（《摄生方》）

银杏 5 个，麻黄 9 克，甘草 9 克，水煎服。

【适应证】支气管哮喘。气急而喘，夜不能眠，胸脘胀满，体倦无热。苔薄，脉弦细。

处方十二　喘四君子汤（《万病回春》）

人参 6 克，茯苓 9 克，厚朴 6 克，缩砂仁 6 克，木香 6 克，紫苏子 9 克，桑白皮 9 克，当归 9 克，白术 9 克，沉香 6 克，橘皮 9 克，甘草 6 克，水煎服。

【适应证】慢性支气管哮喘。身体虚弱，呼吸短促无痰声，胃肠功能明显减退。

处方十三　喘理中汤（《万病回春》）

紫苏子 12 克，缩砂仁 6 克，厚朴 6 克，桂枝 3 克，沉香 6 克，木香 6 克，橘皮 9 克，附子 3 克，甘草 6 克，干姜 3 克，水煎服。

【适应证】支气管哮喘。衰弱体质之寒性喘急，发则手足厥冷，面色苍白，贫血，腹胀腹泻。脉沉细。

处方十四　删繁橘皮汤（《千金方》）

橘皮 9 克，杏仁 9 克，麻黄 6 克，柴胡 6 克，苏叶 9 克，石膏 24 克，干姜 3 克，水煎服。

【适应证】支气管哮喘急性发作。肺热气上，咳息奔喘，发热纳差。

处方十五　小青龙合麻杏石甘汤（日本汉方医师经验方）（本方系为我国《伤寒论》的小青龙汤与麻杏石甘汤之合方）

麻黄 4 克，桂枝 3 克，芍药 3 克，半夏 6 克，杏仁 4 克，五味子 3 克，细辛 3 克，石膏 9 克，甘草 3 克，干姜 3 克，水煎服。

【适应证】支气管哮喘。恶寒发热，咳嗽喘息，咳多量黄色痰，口渴欲饮，烦躁不安。

七、肺气肿（中医称肺胀，龟胸）

肺气肿是由慢性支气管炎、支气管哮喘、肺结核等呼吸系统慢性疾病逐渐引起的终末细支气管远端的气道弹性减退、过度膨胀与充气所致，最终使肺容积增大，也可能伴有肺泡壁破坏等病理状态。

患者常有多年的慢性咳嗽、咳痰或哮喘等症状。早期肺气肿可能并没有明显的临床症状，有的患者在剧烈运动、劳累后出现轻度的胸闷气促。随着病情的加重，轻度运动或安静休息时也可出现气短或呼吸困难等症状。患者可能还伴有体倦身重、食欲不振、颜面浮肿等症状。当发生呼吸道感染时，支气管内的分泌物增多，自觉胸闷气促加重、口唇发紫、烦躁心悸等症状。严重时可能并发肺源性心脏病，出现呼吸功能衰弱等症状。

本病属于中医学中的"肺胀""龟胸"之范畴。

肺气肿处方

处方一　肺气肿方 1（叶氏经验方）

棉花根 30 克，胡颓子 12 克，百部 12 克，白前 9 克，紫菀 9 克，麻黄 9 克，橘红 9 克，款冬花 6 克，半夏 9 克，瓜子金 12 克，桔梗 9 克，甘草 6 克，水煎服。

【适应证】肺气肿。咳喘气喘，痰多稀薄，恶寒无汗，口干不欲饮。舌苔白滑，脉浮紧。

处方二　肺气肿方 2（叶氏经验方）

金荞麦 15 克，南沙参 12 克，浙贝母 12 克，枇杷叶 9 克，桔梗 9

克，蕈菜9克，鱼腥草12克，棉花根30克，梨皮12克，杏仁9克，甘草6克，水煎服。

【适应证】肺气肿。咳嗽喘满，难以平卧，痰稠难咳，色黄或灰，胸满烦躁，或伴有身热，微感恶寒，有汗较少，大便秘结，小便黄赤，口渴欲饮。舌红，苔黄，脉滑数。

处方三　肺气肿方3（叶氏经验方）

黄药子12克，海蛤壳30克，浮海石30克，竹沥9克，白芥子12克，莱菔子12克，棉花根30克，半夏9克，陈皮6克，桔梗9克，甘草6克，水煎服。

【适应证】肺气肿。咳嗽痰多，色白黏稠，咳而不爽，胸部痞闷，食欲不振，口黏乏味。舌苔白腻，脉细滑。

处方四　肺气肿方4（叶氏经验方）

冬虫夏草12克，紫河车12克，太子参12克，贝母9克，款冬花9克，杜仲叶6克，桔梗9克，紫苏子12克，棉花根30克，菠菜子12克，甘草6克，水煎服。

【适应证】肺气肿。病程较长，喘咳短气，呼多吸少，动则喘促更甚，咳声低微，痰白稀薄，自汗恶风，心悸畏寒。舌淡苔薄白，脉沉细。

处方五　肺气肿方5（叶氏经验方）

麻黄6克，紫苏子9克，桂枝3克，细辛1.5克，桑白皮9克，郁金6克，贝母9克，前胡6克，棉花根30克，车前子12克，生甘草3克，水煎服。

【适应证】肺气肿。咳嗽气喘，时感胸闷，甚至出现呼吸困难，面色发绀，喉中有痰声。舌质偏暗，苔薄白或薄黄，脉细弦。

处方六　肺气肿方6（叶氏经验方）

麻黄6克，石膏18克，杏仁12克，黄芩9克，桑白皮9克，前胡6克，天花粉9克，棉花根30克，车前子12克，桔梗9克，生甘草6克，水煎服。

【适应证】肺气肿。咳逆喘息，口渴身热，小便赤少，大便不畅。舌偏红，苔黄，脉数。

处方七　肺气肿方7（叶氏经验方）

川贝母9克，麻黄6克，杏仁9克，桑白皮12克，枳壳9克，半夏9克，莱菔子9克，远志6克，棉花根30克，陈皮6克，干姜4克，水煎服。

【适应证】肺气肿。咳喘较甚，痰咯不松，呕恶不思食。舌苔白腻，脉弦濡。

处方八　射干麻黄汤（《金匮要略》）

射干6克，麻黄6克，细辛3克，紫菀9克，款冬花9克，五味子6克，半夏6克，生姜3片，大枣4枚，水煎服。

【适应证】肺气肿。咳逆上气，痰饮上逆，喉中有水鸡声。

处方九　越婢加半夏汤（《金匮要略》）

麻黄3克，石膏18克，半夏6克，甘草3克，生姜3片，大枣4枚，水煎服。

【适应证】肺气肿。咳逆上气，胸闷喘息，目如脱状，脉浮大。

处方十　苏子降气汤（《太平惠民和剂局方》）

紫苏子9克，半夏9克，前胡6克，厚朴6克，陈皮6克，当归6克，沉香3克，甘草3克，干姜3克，水煎服。

【适应证】肺气肿。气失升降，上盛下虚，痰涎壅盛，胸膈噎塞，伴有下肢冷感，颜面升火，耳鸣，鼻衄等症状。

处方十一　沃雪汤（《古今录验》）

麻黄6克，细辛1.5克，桂心1克，半夏9克，五味子6克，干姜3克，水煎服。

【适应证】肺气肿。上气不得息，卧则喉中如水鸡声，气欲绝者。

处方十二　杏仁饮子（《千金方》）

杏仁15克，柴胡6克，紫苏子9克，陈皮6克，水煎服。

【适应证】肺气肿初起，热渴而咳逆者。

处方十三　百部汤（《古今录验》）

百部9克，细辛1.5克，贝母9克，杏仁9克，紫菀9克，桂心2克，白术9克，麻黄3克，五味子6克，甘草6克，生姜5片，水煎服。

【适应证】肺气肿。咳而昼夜不得眠，两眼突出者。

处方十四　大降气汤　（日本汉方医师经验方）

桂枝2.5克，紫苏子3克，厚朴2.5克，当归2.5克，川芎2.5克，茯苓4克，前胡2.5克，半夏4克，天南星1克，细辛0.5克，陈皮2.5克，桔梗2.5克，干姜0.5克，甘草1克，大枣1克，水煎服。

【适应证】肺气肿。咳嗽喘息，胸闷痰多，呼吸急促，心下痞塞，小便不利，下肢发冷，喉中有水音。腹部触诊示全腹软，脐下无力。

八、肺脓肿（中医称肺痈）

肺脓肿，旧称肺脓疡，是由厌氧菌及葡萄球菌等多种病原菌所引起的肺组织化脓性病变。初期阶段为化脓性炎症，继而坏死形成脓肿。根据发病原因的不同，肺脓肿有气管感染、血源性感染、多发脓肿及肺癌堵塞等不同病因所致的不同类型的感染。单个肺脓肿最为多见，临床上以畏寒、高热、咳嗽、咯大量腥臭脓痰为特征。本病男性多于女性。肺脓肿在早期经彻底治疗后，一般预后良好。

本病属于中医学中的"肺痈"之范畴。

肺脓肿处方

处方一　肺脓肿方1（叶氏经验方）

鱼腥草30克，桑叶12克，防风6克，金银花9克，连翘9克，桑白皮12克，象贝母12克，桔梗9克，杏仁12克，牛蒡子12克，薄荷3克（后下），甘草3克，水煎服。

【适应证】肺脓肿初期。恶寒发热，咳嗽咳痰，痰白量多，胸痛胸闷，咳则痛甚，呼吸急迫，口干鼻燥，食欲不振。舌质红，苔薄黄或黄腻，脉浮数或滑数。

处方二　肺脓肿方 2（叶氏经验方）

蒲公英全草（连根）30 克，鱼腥草 15 克，野菊花 12 克，败酱草 9 克，芦根 30 克，全瓜蒌 12 克，薏苡仁 30 克，丹皮 12 克，冬瓜仁 15 克，桔梗 9 克，杏仁 9 克，黄芩 12 克，甘草 6 克，水煎服。

【适应证】肺脓肿成痈期。恶寒发热，胸闷咳嗽，咳黄脓痰，异常腥臭，口苦口干，胸胁疼痛，烦躁不眠，自汗倦怠。舌质红，苔黄或黄厚腻，脉滑数。

处方三　肺脓肿方 3（叶氏经验方）

黄芪 15 克，蚤休 15 克，鱼腥草 30 克，龙芽草 15 克，野菊花 12 克，桔梗 15 克，穿山甲 12 克，葶苈子 15 克，白及 15 克，陈皮 9 克，桃仁 10 克，芦根 30 克，水煎服。

【适应证】肺脓肿溃脓期。发热面红，咳多量黄脓痰，痰中夹血，异常腥臭，胸胁疼痛，烦闷易怒，气喘难以平卧，口渴欲饮。舌质红，苔黄腻，脉滑数。

处方四　肺脓肿方 4（叶氏经验方）

刺五加 15 克，黄芪 30 克，十大功劳叶 12 克，玉竹 12 克，北沙参 15 克，杏仁 12 克，象贝母 12 克，桔梗 15 克，当归 9 克，金银花 15 克，连翘 15 克，甘草 6 克，水煎服。

【适应证】肺脓肿缓解期。热度下降，咳嗽改善，痰量减少，痰液转清，尚有胸部隐痛，口干倦怠，胸闷气短，自汗盗汗，饮食无味。舌质红，苔薄黄，脉细。

处方五　外台桔梗汤（《外台秘要》）

桔梗 9 克，木香 6 克，地黄 9 克，败酱草 9 克，薏苡仁 15 克，桑白皮 12 克，当归 9 克，甘草 6 克，水煎服。

【适应证】肺脓肿。痰中血丝经久不愈，胸中隐隐作痛，大便时溏时燥。舌淡苔薄，脉细。

处方六　桔梗汤（《伤寒论》）

桔梗 3 ~ 9 克，甘草 6 ~ 9 克，水煎服。

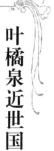

【适应证】肺脓肿成脓。咽喉赤痛。咳嗽较剧，咳吐黏痰脓痰，胸满振寒，咽干不渴，时出浊沫，气息腥臭。

处方七　肺痈神汤（《医宗必读》）

桔梗 9 克，金银花 15 克，黄芪 9 克，白及 9 克，薏苡仁 15 克，陈皮 6 克，贝母 9 克，葶苈子 6 克，甘草 6 克，生姜 4 片，水煎服。

【适应证】肺脓肿已溃未溃，皆可应用。胸中满急，隐隐作痛，咽干口燥，时出浊唾腥臭。舌红苔黄，脉滑数或实大。

处方八　苇茎汤（《千金方》）

苇茎（芦根）18 克，薏苡仁 18 克，桃仁 15 克，冬瓜子 18 克，水煎服。

【适应证】肺脓肿初起。胸满烦热，咳嗽痰多，甚则咳吐腥臭脓血痰，胸中作痛。舌质红，苔黄腻，脉滑数。

处方九　葶苈大枣泻肺汤（《金匮要略》）

葶苈子 9 克，大枣 12 枚。以上 2 味，先煎大枣，入水 200mL，后入葶苈子，煎至 100mL，去渣。每日分 3 次温服。

【适应证】肺脓肿。胸部胀满，颜面浮肿，咳逆上气，喘鸣迫塞，鼻塞流涕，呼吸困难。

处方十　桔梗白散（《伤寒论》）

桔梗 1 克，贝母 1 克，巴豆 0.4 克。以上 3 味共研细末后拌匀，每日分作 3 次，温开水冲服。

【适应证】肺脓肿。咳嗽较剧，咳吐浊唾腥臭之痰，胸胁心下硬满而痛，拒按，呼吸不利，咽干不渴，便秘无热。舌苔白滑，脉沉迟或沉紧。

处方十一　肺痈汤（日本汉方医师经验方）

桔梗 9 克，杏仁 12 克，瓜蒌根 15 克，白芥子 3 克，贝母 9 克，黄芩 9 克，甘草 3 克，水煎服。

【适应证】肺脓肿。咳唾腥臭，吐脓如米粥状，胸胁间隐隐作痛，或彻背，声枯气急不能卧者。

九、肺结核（中医称肺痨，传尸痨）

结核病是由结核杆菌引起的慢性传染病。结核菌可能侵入人体全身的各种器官，但主要侵犯肺脏，称为肺结核病。人体感染结核菌后不一定立刻发病，只是在抵抗力下降时才有可能发病。肺结核一般起病比较缓慢，病程经过较长，常见有低热、乏力、食欲不振、体重减轻、盗汗、干咳或少量咯血。多数患者病灶轻微，并无明显症状，只是在体检时经 X 线拍片或者突然咯血时才被发现。20 世纪 50 年代以后由于人民的生活水平和环境卫生有所改善，结核病基本得到了控制。但是近年来随着环境污染、艾滋病等各种因素的影响，该病又有卷土重来之趋势。

结核病的治疗难度并不大，只要使用抗生素和中医中药等治疗，改善环境卫生，增强机体免疫力，病灶就可以逐渐愈合。

本病属于中医学中的"肺痨""传尸痨"之范畴。

肺结核处方

处方一　肺结核方 1（叶氏经验方）

生地黄 15 克，仙鹤草 12 克，地骨皮 9 克，龟板 30 克，叶上珠 9 克，北沙参 12 克，麦门冬 15 克，知母 9 克，百合 12 克，白及 15 克，白茅根 15 克，水煎服。

【适应证】肺结核。干咳少痰，痰黏带血，血色鲜红，胸部隐痛，午后低热，手足心热，或伴有口干咽痛，饮食不振，体倦乏力。舌质偏红，苔薄白，脉细或细数。

处方二　肺结核方 2（叶氏经验方）

象皮 100 克（焙干），黄芩 60 克，蛤蚧 2 对，珍珠 24 克，川贝母 100 克，白及 100 克，天门冬 60 克，玄参 100 克，珍珠果 60 克，鳖甲 120 克，秦艽 30 克。以上 11 味共研细末后拌匀，水泛为丸如绿豆大，每次 6 克，每日 3 次，温开水送服。

【适应证】肺结核。咳嗽少痰，或咳多量黄痰，有时咳血，骨蒸潮热，颧红盗汗，或伴有心烦口渴，失眠易怒，胸胁疼痛，体型消瘦。舌红少苔，脉细数无力。

处方三　肺结核方3（叶氏经验方）

黄芪12克，西洋参9克，山药12克，白及12克，冬虫夏草6克，生地黄9克，铁骨扇12克，地骨皮9克，北沙参9克，麦门冬12克，知母9克，百合12克，水煎服。

【适应证】肺结核。咳嗽咳血，气短声怯，自汗盗汗，午后低热，疲倦乏力，食欲不佳，大便溏薄。舌质光红，苔薄或剥，脉细数无力。

处方四　肺结核方4（叶氏经验方）

东北人参12克，黄芪9克，紫河车15克，阿胶24克（后下），龟板30克，马齿苋9克，桑白皮9克，地骨皮12克，仙鹤草12克，胡颓子9克，水煎服。

【适应证】肺结核。咳逆喘息，气不得续，动则更甚，咳痰带血丝，血色暗淡，自汗盗汗，四肢厥冷，男子阳痿早泄，女子月经不调或闭经。舌淡苔薄，脉细。

处方五　千金补肺汤（《千金方》）

五味子6克，桂枝3克，麦门冬9克，大麦12克，粳米15克，桑白皮12克，款冬花9克，干姜3克，水煎服。

【适应证】肺结核。肺气不足，逆满上气，咽中闷塞短气，寒从背起，痰中带血，胸背疼痛，手足烦热，口中如含霜雪，言语失声，甚者咳血。

处方六　补肺阿胶汤（《小儿药证直诀》）

阿胶12克，马兜铃9克，牛蒡子9克，杏仁12克，糯米15克，甘草3克。先水煎去渣，后加入阿胶烊化，每日分3次温服。

【适应证】肺结核。肺虚有热证，咳嗽气喘，咽喉干燥，咳痰不多，或痰中带血。舌红少苔，脉细数。

处方七　百合固金汤（《医方集解》）

百合12克，芍药6克，麦冬12克，当归9克，地黄12克，桔梗9

克，贝母9克，玄参12克，甘草6克，水煎服。

【适应证】肺结核。久咳血痰，声音嘶哑，咽痛干燥，痰黏不易咯出，手足烦热。舌红少苔，脉细数。

处方八　人参养荣汤（《太平惠民和剂局方》）

人参6克，白术6克，茯苓12克，当归6克，芍药6克，地黄12克，桂枝3克，黄芪6克，远志3克，橘皮6克，五味子6克，甘草3克，干姜3克，大枣4枚，水煎服。

【适应证】肺结核。身体消瘦，倏寒倏热，睡中盗汗，呛咳，咳痰不松，或有咳血，贫血萎黄，动则气喘，食后痞胀，大便泄泻，倦怠无力等。

处方九　秦艽扶羸汤（《杨氏家藏方》）

秦艽3克，鳖甲12克，人参6克，当归9克，半夏6克，地骨皮12克，紫菀9克，乌梅6克，柴胡6克，甘草3克，生姜3片，大枣3枚，水煎服。

【适应证】肺结核。骨蒸潮热，喘嗽声哑，自汗盗汗，或寒热往来，咳唾痰沫，形体消瘦，颧红倦怠，食欲不振。

处方十　炙甘草汤（《伤寒论》）

炙甘草6克，桂枝3克，人参6克，地黄9克，阿胶12克（后下），麦冬9克，麻仁6克，生姜3片，大枣3枚，水煎服。

【适应证】肺结核。咳血，贫血萎黄，心悸亢进，面色苍白，身体消瘦，肺痿喘嗽，畏寒，易于感冒。舌光少苔，脉结代。

处方十一　宁肺汤（《杨氏家藏方》）

人参3克，白术9克，当归9克，地黄12克，川芎6克，芍药9克，麦门冬9克，五味子6克，生桑白皮9克，阿胶6克，茯苓8克，甘草3克。水煎去渣，入阿胶烊化，每日分3次温服。

【适应证】肺结核。发热倦怠，自汗盗汗，心悸亢进，咳嗽气喘，或腹痛失血，肺痿羸瘦等。

处方十二　黄芪鳖甲汤（罗谦甫经验方）

黄芪9克，鳖甲15克，地骨皮9克，知母9克，茯苓12克，秦艽

6克，桑白皮9克，半夏6克，芍药6克，柴胡3克，天门冬12克，地黄12克，肉桂3克，人参6克，桔梗6克，紫菀9克，甘草3克，水煎服。

【适应证】肺结核。骨蒸潮热，自汗盗汗，或乍寒乍热，身躯羸瘦，及咳嗽咳痰，痰中带血等症。

处方十三　咳奇方（日本和田东郭医师经验方）

麦冬9克，阿胶12克（后下），地黄9克，百合9克，桔梗6克，白术9克，五味子6克，甘草3克，生姜3片，水煎服。

【适应证】肺结核。久咳不止，痰沫稀薄，或咳血，行动气喘等症。

处方十四　獭肝散（日本浅田宗伯医师经验方）

獭肝（动物水獭之肝脏）6份，犀角（用水牛角代替）4份，牛黄2份，桔梗10份，甘草3份。以上5味按比例调配，研极细末后拌匀，每次4克，每日3次，淡盐汤或童便冲服。

【适应证】肺结核并发肺炎，及空洞型肺结核。咳吐脓血性腥臭痰，发热烦闷，胸胁疼痛，或伴有胸膜炎、支气管肺炎等。

十、胸膜炎（中医称悬饮，肋痛）

胸膜炎又称"肋膜炎"，是由病毒或细菌刺激胸膜所致的胸膜炎症。胸腔内伴有液体积聚的称为渗出性胸膜炎，无液体积聚的则称作干性胸膜炎。当炎症被控制后，胸膜可以恢复到正常，也可能会发生两层胸膜相互粘连。胸膜炎的临床表现为胸痛、咳嗽、胸闷、气急，甚则发生呼吸困难。感染性胸膜炎或胸腔积液继发感染时，出现恶寒、发热等症状。病情轻者可无明显症状。临床上胸膜炎有多种类型，以结核性胸膜炎最为常见。

本病属中医"悬饮""肋痛"范畴。

胸膜炎处方

处方一　胸膜炎方1（叶氏经验方）

鲜车前草30克，天花粉15克，鸭跖草15克，黄芩9克，葶苈子

12 克，桑白皮 12 克，木通 9 克，贝母 9 克，桔梗 6 克，通草 6 克，水煎服。

【适应证】渗出性胸膜炎。发热咳嗽，咳痰不爽，胸闷气急，甚则呼吸受限。舌质偏红，苔薄白，脉弦或沉弦。

处方二　胸膜炎方 2（叶氏经验方）

全瓜蒌 15 克，明党参 15 克，川贝母 15 克，百部 12 克，桔梗 15 克，胖大海 12 克，五灵脂 9 克，十大功劳叶 12 克，白薇 9 克，橘络 6 克，甘草 6 克，水煎服。

【适应证】干性胸膜炎。胸闷或疼痛，气急，甚至呼吸受限。咳嗽痰少，食欲不振，体倦低热。舌质淡红，苔薄白，脉弦数。

处方三　胸膜炎方 3（叶氏经验方）

人参三七 6 克，丹参 9 克，百部 9 克，薤白 9 克，郁金 9 克，桔梗 9 克，桃仁 12 克，红花 6 克，丝瓜络 6 克，昆布 15 克，橘络 6 克，水煎服。

【适应证】胸膜炎后遗症。两层胸膜相互粘连，胸胁部胀闷或刺痛，经久不愈，劳累后或季节变化时疼痛更甚。舌质偏淡，苔白或腻，脉细弦。

处方四　小柴胡汤（《伤寒论》）

柴胡 12 克，黄芩 6 克，半夏 9 克，人参 9 克，生甘草 3 克，生姜 3 片，大枣 4 枚，水煎服。

【适应证】胸膜炎。呕而发热，胸胁苦闷，硬满，或兼寒热往来者。

处方五　柴胡清肝散（《寿世保元》）

柴胡 9 克，黄芩 6 克，地黄 9 克，黄连 3 克，当归 6 克，丹皮 6 克，栀子 9 克，川芎 6 克，升麻 3 克，生甘草 3 克，水煎服。

【适应证】胸膜炎。肝火上炎，胸胁闷痛，头痛等症。

处方六　柴胡疏肝散（《景岳全书》）

柴胡 9 克，赤芍 6 克，枳实 9 克，生甘草 3 克，香附 6 克，川芎 6

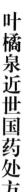

克，青皮6克。水煎服。

【适应证】胸膜炎。脘腹胀满，两胁疼痛，胸部发闷，嗳气叹息，烦躁易怒。舌苔薄白或薄黄，脉弦。

处方七　十枣汤（《伤寒论》）

芫花3克，甘遂3克，大戟3克，大枣4枚。水煎服。

【适应证】胸膜炎。咳唾胸胁引痛，心下痞硬，干呕短气，头痛目眩，或胸背掣痛不得息，水肿腹胀，大小便不利，属于实证者。

处方八　大柴胡汤（《伤寒论》）

柴胡9克，黄芩9克，芍药6克，半夏9克，枳实9克，大黄12克，大枣4枚，生姜3片，水煎服。

【适应证】胸膜炎。体型健壮，两胸胁苦满感，大便秘结，或伴有恶心呕吐，两肩发硬，头痛且重，眩晕耳鸣。

处方九　大陷胸汤（《伤寒论》）

大黄9克，玄明粉9克，甘遂3克，水煎服。

【适应证】急性胸膜炎。体力较强、上腹部（特别是剑突下）发硬，胸痛剧烈，或伴有肩背部发硬。

处方十　小陷胸汤（《伤寒论》）

黄连3克，半夏6克，瓜蒌仁18克，水煎服。

【适应证】渗出性胸膜炎。胸脘痞闷，按之作痛，或胸部闷痛，或咳嗽面赤，咳黄稠痰，舌质红，苔薄黄或黄腻，脉滑数。

处方十一　柴胡半夏汤（《医学入门》）

柴胡6克，桔梗6克，半夏6克，黄芩6克，枳实3克，青皮6克，瓜蒌仁12克，杏仁12克，甘草3克，生姜3片，大枣4枚。水煎服。

【适应证】胸膜炎。恶寒发热，头痛无汗，咳嗽较剧，咳痰不爽，胸满气喘，两胁刺痛。

处方十二　柴陷汤（日本汉方医师经验方）（本方系将我国张仲景《伤寒论》之小柴胡汤与小陷胸汤合方而成）

柴胡6克，人参3克，半夏5克，黄芩3克，黄连1.5克，瓜蒌仁

3 克，甘草 2 克，生姜 3 克，大枣 3 克，水煎服。

【适应证】胸膜炎。胸胁痞满，时有压迫感，咳嗽或深呼吸时胸部疼痛，痰多黄稠伴有发热。

十一、肺癌（古称肺积，息贲）

肺癌亦称支气管肺癌，发生于支气管黏膜上皮。肺癌在临床上分为鳞癌、未分化癌、腺癌、肺泡细胞癌等四种类型。

肺癌早期常见症状有刺激性干咳、咯血、胸闷、胸痛、低热等。需要特别注意的是，早期肺癌往往没有特异症状，因此凡是超过 2～3 周治疗不愈的呼吸道症状、同时伴有持续性低热时，都要高度警惕是否有肺癌存在的可能性。

肺癌晚期常见的症状有持续性胸痛，气促，呼吸困难，面、颈部水肿，声音嘶哑，体重下降，也可引起极度消瘦或恶病质。肺癌远处转移可能引起骨转移性疼痛，肺癌脑转移可引起头痛、眩晕、一侧肢体无力等。

本病属于中医学中的"肺积""息贲"之范畴。

肺癌处方

处方一　抗肺癌方 1（叶氏经验方）

羊乳（桔梗科党参属植物之根茎）30 克，鲜蒲公英根 30 克，鲜鱼腥草 30 克，金荞麦 15 克，半夏 9 克，瓜蒌皮 15 克，莱菔子 12 克，黄芩 15 克，陈皮 9 克，地蚕 15 克，山海螺 15 克，猕猴桃根 30 克，水煎服。

【适应证】肺癌。咳嗽甚时伴有呼吸困难，痰多黏稠或伴血痰，咽痛，声哑，胸闷胸痛。舌质偏红，苔白厚腻或黄厚腻，脉弦或弦滑。

处方二　抗肺癌方 2（叶氏经验方）

珊瑚菜 30 克，丹参 15 克，五灵脂 12 克，仙鹤草 15 克，鲜蒲公英根 15 克，白英 12 克，羊乳 30 克，桃仁 12 克，红花 6 克，赤芍 9 克，丹皮 12 克，蚤休 9 克，水煎服。

【适应证】肺癌。咳嗽剧烈，胸闷不适，胸部刺痛，痛有定处，气短声嘶，口渴欲饮，口唇发紫。舌质紫暗或有瘀点，苔薄白，脉弦或涩。

处方三　抗肺癌方3（叶氏经验方）

别直参12克，刺五加15克，黄芪9克，白扁豆12克，茯苓9克，山药12克，薏苡仁15克，紫河车15克，羊乳30克，石上柏15克，猕猴桃根30克，水煎服。

【适应证】肺癌。咳喘日久，难以平卧，气短心悸，动则更甚。疲倦乏力，饮食不振，腹胀便溏。舌质淡，苔白润，脉沉细。

处方四　抗肺癌方4（叶氏经验方）

羊乳30克，海枣（棕榈科植物海枣之果实）30克，西洋参12克，天花粉12克，石斛12克，冬虫夏草9克，麦门冬12克，百合12克，八角莲12克，景天三七15克，仙鹤草9克，水煎服。

【适应证】肺癌。胸痛咳喘，干咳少痰，或伴血痰，纳差消瘦，盗汗低热，腰重腿软。舌红少苔，脉细或细数。

处方五　抗肺癌外用方5（叶氏经验方）

鲜羊乳（羊乳全草，包括根）150克，鲜蒲公英（蒲公英全草，包括根）150克，以上2味捣成泥状，直接敷在疼痛部位，外面用数层消毒纱布固定。

【适应证】肺癌之疼痛。肺癌细胞侵及胸壁或形成胸水后导致胸部疼痛。咳嗽或深呼吸时也感到胸部疼痛。

处方六　涤痰汤（《济生方》）

半夏9克，竹茹9克，茯苓9克，胆星6克，陈皮9克，枳实6克，菖蒲6克，人参6克，甘草3克，生姜3片，大枣3枚，水煎服。

【适应证】肺癌。咳嗽不止，咳痰不爽，痰稠且黏，色白或黄，胸闷气短，食欲不振，大便溏薄，倦怠神疲。舌质暗红或淡紫，苔白腻或淡黄腻，脉细滑。

处方七　补肺汤（《妇人良方》）

人参6克，紫菀6克，地黄6克，黄芪12克，桑白皮9克，五味子12克，水煎服。

【适应证】肺癌。颜面四肢浮肿，乏力自汗，咳嗽日久，胸闷心悸，饮食不佳，腹胀便溏。舌质偏淡，边有齿痕，苔薄白或白腻，脉细或细濡。

处方八　血腑逐瘀汤（《医林改错》）

当归6克，芍药9克，地黄9克，川芎6克，桃仁9克，红花3克，牛膝12克，桔梗9克，枳实9克，柴胡6克，甘草3克，水煎服。

【适应证】肺癌。咳嗽剧烈，胸闷气短，胸痛相对固定，似如针刺，痰中带血，血色暗红，嘴唇发紫。舌质青紫或有瘀斑瘀点，脉弦细或细涩。

处方九　紫菀散（《妇人良方》）

紫菀6克，知母6克，川贝母9克，人参6克，桔梗9克，茯苓9克，阿胶12克，五味子9克，甘草6克，生姜3片，水煎服。

【适应证】肺癌。咳嗽痰少，有时夹有血丝，胸部疼痛，心悸气短，手足心热，烦躁失眠，低热盗汗，消瘦乏力，口渴欲饮，声音嘶哑，大便偏干。舌红乏津，舌苔薄黄，脉细数。

处方十　附桂八味丸（《金匮要略》）

地黄9克，山药9克，山萸肉12克，泽泻9克，茯苓9克，肉桂3克，附子6克，水煎服。

【适应证】肺癌。咳嗽较剧，胸闷气急，动则气喘，不易平卧，痰少，有时夹有血丝，胸部疼痛，心悸气短，腰膝酸痛，下肢冷感，少腹拘急，全身水肿。舌质偏淡苔薄，脉细弦。

处方十一　十全大补汤（《太平惠民和剂局方》）

党参9克，白术6克，茯苓9克，当归9克，川芎6克，芍药9克，地黄9克，黄芪9克，肉桂3克，甘草6克，水煎服。

【适应证】肺癌。病后或手术后之身体虚弱，食欲不振，咳嗽咳血，形体消瘦，面色萎黄，皮肤枯燥，贫血乏力，四肢不温，气短心悸，头晕自汗，口腔干燥。舌质淡，苔薄白，脉细。

第二章 消化系统疾病

一、急性胃炎（中医称呕吐，胃痛）

急性胃炎是由于化学、物理因素的刺激，或细菌毒素作用等引起的急性广泛性或局限性的胃黏膜急性炎症。临床症状有上腹部饱胀，嗳气吞酸，灼痛不适，食欲减退，恶心呕吐等。病程一般较为短暂，极少数重症患者可能出现脱水、呕血或黑便，甚至脱水以及中毒及休克等。患者往往有饮食不洁、服刺激性药物，或饮食不节、暴饮暴食等经过。

本病属于中医学中的"呕吐""胃痛"之范畴。

急性胃炎处方

处方一　急性胃炎方1（叶氏经验方）

黄连6克，连翘6克，半夏9克，茯苓9克，延胡索9克，神曲9克，山楂肉9克，炒麦芽9克，莱菔子6克，陈皮6克，生姜3片，水煎服。

【适应证】急性胃炎。胃脘胀满，嗳气厌食，呕吐酸腐及不消化食物，吐后痛减，食后加重，大便不爽。舌质淡红，舌苔厚腻，脉滑实。

处方二　急性胃炎方2（叶氏经验方）

沉香6克，乌药9克，枳实9克，木香6克，槟榔子6克，半夏9克，茯苓9克，苏叶3克，厚朴9克，生姜3片，大枣3克，水煎服。

【适应证】急性胃炎。胃脘疼痛，胸胁满闷，嗳气频繁，干呕泛恶，咽中如有物哽，精神抑郁，心烦易怒。舌边红赤，舌苔薄腻或微黄，脉弦。

处方三　急性胃炎方3（叶氏经验方）

藿香3克，白术9克，半夏6克，茯苓9克，厚朴3克，紫苏叶6

克，大腹皮9克，延胡索9克，陈皮6克，甘草3克，生姜3片，大枣3枚，水煎服。

【适应证】急性胃炎。胃脘疼痛，胀闷不舒，食欲不佳，口干而腻，身体沉重，四肢乏力，小便黄赤，大便滞而不爽，或有发热恶寒。舌质偏红，舌苔黄腻，脉濡细或濡数。

处方四　急性胃炎方4（叶氏经验方）

高良姜9克，香附9克，小茴香6克，吴茱萸3克，桂枝6克，紫苏叶6克，芍药6克，半夏9克，茯苓9克，甘草3克，干姜3克，水煎服。

【适应证】急性胃炎。突然胃痛，得温则减，遇寒加剧，患者常有受寒或吃生冷食品之经历，可伴有呕吐清水，畏寒怕冷，四肢不温，喜食热饮，口淡无味。舌质偏淡，舌苔薄白或白腻，脉沉迟。

处方五　半夏泻心汤（《伤寒论》）

半夏9克，太子参6克，黄芩9克，黄连3克，生甘草3克，大枣4枚，干姜2.5克，水煎服。

【适应证】急性胃炎。恶心呕吐、干呕欲吐或入口即吐，心下痞满，食欲不振，消化液反流，肠鸣不适，大便频数或不成形，体质较强。舌质红，苔黄厚腻，脉弦。

处方六　大黄黄连泻心汤（《伤寒论》）

大黄15克，黄芩9克，黄连6克，水煎服。

【适应证】急性胃炎。心下痞满，大便秘结，心膈烦躁，小便赤涩，惊痫发狂，面目发赤，体格壮实，头痛鼻衄，腹胀不适。舌质暗红，苔黄干燥，脉数。

处方七　大柴胡汤（《伤寒论》）

柴胡6克，黄芩6克，芍药9克，半夏9克，枳实9克，大黄6克，生姜3片，大枣3枚，水煎服。

【适应证】急性胃炎。心中烦躁，身热有汗，口苦咽干，恶心呕吐，平日畏热喜寒，颜面潮热，胸胁苦满，大便干燥。腹诊可见腹肌紧张，轻者为抵抗感或不适感，重则上腹部有明显压痛，体格壮实，小便黄赤。舌质红，苔黄干燥，脉弦滑数。

处方八　瓜蒂汤（《伤寒论》）

甜瓜蒂10克，赤小豆20克，豆豉30克，以上3味剉作散，绢包，煎取100毫升顿服，取吐为度。

【适应证】急性胃炎。由于误食含有细菌或细菌毒素的食物或者药物等，刺激胃黏膜导致急性胃炎。心下痞硬，胸中有痛，烦懊不安，欲吐而不能吐。舌苔白腻，脉弦。

处方九　枳实栀子豉汤（《伤寒论》）

枳实9克，山栀子15克，豆豉15克，水煎服。

【适应证】急性胃炎。心烦懊侬，心下痞塞，胸脘胀满，劳复发热，口渴欲饮，或大便干结，小便不利。舌苔白滑，脉滑或数。

处方十　小陷胸汤（《伤寒论》）

瓜蒌仁18克，黄连6克，半夏15克，水煎服。

【适应证】急性胃炎。胃中黏液与胃内容物发酵郁结，以致胸脘窒闷，按之疼痛，恶心欲吐不吐，心下结痛，气喘胸闷，嘈杂吞酸，咳黄黏痰。舌苔黄腻，脉滑。

处方十一　木香槟榔丸（《儒门事亲》）

木香3份，槟榔6份，青皮3份，陈皮3份，枳壳3份，黄柏3份，黄连3份，三棱3份，莪术3份，大黄9份，香附子12份，牵牛子12份，芒硝6份，以上前12味按比例调配，共研极细末后拌匀，再用芒硝化水泛丸。每次6～9克，一日3次，温开水送服。

【适应证】急性胃炎及腐败性食物中毒。胃肠积滞，胸闷腹胀，按之疼痛，便秘或下利不爽，腹部绞痛，身体壮实者。舌苔厚，脉弦。

处方十二　保和丸（《丹溪心法》）

山楂肉15份，神曲12份，半夏9份，莱菔子12份，连翘9份，陈皮9份，茯苓9份，以上7味按比例调配，共研极细末后拌匀，面糊为丸。每次6克，一日3次，温开水送服。

【适应证】急慢性胃炎。胸闷腹胀，恶心嗳气，食欲不振，消化不良。

处方十三　黄连汤（《伤寒论》）

黄连3克，炮姜3克，太子参6克，半夏6克，桂枝3克，甘草3克，大枣3枚，水煎服。

【适应证】急性胃炎。心下痞满，腹中疼痛，干呕欲吐，食欲不振，胸中烦热，发热恶寒。舌质红，苔薄白或薄黄，脉弦。

处方十四　干姜黄芩黄连人参汤（《伤寒论》）

干姜3克，黄芩12克，黄连6克，太子参9克，水煎服。

【适应证】急性胃炎。心下痞痛，食后即吐，胸热烦悸，腹胀下利。

处方十五　曼倩汤（日本原南阳医师经验方）

柴胡6克，芍药6克，枳实3克，吴茱萸3克，牡蛎6克，甘草1.5克，水煎服。

【适应证】急性胃炎。胃脘疼痛，恶心呕吐，胃中嘈杂。也可用于幽门狭窄及胃扩张等疾患。

处方十六　顺气剂（日本后藤艮山医师经验方）

茯苓6克，半夏2.5克，枳实4克，厚朴1.5克，甘草2.5克，生姜2.5克，水煎服。

【适应证】急性胃炎。脘腹疼痛，胸脘痞闷，恶心呕吐，或咽中如有物阻，咯吐不出，吞咽不下，胸胁满闷等。

二、慢性胃炎（中医称痞满，嘈杂）

慢性胃炎是指由多种不同病因引起的各种慢性胃黏膜炎性病变。这是一种常见疾病，其发病率在各种胃病中居首位。慢性胃炎分为慢性浅表性胃炎、慢性糜烂性胃炎和慢性萎缩性胃炎。慢性胃炎最常见的症状是上腹部疼痛和饱胀，常因吃硬食、冷食或刺激性食物而引起症状发作或使症状加重。

本病属于中医学中的"痞满""嘈杂"之范畴。

慢性胃炎处方

处方一　慢性胃炎方1（叶氏经验方）

柴胡6克，芍药9克，枳壳9克，川芎6克，香附9克，延胡索9克，砂仁6克，陈皮6克，甘草3克，玫瑰花3克，水煎服。

【适应证】慢性胃炎。胃脘胀痛，或痛窜两胁，胸闷食少，嗳气频繁，嘈杂泛酸，大便不调。舌质淡红，苔薄白，脉弦。

处方二　慢性胃炎方2（叶氏经验方）

别直参6克，茯苓9克，白术9克，陈皮6克，桂枝3克，芍药9克，半夏6克，小茴香6克，甘草3克，大枣3枚，干姜3克，饴糖20克（后下），水煎服。

【适应证】慢性胃炎。上腹部隐隐作痛，食欲不佳，食后脘闷，喜暖喜按。大便溏泻，体倦乏力。舌质淡红，有齿印，苔薄白或白腻，脉沉细。

处方三　慢性胃炎方3（叶氏经验方）

黄连3克，黄芩3克，白蔻仁3克，蒲公英根9克，薏苡仁12克，半夏6克，茯苓9克，厚朴6克，甘草3克，水煎服。

【适应证】慢性胃炎。上腹部灼热胀痛，或脘腹痞闷，口臭口苦，渴不欲饮，小便黄赤。舌质偏红，苔黄厚腻，脉滑数或濡数。

处方四　慢性胃炎方4（叶氏经验方）

西洋参9克，麦冬9克，生地黄12克，北沙参9克，金铃子6克，白芍9克，八月札6克，鸡内金6克，天花粉12克，石斛9克，甘草6克，绿萼梅3克，水煎服。

【适应证】慢性胃炎。胃脘灼热疼痛，食欲不振，口干舌燥，胃酸较少，大便干燥。舌红少津无苔或剥苔或有裂纹，脉细数或弦细。

处方五　慢性胃炎方5（叶氏经验方）

五灵脂6克，蒲黄3克（包），丹参6克，檀香6克（后下），砂仁6克，三七粉3～6克（另分2次冲服），延胡索6克，郁金9克，枳壳6克，莪术6克，水煎服。

【适应证】慢性胃炎。上腹部痛有定处，日久不愈，不喜按或拒按。大便色黑，隐血试验阳性。舌质暗红或紫暗，或有瘀点。脉弦涩。

处方六　慢性胃炎方6（叶氏经验方）

柴胡3克，白芍9克，枳壳6克，党参9克，白术9克，茯苓9克，郁金6克，五灵脂6克，九香虫6克，桂枝3克，炮姜3克，甘草3克，水煎服。

【适应证】慢性胃炎。胃脘胀满或胀痛，胃有沉重感。食欲不振，食后腹胀。嗳气频发。大便时溏时结。面色萎黄，神疲乏力。舌体胖，质淡红，苔薄白。脉沉缓或沉细。

处方七　吴茱萸汤（《伤寒论》）

吴茱萸6克，人参12克，生姜3片，大枣6枚，水煎服。

【适应证】慢性胃炎。胃脘虚寒，时而作痛，呕吐泛酸或干呕吐涎，头痛或偏头痛。体力相对比较低下，四肢冷感，心窝部有膨满感，或有痞塞感，有时伴有振水音，脉弦或沉弦。

处方八　香砂六君子汤（《万病回春》）

人参9克，茅术9克，茯苓9克，半夏6克，陈皮6克，木香3克，砂仁6克，甘草3克，水煎服。

【适应证】慢性胃炎。平时胃肠功能虚弱，胃脘部时有轻度疼痛。畏寒乏力，食欲不振，饭后胃部不适或恶心呕吐，经常腹泻。

处方九　胃苓汤（《万病回春》）

茅术6克，厚朴6克，橘皮3克，茯苓12克，泽泻6克，猪苓6克，桂枝3克，甘草3克，水煎服。

【适应证】慢性胃炎。胃脘部膨满感，时有轻度疼痛，心窝部有振水音，水样腹泻，伴有呕吐、口渴，尿量减少，体力中等。

处方十　枳实薤白桂枝汤（《金匮要略》）

枳实6克，厚朴6克，薤白9克，桂枝3克，瓜蒌实12克，水

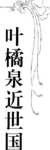

煎服。

【适应证】慢性胃炎。胸脘痞满，噎膈反胃，胁下逆抢心，心痛彻背者。

处方十一　安中散（《太平惠民和剂局方》）

延胡索 60 克，良姜 60 克，缩砂仁 30 克，小茴香 30 克，桂枝 30 克，牡蛎 120 克，甘草 30 克。以上 7 味共研细末后拌匀，每次 3～6 克，一日 3 次，温开水送服。

【适应证】体力较为低下之慢性胃炎。体形消瘦，脘腹膨满感，时有疼痛，烧心嗳气，食欲不振，消化不良，或伴有恶心呕吐。腹诊可见腹部肌肉软弱，心窝部有振水音。

处方十二　香砂宽中汤（《医学统旨》）

木香 6 克，白术 9 克，陈皮 9 克，香附子 6 克，白蔻仁 6 克，缩砂仁 6 克，青皮 6 克，槟榔 6 克，半夏 9 克，茯苓 9 克，厚朴 6 克，甘草 3 克，生姜 3 片，水煎服。

【适应证】慢性胃炎。胃脘痞满，时有疼痛，遇寒容易发作，局部喜温喜按。食欲不佳，消化不良，时而泛吐清水。

处方十三　慢性胃炎方（日本森田实医师经验方）

大腹皮 20 份，三棱 9 份，莪术 9 份，槟榔 9 份，木香 6 份。以上 5 味按比例调配，共研细末后拌匀，水泛为丸，每次 3 克，一日 3 次，生姜汤送服。

【适应证】慢性胃炎。长期以来胃肠功能虚弱，消化不良，大便偏溏，四肢浮肿，心腹胀满，喘而不得卧。舌质淡，苔薄白，脉细。

处方十四　宽快汤（日本田代三喜医师经验方）

莎草（香附之茎叶）4 克，乌药 3 克，枳实 4 克，砂仁 2.5 克，橘皮 2 克，木香 2 克，附子 0.3 克，甘草 2.5 克，水煎服。

【适应证】慢性胃炎。胃脘部时感疼痛，胸脘痞闷，喜按喜温。苔薄白或白腻，脉细。

三、消化性溃疡（中医称胃脘痛，吞酸）

消化性溃疡是指发生于胃和十二指肠的慢性溃疡，即胃溃疡与十二指肠溃疡，其主要病因是胃酸分泌过多，幽门螺杆菌感染和胃黏膜保护作用减弱等。

消化性溃疡的主要症状是上腹部疼痛，常见的有隐痛、灼痛、胀痛、饥饿痛或剧痛，服用碱性药物和进食可暂时缓解。胃溃疡的疼痛部位在剑突下或偏左，十二指肠溃疡则偏右。每次疼痛发作的持续时间大多为1~2小时，亦可持续数日。胃溃疡疼痛发生于餐后，十二指肠溃疡疼痛常见于空腹时。消化性溃疡的疼痛发作时还可能伴有嗳气、反酸、流涎、恶心、呕吐等症状。

本病属于中医学中的"胃脘痛""吞酸"之范畴。

消化性溃疡处方

处方一　消化性溃疡方1　（叶氏经验方）

黄芪12克，桂枝6克，白芍9克，延胡索9克，金铃子9克，吴茱萸9克，木香6克，白术9克，茯苓12克，砂仁9克，高良姜9克，干姜3克，水煎服。

【适应证】消化性溃疡。上腹部时而隐隐作痛，饭后缓解，局部喜温喜按，泛吐清水，全身乏力，少气懒言。大便偏软或不成形，心中悸动，劳则愈甚，颜面少华。舌质偏淡，苔薄白，脉细或细弦。

处方二　消化性溃疡方2　（叶氏经验方）

柴胡9克，枳实6克，白芍9克，陈皮6克，半夏9克，香附子9克，川芎9克，山栀子12克，甘草6克，大枣3枚，生姜3枚，白残花3克，水煎服。

【适应证】消化性溃疡。胃脘胀痛，餐后加重，时而牵引两胁，掣及背部，食欲不佳，吞酸叹气，每因情志不佳等因素而使症状加剧。舌质淡红，苔薄白或薄黄，脉弦或沉弦。

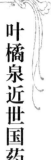

处方三　消化性溃疡方3　（叶氏经验方）

黄连6克，姜半夏9克，茯苓12克，白术9克，陈皮6克，木香9克，佩兰9克，桃仁12克，川楝子9克，乌贼骨12克（研末），白芍9克，甘草6克，水煎服。

【适应证】消化性溃疡。胃脘痞满或灼痛，恶心吞酸，不喜油腻，口臭腹胀，口中黏腻，渴不欲饮，大便秘结或溏泄。舌质偏红，苔黄腻，脉滑。

处方四　消化性溃疡方4　（叶氏经验方）

蒲黄9克，赤芍9克，延胡索9克，川楝子9克，乌贼骨15克（研末），侧柏叶9克，三七粉6克（另分2次冲服），阿胶9克，灶心土30克，甘草6克，水煎服。

【适应证】消化性溃疡。上腹部疼痛，时而呈刺痛，疼痛处相对固定，夜间或饭后疼痛更甚。舌质偏暗或伴有紫斑，苔薄，脉弦或弦涩。

处方五　消化性溃疡方5（叶氏经验方）

乌贼骨末9克，阿胶15克（后下），蛤粉15克，陈皮3克，滑石末12克，代赭石末12克，伏龙肝末12克，东北红参12克，甘草3克，大枣5枚，水煎服。

【适应证】胃及十二指肠溃疡。呕吐血液，或大便色黑。吐出血液量甚多，其色或鲜红，或紫黑成块。患者全身症状甚衰惫，贫血特甚，急以本方止血（无医疗设备之处，临时作急救用）。

处方六　丹溪石膏丸（《丹溪心法》）

石膏6份，半夏3份，南星1份，香附子3份，栀子4份。以上5味按比例调配，共为细末后拌匀，水泛为丸。每次3~6克，一日3次，温开水送服。

【适应证】胃及十二指肠溃疡。心中嘈杂，似痛似饥，嗳气吞酸等。

处方七　旋覆花代赭石汤（《伤寒论》）

旋覆花9克，代赭石（研）6克，人参9克，半夏6克，甘草6

克，大枣 4 枚，生姜 6 片，水煎服。

【适应证】胃及十二指肠溃疡。胃脘冷痛，心下痞满，嗳气频频，食欲不振，神倦乏力，腹满恶心，头晕咳喘，大便秘结，小便不利。舌质偏淡，苔白滑，脉细弦。

处方八　甘连栀子汤（日本大塚敬节医师经验方）

黄连 2 克，山栀子 2 克，甘草 4 克，水煎服。

【适应证】胃及十二指肠溃疡。空腹或饭后上腹部疼痛，心下不适，胃脘嘈杂，烧心难忍，或大便潜血阳性。

处方九　理中散（日本片仓元周医师经验方）

人参 9 份，茅术 6 份，茯苓 15 份，桂枝 6 份，干姜 6 份，甘草 6 份。以上 6 味按比例调配，共研细末后拌匀，每次 3～6 克，一日 3～4 次，温开水送服。或按以上比例配方，水煎服亦可。

【适应证】胃及十二指肠溃疡。溏泄肠鸣，胸下痞硬，小便不利者。又治淋家腰脚冷，小便频数及褥疮。

四、食管癌（中医称噎膈，呕吐）

食管癌是发生在食管黏膜上皮组织的恶性肿瘤，这是消化道常见的恶性肿瘤之一。食管癌多见于中老年男性，本病的好发部位在食管中段，早期可无症状。部分患者食管内有异物感，或就餐时食物通过缓慢或有哽噎感。也可出现吞咽时胸骨后烧灼，针刺样或牵拉样疼痛。疾病进一步进展时，患者常因吞咽困难就诊。吞咽困难呈进行性发展，甚至完全不能进食。大部分患者伴有胸部疼痛、呕吐、体重减轻等症状。晚期患者由于长期摄食不足可伴有营养不良，体型消瘦呈恶病质，甚至还可能出现癌细胞转移，压迫组织等并发症。

本病属于中医学中的"噎膈""呕吐"之范畴。

食管癌处方

处方一　食管癌方 1（叶氏经验方）

台湾山豆根（豆科植物 Euchresta formosana）15 克，蒲公英根 12

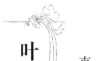
克，急性子9克，八月札12克，太子参9克，黄芪12克，茯苓9克，广木香9克，半夏9克，厚朴9克，苏叶6克，甘草6克，水煎服。

【适应证】早期食管癌。吞咽困难并不明显，只是在进食吞咽时略感食管内有阻挡感、异物感或灼痛感，胸部时而胀闷，背部有压迫感。食管X线钡餐或内窥镜检查发现有早期食管癌的病变。舌质淡红，舌苔薄白，脉小弦。

处方二　食管癌方2　（叶氏经验方）

楤木根皮15克，东北红参9克，半夏9克，代赭石12克，旋覆花6克，细辛3克，川贝母9克，五味子9克，大黄3~9克，石见穿12克，甘草6克，生姜3片，水煎服。

【适应证】食管癌。进食吞咽时感觉有轻度哽噎或吞咽不利。食管X线钡餐或内窥镜检查发现有早、中期的食管癌。舌质偏淡，苔薄白，脉细或弦细。

处方三　食管癌方3　（叶氏经验方）

刺五加15克，西洋参9克，生地黄12克，北沙参9克，天门冬9克，石斛9克，仙鹤草9克，瞿麦9克，天花粉15克，韭菜根15克，急性子12克，甘草6克，水煎服。

【适应证】食管癌。病期已晚，入食即吐，反流食，吞咽困难，形体消瘦，气短乏力，声音嘶哑，烦热唇燥，大便干结如粪。舌质暗绛，苔少或无苔，干燥无津，或苔色黑干而裂者，脉细或沉细。

处方四　食管癌方4（叶氏经验方）

台湾山豆根15份，急性子10份，硇砂10份，月石40份，冰片3份，没食子5份，甘草15份，以上7味按比例调配，共研细末后拌匀，炼蜜为丸如龙眼核大。每用一丸含口中噙化，徐徐咽下，一日数次。

【适应证】食管癌。吞咽困难，或食物吞咽后立即吐出。食管部位（前胸之胸骨部位）有疼痛感。患者虽感饥饿而不能吞食。病灶逐渐增大，有溃疡出血之倾向者。

处方五　食管癌方5（叶氏经验方）

东北红参9克，参三七6克，麦门冬9克，蜀椒3克，半夏9克，远志6克，肉桂3克，细辛3克，附子3克，甘草6克，干姜3克，鲜韭菜汁100毫升（后下），水煎服。

【适应证】食管癌。胸闷噎膈不能食，食则痛而欲呕吐，吐出则已。咳嗽喘息，气短，体温偏低，畏冷，疲怠。舌质偏淡，苔薄，脉沉细。

处方六　食管癌方6（叶氏经验方）

枳椇子12克，葛花9克，半夏9克，砂仁3克，白蔻仁3克，山栀子9克，淡豆豉12克，台湾山豆根9克，猫爪草12克，陈皮6克，甘草6克，水煎服。

【适应证】食管癌初起。咽下困难，食管内侧如有物梗。有时吞下食物即吐出，有时咽喉部泛泛有欲吐之状，内侧隐隐作痛。

处方七　启膈散（《医学心悟》）

沙参12克，丹参9克，茯苓9克，川贝母9克，郁金6克，砂仁壳9克，荷叶蒂2个，杵头糠5分（一撮），水煎服。

【适应证】食管癌。吞咽食物时有滞留感或梗阻感，胸膈痞满，嗳气呃逆，口干咽燥，情志舒畅时症状可稍轻，情志抑郁则加重，严重时吞咽困难，日渐加重，胸骨后感觉烧灼或疼痛感。

处方八　沙参麦冬汤（《温病条辨》）

沙参9克，麦冬9克，玉竹12克，桑叶9克，生扁豆12克，天花粉12克，甘草6克，水煎服。

【适应证】食管癌。进食困难，或虽食下而复吐出，严重时水饮难进，口干咽燥，心烦低热，胃脘灼热，大便干结，消瘦乏力，皮肤干燥，小便短赤。舌质红，苔少，脉细数。

处方九　通幽汤（《兰室秘藏》）

生地黄12克，熟地黄12克，当归9克，升麻6克，桃仁9克，红花6克，甘草6克，槟榔末1.5克。前7味水煎去滓，调槟榔末服之。

【适应证】食管癌。饮食不下，或食入反出，胸部疼痛部位固定不移。伴有消瘦倦怠，皮肤干燥，恶心呕吐，大便干结。舌质偏紫，苔薄带黄，脉细涩。

处方十　五福饮（《景岳全书》）

人参15克，熟地黄12克，当归9克，白术9克，甘草6克，水煎服。

【适应证】食管癌。进食时有梗阻感，胸膈噎塞，颜面少华，头晕眼花，心悸不眠。症状严重时可能出现滴水不进，胸膈疼痛，全身浮肿，呼吸气短，头晕失眠，消瘦乏力，四肢麻木，自汗盗汗。舌质淡，苔薄白，脉细。

处方十一　凉膈散（《太平惠民和剂局方》）

山栀子仁9克，黄芩6克，连翘9克，大黄3~6克，朴硝3~6克，薄荷3克，甘草6克。以上7味共研粗末，水煎服。

【适应证】食管癌。起病较急，进食时噎塞不下，胸膈烦热，口干舌燥，口腔溃疡，咽痛鼻衄，面赤唇焦，大便秘结，小便发黄。舌质红，苔黄且燥，脉洪数。

处方十二　滋血润肠丸（《医学统旨》）

当归9克，白芍9克，生地12克，桃仁12克，红花3克，大黄3~6克，枳壳6克，韭菜汁12克。以上前7味剉作200毫升煎剂，去渣后冲入韭菜汁，一日分3次服。

【适应证】食管癌。噎膈反胃，咽下困难，食管部位疼痛，饥饿而不能食，大便秘结。

处方十三　十全大补汤（《太平惠民和剂局方》）

党参9克，白术6克，茯苓9克，当归9克，川芎6克，芍药9克，地黄9克，黄芪9克，肉桂3克，甘草6克，水煎服。

【适应证】食管癌。病后或术后之身体虚弱，食欲不振，恶心呕血，形体消瘦，面色萎黄，皮肤枯燥，贫血乏力，四肢不温，气短心悸，头晕自汗，口腔干燥。舌质淡，苔薄白，脉细。

处方十四　鹅血单方（民间经验方）

生鹅血一味，分量不拘。

取活鹅一对。用刀割断颈部血管，放血于碗中，趁热饮服，不拘多寡，能饮则多饮愈佳，不能则由少量而逐渐增加。然鹅血须趁新鲜热服，如冷而凝固者不用。

【适应证】食管癌。食管噎塞，咽下困难，吞咽食物时食管内刺痛难忍。

处方十五　利膈汤（日本名古屋玄医经验方）

半夏9克，附子1克，山栀子3克，水煎服。（临床上，本方与甘草干姜汤或茯苓杏仁甘草汤合并使用时效果更佳）

【适应证】早期食管癌。进食时有哽噎感，吞咽较为困难，病状加重时出现恶心呕吐，口干欲饮，咳吐黏痰，胸骨后有疼痛感，食物阻塞不下，全身消瘦，面容憔悴，精神衰怠。本方还用于食管息肉、食管狭窄、食管痉挛等病症，也能改善贲门癌所致的吞咽困难等症状。

处方十六　破棺汤（日本汉方医师经验方）

桃仁4克，桑白皮4克，杏仁3克，水煎服。

【适应证】早期食管癌。噎膈（包括食管狭窄、食管痉挛及食管癌早期），症见吞咽不利、咽喉干燥等。

五、胃癌（中医称翻胃，积聚）

胃癌是指发生在贲门、胃体、幽门部胃黏膜上皮及肠化上皮的恶性肿瘤，也是消化道常见的恶性肿瘤之一，多见于中高年男性。胃癌的发生与幽门螺杆菌感染、不良的生活习惯、环境污染、精神创伤以及免疫遗传等因素有关。

早期的胃癌患者往往没有明显的自觉症状，部分患者可能有上腹部隐痛不适、轻微饱胀、嗳气等症状。晚期患者的症状为食欲不振，恶心呕吐，全身乏力，进行性消瘦，发热浮肿，上腹部疼痛加重，或出现钝痛，疼痛的节律性改变。当癌细胞出现广泛转移时，还可能出

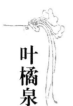

现腹水、黄疸、肝脏肿大，甚至出现恶病质等症状。

本病属于中医学中的"翻胃""积聚"之范畴。

胃癌处方

处方一　胃癌方1（叶氏经验方）

刺五加15克，白术9克，茯苓9克，附子6克，丁香3克，吴茱萸6克，高良姜9克，薏苡仁18克，野菱角12克，诃子9克，紫藤瘤30克，干姜3克，水煎服。

【适应证】胃癌。胃脘部隐隐作痛，局部喜温喜按，食冷饮后疼痛加重或呕吐，颜面少华，体倦畏寒，食欲不振，大便溏薄，舌质淡而胖。苔白滑，脉沉细或沉缓。

处方二　胃癌方2（叶氏经验方）

黄药子12克，白附子3克，制南星6克，天竺黄6克，茅术9克，厚朴6克，蕃杏草12克，白术9克，神曲9克，半夏6克，核桃树枝15克，藤梨根12克，水煎服。

【适应证】胃癌。胃脘胀闷，时有隐痛，饮食无味，厌恶肉食，咳吐黏痰，腹满便溏。舌淡红，苔白腻，脉弦滑。

处方三　胃癌方3（叶氏经验方）

丹参12克，桃仁3克，红花6克，五灵脂9克，川牛膝6克，山楂肉9克，丹皮6克，香附9克，五灵脂9克，陈皮9克，白屈菜（罂粟科植物）12克，龙葵12克，水煎服。

【适应证】胃癌。胃脘疼痛，时有刺痛，痛有定处，按之更甚，上腹部能触及肿块。恶心呕吐，大便色黑，形体消瘦，颜面发暗。舌质紫暗或有瘀斑，苔薄白或薄黄，脉涩或细涩。

处方四　胃癌方4（叶氏经验方）

西洋参9克，石斛12克，黄精12克，玉竹9克，麦门冬12克，女贞子9克，百合6克，淡竹叶9克，郁李仁12克，蕃杏草15克，龙葵12克，莼菜15克，水煎服。

【适应证】胃癌。胃脘灼热，隐隐作痛，口干欲饮，胃中嘈杂，食欲不振，大便干结，五心烦热，体重倦怠。舌质偏红，津液较少，苔黄或少苔，脉细数。

处方五　胃癌方 5（叶氏经验方）

东北红参 12 克，刺五加 12 克，何首乌 9 克，黄芪 9 克，红景天 6 克，干地黄 9 克，白芍 9 克，地榆 15 克，石见穿 15 克，鬼球（桑科植物薜荔的果实）15 克，甘草 6 克，大枣 3 枚，水煎服。

【适应证】胃癌。胃脘疼痛，形体消瘦，颜面少华，全身乏力，心悸气短，头重头晕，自汗浮肿，食欲不佳，腹部可触及肿块，时有便血。舌质淡，苔薄白，脉沉细。

处方六　胃癌方 6（叶氏经验方）

附子 3 克，东北人参 9 克，半夏 6 克，沉香（后下）6 克，肉桂 3 克，木香 6 克，薏苡仁 18 克，诃子 9 克，野菱角 12 克，铁树叶 9 克，山楂肉 9 克，陈皮 6 克，水煎服。

【适应证】胃癌或慢性胃炎。恶心呕吐，上腹部疼痛。全身衰弱，畏冷疲怠，饮食不进，精神萎靡。舌质偏淡，苔白滑，脉迟细。

处方七　胃癌方 7（叶氏经验方）

吴茱萸 6 克，肉桂 3 克，当归 12 克，人参 9 克，薏苡仁 18 克，野菱角 12 克，罂粟壳 9 克，瓦楞子 9 克，蒲公英根 15 克，延胡索 9 克，半夏 9 克，干姜 3 克，水煎服。

【适应证】胃癌。上腹部时有钝痛，苦闷特甚。食后呕吐，吐物呈咖啡色。消化不良，身体衰弱，贫血羸瘦，体温偏低，精神疲倦。舌质偏淡，苔薄白，脉细或沉细。

处方八　小建中汤（《伤寒论》）

桂枝 6 克，芍药 9 克，甘草 4.5 克，生姜 3 枚，大枣 4 枚，饴糖 1 匙（后下），水煎服。

【适应证】胃癌早期。胃脘疼痛，喜温喜按，胃部有振水音，腹肌紧张，腹部挛急痛，食欲不振，贫血眩晕，容易疲劳，时而下血便

（黑便），形体消瘦，颜面少华。舌质柔嫩，有光泽，脉细数或弦数。

处方九　破郁丹（《万病回春》）

香附子9克，栀子12克，黄连3克，枳实9克，槟榔12克，莪术6克，青皮6克，瓜蒌仁12克，紫苏子12克，水煎服。

【适应证】胃癌。消化不良，食少嗳气，胸脘滞闷。有紧张感，连续嗳气，嗳气后则腹脘略感舒畅。

处方十　圣惠半夏散（《太平圣惠方》）

姜半夏6克，人参6克，白术9克，附子6克，沉香6克，厚朴6克，橘皮6克，肉桂3克，生姜3片，水煎服。

【适应证】胃癌。胃痛呕吐，时发时止，久而不愈，身体衰弱。食欲不振，消化不良，上腹胀满，小便不利，四肢浮肿。

处方十一　枳实薤白桂枝汤（《金匮要略》）

瓜蒌实15克，枳实12克，薤白12克，桂枝3克，厚朴12克，水煎服。

【适应证】胃癌。胸满且痛，时而胸痛彻背，喘息咳唾，短气不适，气从胁下冲逆，上攻心胸。舌质偏红，苔薄白或白腻，脉沉弦或紧。

处方十二　大建中汤（《金匮要略》）

人参12克，蜀椒4克，干姜12克，饴糖40克。前3味水煎去渣，服时冲化饴糖三分之一后搅匀，一日分3次温服。

【适应证】胃癌。脘腹冷痛，腹部膨满，肠管胀气，四肢厥冷，饮食不佳，受凉后症状恶化，体力比较低下，腹诊可见腹壁肌肉软弱无力，肠管蠕动不安。

处方十三　W.T.T.C（此为日本抗癌处方代号）（日本千叶大学中山恒明教授经验方）

薏苡仁30克，紫藤瘤30克，诃子15克，野菱角15克，水煎服。

【适应证】胃癌、大肠癌。胃脘或下腹部疼痛，形体消瘦，面色苍白，浮肿倦怠，食欲不振，腹腔积水，有时腹部可触及肿块。舌质偏淡，苔薄白，脉细或沉细。

处方十四　龙紫汤（日本汉方医师经验方）

龙胆草鲜叶及根各15克，紫藤瘤30克，啤酒花15克，黄柏9克，白屈菜12克，莼菜15克，延龄草12克，山楂肉9克，甘草6克，水煎服。

【适应证】胃癌。胃脘疼痛难忍，胃内有灼热感，口苦且干，体型消瘦，体重倦怠，食欲全无。舌质偏红，苔薄黄或黄腻，脉细弦。

六、溃疡性结肠炎（中医称肠澼，血痢）

溃疡性结肠炎是大肠内一种原因不明的慢性炎症性疾病，其主要特点是病程漫长，反复发作。临床症状有腹痛腹泻、黏液样血便或脓血便，里急后重，且伴有发热消瘦，饮食不佳，贫血体倦等。病变多位于乙状结肠和直肠，也可向上延伸至降结肠，甚至整个结肠。临床上患者病情轻重不一，发作期与缓解期交替出现，或呈持续性并逐渐加重。本病可发生于任何年龄之患者，但以 20～30 岁之年轻人为多见。

本病属于中医学中的"肠澼""血痢"之范畴。

溃疡性结肠炎处方

处方一　溃疡性结肠炎方1（叶氏经验方）

太子参12克，地锦草12克，白头翁15克，白术9克，穿心莲3克，翻白草12克，秦皮9克，土木香炭6克，地榆9克，椿根白皮9克，青皮9克，甘草6克，水煎服。

【适应证】溃疡性结肠炎。腹泻频繁，里急后重，粪便伴有黏液和脓血，气味腥臭，肛门灼热，腹痛腹胀，小便短赤，体倦乏力，体型消瘦，发热口苦，食欲不振。舌质偏红，苔薄黄或黄腻，脉细滑数。

处方二　溃疡性结肠炎方2（叶氏经验方）

拳参12克，乌梅9克，景天三七12克，芍药9克，白术9克，防风12克，炒麦芽15克，地榆15克，枳壳9克，陈皮6克，甘草6克，

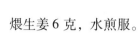

煨生姜6克，水煎服。

【适应证】溃疡性结肠炎。腹部疼痛，腹泻后疼痛缓解，腹胀肠鸣，大便中伴有脓血，多因精神烦恼、情绪激动或过度紧张而发作。头痛头重，心烦易怒，嗳气频频，食欲不佳。舌淡红，苔薄黄，脉弦或弦细。

处方三　溃疡性结肠炎方3（叶氏经验方）

铁苋菜15克，丹参12克，红花3克，五灵脂9克（包煎），没药9克，延胡索9克，乌药9克，白及粉（另分2次冲服）6克，地榆15克，槐花9克，甘草6克，水煎服。

【适应证】溃疡性结肠炎。腹泻频繁，腹部时感刺痛，按之疼痛加剧，大便伴有脓血或咖啡色血块，颜面发暗。舌质暗红或有紫斑，脉细弦或细涩。

处方四　溃疡性结肠炎方4（叶氏经验方）

刺楸15克，黄芪9克，党参9克，白术9克，鸡内金9克，柴胡6克，升麻6克，山药15克，山楂肉9克，木香6克，陈皮6克，甘草3克，大枣3枚，水煎服。

【适应证】溃疡性结肠炎。饮食不节则可发作，大便溏薄，大便中伴有黏液，或夹有肠垢、脓血，严重时泄泻不止。不思饮食，面色苍白，体重倦怠。舌质偏淡，苔薄白，脉濡或细濡。

处方五　溃疡性结肠炎方5（叶氏经验方）

西洋参12克，生地黄12克，白芍9克，百合12克，石斛9克，女贞子9克，白薇6克，黄柏3克，地榆9克，阿胶9克（后下），地锦草12克，甘草6克，水煎服。

【适应证】溃疡性结肠炎。腹泻频繁，腹部隐隐作痛，大便中伴有鲜血，血质黏稠，低热盗汗，体重乏力，口渴欲饮，五心烦热，睡眠不安。舌质红，苔少，脉细或细数。

处方六　溃疡性结肠炎方6（叶氏经验方）

紫河车6克（研末另分2次冲服），东北红参6克，肉桂3克，肉豆蔻9克，炮姜6克，补骨脂9克，诃子9克，罂粟壳3~6克，吴茱萸6克，广木香6克，甘草6克，大枣4枚，水煎服。

【适应证】溃疡性结肠炎。黎明前后出现肠鸣腹泻，腹痛腹胀，泻后则缓，大便中伴有黏液或血液，受凉后容易发作。面色苍白，身体冷感，喜食热饮，食欲不振，腰腿无力。舌质偏淡，苔薄白，脉细或沉细。

处方七　葛根黄芩黄连汤（《伤寒论》）

葛根12克，黄连9克，黄芩9克，甘草6克，水煎服。

【适应证】溃疡性结肠炎。发热恶寒或不恶寒，口干欲饮，大便不成形或腹泻，体重倦怠，项背发硬或疼痛，体格比较壮实。舌质暗红，苔薄黄或黄厚腻，脉滑数。

处方八　补中益气汤（《内外伤辨惑论》）

人参9克，黄芪9克，白术9克，当归6克，柴胡6克，升麻3克，陈皮6克，甘草3克，生姜3片，大枣3枚，水煎服。

【适应证】溃疡性结肠炎。相对来说体力比较虚弱，久泄不止，经久不愈，中气下陷，全身倦怠，内脏下垂，食欲不振，味同嚼蜡，盗汗动悸等。舌质淡，苔薄白，脉细。

处方九　附子理中丸（《太平惠民和剂局方》）

附子1份，党参2份，白术1.5份，干姜1份，甘草1份，以上5味按比例调配，共研细末后拌匀，炼蜜为丸，每次3~6克，一日2次，温开水送服。

【适应证】溃疡性结肠炎。脘腹冷痛，呕吐腹泻，腹胀肠鸣，食欲不振，手脚发凉。

处方十　四神丸（《医方集解》）

肉豆蔻2份，补骨脂4份，五味子2份，吴茱萸1份，大枣2份，以上5味按比例调配，共研细末后拌匀，水泛为丸，每次3~6克，一日1~2次，温开水送服。

【适应证】溃疡性结肠炎。五更泄泻，腰酸肢冷，不思饮食，食不消化或久泻不止，腹胀腹痛，或有冷感，神疲乏力。舌质淡，苔薄白，脉沉迟。

处方十一　真人养脏汤（《太平惠民和剂局方》）

芍药 48 克，当归 18 克，白术 18 克，人参 18 克，肉豆蔻 15 克，肉桂 24 克，木香 42 克，诃子皮 36 克，罂粟壳 100 克，甘草 24 克，以上 10 味共研细末后拌匀，每次 3~6 克，一日 2~3 次，温开水送服。

【适应证】溃疡性结肠炎。泻痢日久，脾肾虚寒，大便滑脱不禁，腹痛腹胀，喜温喜按，不思饮食，小便清长，脱肛不收。舌质淡，苔白润，脉沉迟。

处方十二　白术芍药散（《医学正传》）

白术 6 份，白芍 6 份，陈皮 4.5 份，防风 3 份，以上 4 味按比例调配，共研细末后拌匀，每次 3~6 克，一日 2~3 次，温开水送服。

【适应证】溃疡性结肠炎。先有腹胀腹鸣，腹痛，继而泄泻，泻后则舒，反复发作。舌质偏淡，苔薄白，脉细或细弦。

处方十三　茱萸断下丸（日本汉方医师经验方）

吴茱萸 30 克，赤石脂 22.5 克，艾叶 15 克，缩砂仁 15 克，肉豆蔻 15 克，熟附子 15 克，干姜 22.5 克，以上 7 味共研细末后拌匀，麦糊为丸，每次 3~6 克，一日 2~3 次，米饮送服。

【适应证】溃疡性结肠炎。久泻不愈，腹部疼痛，时有五更泄泻，不思饮食，腹痛腹胀，腰酸肢冷，神疲乏力。

处方十四　苓术羌附汤（日本汉方医师经验方）

茯苓 9 克，白术 9 克，羌活 12 克，附子 3~6 克，甘草 6 克，大枣 4 枚，水煎服。

【适应证】溃疡性结肠炎。泄泻不止，小腹疼痛，遇寒更甚，时而大便中夹脓血，食欲不佳。

七、慢性腹泻（中医称泄泻）

慢性腹泻不是一种独立的疾病，而是属于常见的一种症状。临床主要表现为反复发作的腹泻，持续时间在 2 个月以上，每天大便次数增加，大便呈糊状或稀水样，每天排粪量超过 200 克，大便中可能含有未消化食物。一般情况下腹痛症状不太明显，实验室检查未发现生化异常，经大肠内窥镜检查排除肠道器质性病变。病变位于乙状结肠或直肠的患者在排便时经常伴有急迫感、肛门下坠、失禁或里急后重等症状。

本病属于中医学中的"泄泻"之范畴。

慢性腹泻处方

处方一　慢性腹泻方 1（叶氏经验方）

楤木 12 克，黄芪 9 克，木香 9 克，苏梗 6 克，白术 9 克，山药 12 克，神曲 9 克，谷芽 9 克，枳壳 9 克，陈皮 6 克，甘草 3 克，红枣 3 枚，水煎服。

【适应证】慢性腹泻。大便时溏时泻，反复发作，腹胀不适，食后更甚，略食油腻食品或疲劳时，大便次数显著增加，完谷不化，体重倦怠，颜面少华。舌质淡，舌体胖，苔薄白，脉细。

处方二　慢性腹泻方 2（叶氏经验方）

柴胡 3 克，枳壳 9 克，芍药 9 克，厚朴 6 克，诃子 9 克，青皮 6 克，白豆蔻 9 克，香橼 6 克，绿萼梅 3 克，鸡内金 9 克，甘草 3 克，水煎服。

【适应证】慢性腹泻。大便溏薄，每因心情不愉快或精神紧张时大便次数骤然增多，胸胁胀满，唉声叹气，饮食无味。舌淡红，苔薄白，脉弦或弦细。

处方三　慢性腹泻方 3（叶氏经验方）

茅术 12 克，厚朴 6 克，陈皮 6 克，半夏 9 克，木香 6 克，葛根 9 克，桂枝 6 克，泽泻 9 克，茯苓 9 克，石榴皮 15 克，老鹳草 9 克，干姜 3 克，水煎服。

【适应证】慢性腹泻。大便稀薄，时而如水样，肠鸣频繁，腹部胀满，食欲不佳，饭量减少，体倦身重，四肢冷感。舌淡红，苔白腻或白厚腻，脉濡或濡缓。

处方四　慢性腹泻方4（叶氏经验方）

东北红参6克，黄芪9克，紫河车末6克（另分2次冲服），赤石脂15克，白术6克，乌梅9克，金樱子9克，防风6克，诃子6克，肉桂3克，炮姜3克，甘草3克，水煎服。

【适应证】慢性腹泻。黎明前后出现肠鸣腹泻，腹部喜温喜按，喜服热饮，全身畏寒，四肢厥冷，腰膝酸软冷痛，食欲不振，颜面少华。舌质淡边有齿印，苔薄白，脉细或沉细。

处方五　参苓白术散（《太平惠民和剂局方》）

人参、茯苓、白术、山药、甘草各1000克，炒白扁豆750克，莲子、肉砂仁、薏苡仁、桔梗各500克，以上10味共研细末后拌匀，每次6~9克，一日2~3次。红枣煎汤送服。（注：慢性腹泻患者需要长期服药）

【适应证】慢性腹泻。大便溏薄，食欲不振，肢倦乏力，形体消瘦，胸脘痞塞，腹胀肠鸣，面色萎黄，四肢浮肿。舌质淡，苔白腻，脉细或细缓。

处方六　黄芪建中汤（《金匮要略》）

黄芪12克，桂枝6克，芍药9克，甘草6克，生姜3片，大枣4枚，饴糖1匙（后下），水煎服。

【适应证】反复发作的慢性腹泻。不思饮食，形体消瘦，失眠自汗，短气乏力，面色苍白，体力低下，腹诊可见腹壁肌肉较薄，腹直肌紧张。舌质淡，苔薄白，脉细。

处方七　柴胡疏肝散（《景岳全书》）

柴胡6克，芍药9克，枳壳9克，川芎9克，香附子9克，甘草3克，水煎服。

【适应证】慢性腹泻。常有胸胁胀满，嗳气频频，食欲不佳，每当情绪不佳即会发生腹泻，泻后即舒适。舌质淡红，苔薄白，脉弦。

处方八　禹余粮丸《重订严氏济生方》

禹余粮石（煅），赤石脂（煅），龙骨，荜茇，诃子（面裹煨），干姜（炮），肉豆蔻（面裹煨），附子（炮）各等分，以上8味按比例调配，共研细末后拌匀，醋糊为丸如梧桐子大。每服10~30丸，空腹时用米汤送服。

【适应证】慢性腹泻。平时胃肠功能衰弱，下利黏滑液，久而不愈，畏寒无热。舌质偏淡，苔薄白，脉细。

处方九　附子理中汤（《三因极一病证方论》）

人参6克，白术6克，炮干姜6克，炮附子（去皮脐）6克，甘草3克，水煎服。

【适应证】慢性腹泻。久而不愈，腹胀怕冷，喜温暖揉按，不能食生冷硬物，呕吐少食，心悸水肿，手足厥冷，脉细。（老年或衰弱者的慢性下利而出现衰脱症状时，可以此方急救之）

处方十　真人养脏汤（《太平惠民和剂局方》）

诃子6克，罂粟壳12克，肉豆蔻6克，当归6克，肉桂3克，木香9克，白术6克，白芍9克，人参6克，甘草6克，水煎服。

【适应证】慢性腹泻。腹泻日久，时而腹部胀痛，喜温喜按，不思饮食，身体虚弱，肛门下坠或脱肛不收，小便清长。舌质淡，苔白润，脉迟沉。

处方十一　桃花汤（《伤寒论》）

赤石脂（研细）9克，干姜3克，粳米15克，水煎服。

【适应证】慢性腹泻。经久不愈，滑脱不禁，腹部喜温喜按，口干口渴，小便不利。舌质淡，苔白滑，脉细或迟。

处方十二　乌梅丸（《伤寒论》）

乌梅肉480克，黄连480克，黄柏180克，附子（炮）180克，干姜300克，桂枝180克，细辛180克，蜀椒（去目）120克，人参180克，当归120克，以上10味共研细末后拌匀，炼蜜为丸，每次3~9克，一日3次，温开水送服。

【适应证】慢性腹泻。久而不止，时而腹痛，体重倦怠，食欲不振，消化不良，手足厥冷。舌质偏淡，苔薄，脉细。

处方十三建理汤　（日本汉方医师经验方）

朝鲜人参（即东北人参）4克，黄芪4克，当归4克，茯苓6克，白术4克，川芎4克，桂枝3克，附子0.2克，丁香2克，干姜2克，甘草2.5克，水煎服。

【适应证】慢性腹泻。脘腹痞闷，大便溏泻，腹痛时作，喜温喜按，自利不渴，喜唾清水。舌质淡，苔薄，脉细。

处方十四　真武汤合理中汤（日本大塚敬节医师经验方）（本方为我国《伤寒论》的真武汤与理中汤之合方）

朝鲜人参（即东北人参）3克，芍药3克，白术3克，茯苓5克，附子0.5克，甘草3克，干姜3克，水煎服。

【适应证】慢性腹泻。素来体虚或体力低下，脘腹痞闷，食欲不振，体型消瘦，腹直肌紧张，心下有振水音。舌质偏淡，苔薄白，脉细或沉细。

八、大肠癌（中医称肠蕈，积聚）

结肠癌和直肠癌统称为大肠癌，是消化道常见的恶性肿瘤。其发病率从高到低依次为直肠、乙状结肠、盲肠、升结肠、降结肠及横结肠。引起大肠癌的因素中，经常食用高动物蛋白、高脂肪和低纤维饮食者占多数，此外大肠癌的发生还与大肠慢性炎症、大肠腺瘤以及遗传等因素有关。

大肠癌早期无症状，或症状不明显，患者仅感腹部不适，消化不良，大便潜血等。随着疾病的发展，症状逐渐显现，表现为大便习惯改变，大便带血或带黏液，便形变细，腹痛腹胀，腹部包块，肠梗阻等，或伴有贫血消瘦，体重减轻，发热倦怠等全身症状。晚期患者癌细胞可以通过淋巴管转移至淋巴结，也可通过血行转移到肝脏、肺部、骨等部位。

本病属于中医学中的"肠覃""积聚"之范畴。

大肠癌处方

处方一　大肠癌方 1（叶氏经验方）

野葡萄藤 15 克，蒲公英根 12 克，马齿苋 6 克，土茯苓 9 克，木香 6 克，半边莲 12 克，拳参 9 克，贯众炭 6 克，台湾山豆根 6 克，败酱草 9 克，生姜 3 片，水煎服。

【适应证】大肠癌。腹泻，便秘，或两者交替出现，便中带血或黏液，肛门灼热或疼痛，口渴欲饮，小便黄赤。舌质偏红，苔黄腻，脉弦滑或滑数。

处方二　大肠癌方 2（叶氏经验方）

五加参 15 克，黄芪 9 克，白术 9 克，山楂肉 9 克，石榴皮 12 克，芍药 9 克，薏苡仁 12 克，砂仁 6 克，白英 6 克，台湾山豆根 6 克，陈皮 5 克，大枣 4 枚，水煎服。

【适应证】大肠癌。腹泻，一日数次，便中带血或为黏液便，腹部疼痛或胀满不适，食欲不振，全身疲劳。舌质淡，苔薄白，脉细或细数。

处方三　大肠癌方 3（叶氏经验方）

藏红花 3 克，丹参 9 克，参三七 9 克，当归 6 克，赤芍 6 克，川芎 6 克，仙鹤草 9 克，地榆 9 克，山楂肉 9 克，台湾山豆根 6 克，甘草 3 克，水煎服。

【适应证】大肠癌。腹痛频繁发作，有时呈针刺样痛，疼痛处相对固定，解脓血便，腹部能触及肿块，面色暗紫，体型消瘦，食欲不振，体倦乏力。舌质紫暗，苔薄白或薄黄，脉细或细数。

处方四　葛根芩连汤（《伤寒论》）

葛根 12 克，黄芩 9 克，黄连 3 克，甘草 3 克，水煎服。

【适应证】大肠癌。腹痛腹泻，大便黏稠，臭秽异常，肛门灼热，时而发热，项背强痛不适，胸脘烦热，恶心呕吐，口干欲饮，喘而汗

出，体格较壮。舌质红，苔黄厚腻，脉弦数。（该方亦用于大肠癌患者接受放疗导致的放射性直肠炎）

处方五　槐花散（《本事方》）

槐花（炒）12 份，柏叶（杵，焙）12 份，荆芥穗 6 份，枳壳（麸炒）6 份。以上 4 味按比例调配，共研细末后拌匀，每次 3~6 克，一日 3 次，温开水或米汤送服。

【适应证】大肠癌。大便前或大便后出血，或粪便中带血，血色鲜红或晦暗。舌质红，苔薄黄或黄腻，脉数。

处方六　膈下逐瘀汤（《医林改错》）

桃仁 9 克，五灵脂 12 克，当归 6 克，丹皮 9 克，赤芍 12 克，川芎 6 克，香附子 9 克，延胡索 9 克，台乌药 12 克，枳壳 9 克，红花 3 克，甘草 3 克，水煎服。

【适应证】大肠癌。腹部坚硬，腹内积块，时呈针刺般或刀割样腹部绞痛，时而牵涉至两胁部或背部，烦躁易怒，食欲不振，恶心呕吐，大便秘结，小便黄赤。舌质偏暗，苔薄黄，脉弦数。

处方七　参苓白术散（《太平惠民和剂局方》）

人参、茯苓、白术、山药、甘草各 1000 克，炒白扁豆 750 克，莲子、肉砂仁、薏苡仁、桔梗各 500 克。以上 10 味共研细末后拌匀，每次 6~9 克，一日 2~3 次，红枣煎汤送服。

【适应证】大肠癌。大便溏薄，食欲不振，肢倦乏力，形体消瘦，胸脘痞塞，腹胀肠鸣，面色萎黄，四肢浮肿。舌质淡，苔白腻，脉细或细缓。

处方八　温脾汤（《千金方》）

大黄 3~9 克，附子 9 克，桔梗 9 克，甘草 6 克，干姜 3 克，水煎服。

【适应证】大肠癌。大便不调，排泄困难，腹中冷痛，四肢不温，腰膝酸冷，颜面少华，喜温畏冷，小便清长，夜间尿频，尿后淋漓不尽。舌质淡，苔薄白，脉沉细或涩。

处方九　四神丸（《证治准绳》）

补骨脂 12 克，五味子 9 克，肉蔻 6 克，吴茱萸 6 克，大枣 6 枚，生姜 4 片，水煎服。

【适应证】大肠癌。畏寒肢冷，肠鸣频繁，五更泄泻，久泻不愈，腹中隐痛，喜温喜按，腹胀矢气，食欲不振，腰膝无力，遇寒更甚。舌质淡，苔薄白，脉细或沉细。

处方十　知柏地黄汤（《医宗金鉴》）

知母 9 克，黄柏 6 克，地黄 12 克，山萸肉 9 克，山药 9 克，丹皮 6 克，茯苓 9 克，泽泻 9 克，水煎服。

【适应证】大肠癌。体型消瘦，盗汗倦怠，五心烦热，口干欲饮，咽干且痛，耳鸣遗精，大便偏干，小便短赤。舌质偏红，苔薄，脉细数。

处方十一　十全大补汤（《太平惠民和剂局方》）

党参 9 克，白术 6 克，茯苓 9 克，当归 9 克，川芎 6 克，芍药 9 克，地黄 9 克，黄芪 9 克，肉桂 3 克，甘草 6 克，水煎服。

【适应证】大肠癌。病后或术后之身体虚弱，食欲不振，腹泻便血，形体消瘦，面色萎黄，皮肤枯燥，贫血乏力，四肢不温，气短心悸，头晕自汗，口腔干燥。舌质淡，苔薄白，脉细。

处方十二　W.T.T.C（此为日本抗癌处方代号）（日本千叶大学中山恒明教授经验方）

薏苡仁 30 克，紫藤瘤 30 克，诃子 15 克，野菱角 15 克，水煎服。

【适应证】大肠癌。胃脘或下腹部疼痛，体型消瘦，面色苍白，浮肿倦怠，食欲不振，腹腔积水，有时腹部可触及肿块。舌质偏淡，苔薄白，脉细或沉细。（也可用于胃癌）

处方十三　紫根牡蛎汤（日本水户西山公经验方）

当归 5 克，芍药 3 克，川芎 3 克，紫根 3 克，大黄 1.5~6 克，忍冬 1.5 克，升麻 2 克，黄芪 2 克，牡蛎 4 克，甘草 1 克，水煎服。

【适应证】大肠癌。病属晚期陷于虚证，形体消瘦，贫血眩晕，体

重倦怠。舌质淡，苔薄白或薄黄，脉沉细。（也可用于肺癌，乳腺癌，恶性淋巴瘤，黑色素瘤）

九、急性胰腺炎（中医称胁痛，腹痛）

急性胰腺炎是临床上常见的一种急腹症，是暴饮暴食或胆石症等病因导致胰酶在胰腺内被激活后引起胰腺组织自身消化、水肿、出血甚至坏死的炎症反应。临床表现为急性上腹部疼痛、恶心呕吐、发热和血胰酶增高。发病后，病情严重程度差异悬殊，临床上将其分为轻型急性胰腺炎和重症急性胰腺炎，前者以胰腺水肿为主，预后较好；后者出现胰腺出血性坏死，继发感染、腹膜炎以及休克等症状，所以病死率较高。

本病属于中医学中的"胁痛""腹痛"之范畴。

急性胰腺炎处方

处方一　急性胰腺炎方 1（叶氏经验方）

四川大金钱草（报春花科神仙对座草）30 克，柴胡 9 克，白蒺藜 9 克，香附子 9 克，天台乌药 9 克，延胡索 6 克，枳壳 9 克，野菊花 9 克，蒲公英根 15 克，黄连 3 克，黄芩 6 克，大黄 6~9 克，芒硝 6~9 克，水煎服。

【适应证】急性胰腺炎。中上腹突发性剧痛，走窜两胁及腰背部，发热倦怠，咽干口苦，嗳气不适，恶心呕吐，大便秘结。舌质红，苔薄黄或黄腻，脉弦或弦数。

处方二　急性胰腺炎方 2（叶氏经验方）

柴胡 6 克，大青叶 12 克，延胡索 9 克，龙胆草 6 克，败酱草 9 克，茵陈 15 克，山栀子 9 克，土茯苓 15 克，车前草 12 克，四川大金钱草 15 克，婴奥叶 12 克，大黄 6~9 克，水煎服。

【适应证】急性胰腺炎。上腹部及两胁呈持续性疼痛，症状严重时出现剧痛，胸腹胀满，恶心呕吐，寒热往来，眼结膜及全身皮肤发黄，大便干结，小便黄赤。舌质红，苔黄腻，脉弦滑或弦数。

处方三　急性胰腺炎方3（叶氏经验方）

丹参15克，桃仁12克，红花6克，干地黄9克，川芎6克，赤芍9克，青皮9克，大腹皮9克，四川大金钱草15克，大黄6~9克，芒硝6~9克，甘草6克，水煎服。

【适应证】急性胰腺炎。上腹部呈现针刺或刀割样疼痛，时而窜至两胁部或腰背部，脘腹胀满，按之疼痛。恶寒发热，口干欲饮，烦躁易怒，食欲减少，恶心呕吐，大便秘结。舌质紫暗，苔黄少津，脉弦或弦数。

处方四　柴胡桂枝汤（《伤寒论》）

柴胡6克，半夏9克，黄芩9克，桂枝6克，芍药9克，人参6克，甘草3克，生姜3片，大枣3枚，水煎服。

【适应证】急性胰腺炎。上腹部疼痛苦满感，往来寒热，默默不欲饮食，恶心呕吐，口苦咽干，头痛恶寒，关节疼痛，或伴有精神不安、失眠等精神神经症状。舌质淡红，苔薄白或薄黄，脉弦。

处方五　大柴胡汤（《伤寒论》）

柴胡6克，黄芩6克，芍药6克，半夏9克，枳实6克，大黄6克，生姜3片，大枣3枚，水煎服。

【适应证】急性胰腺炎。心中烦躁，身热有汗，口苦咽干，恶心呕吐，平日畏热喜寒，颜面潮热，胸胁苦满，大便干结。腹诊可见腹肌紧张，轻者为抵抗感或不适感，重则上腹部有明显压痛。体格壮实，小便黄赤。舌质红，苔黄干燥，脉弦滑数。

处方六　大承气汤（《伤寒论》）

厚朴9克，枳实9克，大黄6~9克，芒硝6~9克，水煎服。

【适应证】急性胰腺炎。体格健壮，肥胖体质，上腹部疼痛，腹部特别以脐部为中心发硬伴有胀满感，大便秘结，手脚出汗，或伴有精神不安、睡眠不佳、过度兴奋等精神症状。

处方七　茵陈蒿汤（《伤寒论》）

茵陈蒿15克，山栀子9克，大黄6~9克，水煎服。

【适应证】急性胰腺炎。体力相对较强，上腹部至胸部有胀闷感与不适感，恶心欲吐，大便秘结，口渴，黄疸，尿量较少，皮肤瘙痒。

处方八　龙胆泻肝汤（《薛氏十六种》）

龙胆草6克，地黄9克，当归9克，木通9克，车前子9克，黄芩6克，泽泻12克，山栀子6克，甘草3克，水煎服。

【适应证】急性胰腺炎。体力相对较强，胁痛口苦，头痛目赤，耳聋耳肿，腹诊可见下腹部肌肉较为紧张。舌质红，苔薄黄或黄腻，脉弦或弦细。

处方九　清胰汤（《外伤科学》）

柴胡6克，黄芩9克，胡黄连6克，厚朴9克，枳壳9克，木香9克，大黄6~9克（后下），芒硝6~9克（冲服），水煎服。

【适应证】急性胰腺炎。胁痛胀闷，发热口干，食欲不振，大便干结。舌质淡红或偏红，苔薄黄，脉弦紧。

处方十　温脾汤（《千金要方》）

东北人参6克，附子9克，大黄6~12克，甘草6克，干姜3克，水煎服。

【适应证】急性胰腺炎。腹痛胁痛，遇寒更甚，大便秘结，或久利赤白，四肢冷感。舌质偏淡，苔薄白，脉沉或沉弦。

处方十一　膈下逐瘀汤（《医林改错》）

桃仁9克，丹皮12克，赤芍12克，乌药12克，延胡索12克，当归9克，川芎9克，五灵脂12克，红花6克，枳壳12克，香附子12克，甘草6克，水煎服。

【适应证】急性胰腺炎。左上腹部疼痛，有时呈针刺般或刀割样绞痛，时而牵至两胁部或背部，烦躁易怒，食欲不振，恶心呕吐，大便秘结，小便黄赤。舌质偏暗，苔薄黄，脉弦数。

处方十二　木香调气散（日本曲直濑道三医师经验方）

茅术6克，厚朴3克，乌药6克，香附6克，枳壳6克，青皮3克，川芎3克，砂仁1.5克，山楂肉6克，陈皮6克，甘草3克，水煎服。

【适应证】急性胰腺炎。体力较为壮实，腹胁胀痛，时而刺痛，腹胀如鼓，矢气后较舒，食欲不振，大便秘结或偏软。舌质淡红，苔薄白或白腻，脉弦。

十、肝硬化（中医称单鼓胀，蜘蛛蛊）

肝硬化是由于病毒性肝炎、血吸虫病或酒精中毒等原因导致的慢性弥漫性肝脏损害。其病理特点为肝细胞变性、坏死与再生，结缔组织增生，使整个肝脏逐渐变形、变硬而形成肝硬化。

肝硬化在早期由于肝脏的代偿功能较强，有些患者可以多年没有明显症状。有些患者仅诉有肝区不适，轻度疼痛，食欲不振，腹胀腹泻，体重倦怠等症状。肝硬化后期因门静脉高压引起食管胃底静脉曲张，有些患者可能因静脉破裂而导致出血，还可见肝脏肿大且质地较硬、肝掌、蜘蛛痣、腹壁静脉曲张以及腹水等症状。另外还可因胆汁流动受阻而出现黄疸、皮肤瘙痒、黄斑瘤等症状。

本病属于中医学中的"单鼓胀""蜘蛛蛊"之范畴。

肝硬化处方

处方一　肝硬化方1（叶氏经验方）

虎杖根9克，丹参12克，黄芪9克，柴胡6克，太子参9克，芍药6克，茯苓9克，枳壳6克，石打穿9克，半夏9克，陈皮6克，水煎服。

【适应证】肝硬化。胁肋胀满疼痛，胃脘胀闷，口苦咽干，食欲不振，咽部异物感，体倦乏力，大便溏薄，肠鸣矢气，情绪焦虑或精神抑郁。舌质淡或偏红，舌苔微黄，脉弦。

处方二　肝硬化方2（叶氏经验方）

珍珠草15克，全瓜蒌15克，山楂肉12克，厚朴6克，陈皮9克，半夏9克，香附子9克，砂仁3克，白术9克，丹参12克，甘草6克，水煎服。

【适应证】肝硬化。胃脘痞满，胸膈胀满，食欲不振，口渴不欲饮，恶心呕吐，头昏头重，小便清长，大便偏软。舌淡红，舌体胖大或边有齿痕，苔白厚腻，脉滑或沉滑。

处方三　肝硬化方3（叶氏经验方）

墓头回12克，乌蔹莓9克，龙胆草6克，黄柏6克，山栀子9克，泽泻9克，木通6克，车前子12克，生地黄9克，决明子9克，丹参12克，水煎服。

【适应证】肝硬化。胁肋胀痛，头晕目眩，心烦易怒，口干咽痛，欲饮冷水，大便秘结，小便黄赤。妇人带下量多。舌质偏红，苔黄腻，脉弦滑或弦数。

处方四　肝硬化方4（叶氏经验方）

王不留行12克，马鞭草9克，芸薹子9克，当归6克，川芎6克，桃仁12克，红花3克，丹参12克，香附9克，甘草6克，月季花3克，水煎服。

【适应证】肝硬化。右胁下痞块，刺痛拒按，胸脘胀闷，时而走窜疼痛，烦躁不安，食欲不佳，大便秘结，小便量少。妇人痛经或闭经，经色发紫呈块状。舌质偏紫或出现瘀点、瘀斑，苔薄，脉涩。

处方五　肝硬化方5（叶氏经验方）

西洋参9克，女贞子12克，白芍9克，墨旱莲6克，银柴胡6克，麦冬9克，玉竹9克，生地黄9克，枸杞子12克，丹参12克，鳖甲15克，大枣3枚，水煎服。

【适应证】肝硬化。形体消瘦，胁肋隐痛，疲劳加重，低烧不退，两眼发干，口干舌燥，下肢酸软，手脚心及胸部发热。舌质红，苔少或薄黄，脉弦细或细数。

处方六　肝硬化方6（叶氏经验方）

东北红参9克，猪茯苓各9克，车前子9克，汉防己9克，附子9克，肉桂3克，山药9克，金毛狗脊9克，白术9克，丹参6克，地胆草9克，生姜3片，水煎服。

【适应证】肝硬化。腹腔积水，状如蛙腹，脘腹胀满，食欲不振，大便溏泻或五更泄泻，小便不利，体重倦怠，消瘦畏寒，下肢浮肿，男子阳痿。舌质淡胖，苔白滑，脉细或沉细。

处方七　肝硬化方7（叶氏经验方）

丹参10份，木香10份，青皮10份，白术10份，姜黄10份，豆蔻5份，阿魏2份，荜澄茄5份。以上8味按比例调配，共研细末后拌匀，每次3~6克，一日3次，温开水送服。

【适应证】肝硬化导致门静脉受阻。腹腔积液而致腹水。

处方八　肝硬化方8（叶氏经验方）

茯苓12克，琥珀3克（研细末，另分3次服用），车前子12克，泽泻12克，滑石12克，白术9克，猪苓12克，桂枝6克，白茅根15克，甘草3克，水煎服。

【适应证】肝硬化腹水。脘腹胀满，下肢显著浮肿，腰脚沉重，小便不利。

处方九　地黄汤（民间经验方）

生地黄15克，沙参12克，麦芽12克，鳖甲12克，猪苓12克，麦门冬9克，当归9克，枸杞子9克，郁金9克，川楝子6克，丹参9克，黄连3克，水煎服。

【适应证】肝硬化。胁肋疼痛，腹胀如鼓，低热倦怠，口渴欲饮，头晕目眩，下肢无力，食欲不佳。舌质偏红，苔薄白或薄黄，脉细或细数。

处方十　二甲丸（民间经验方）

穿山甲500克，醋炙鳖甲300克，鸡内金500克。以上3味共为细末后拌匀，炼蜜为丸，每丸重10克。每次1丸，一日3次，温开水送服。

【适应证】肝硬化之病程较长。右胁隐隐作痛，时有阵发性刺痛，食欲不振，大便偏溏，睡眠不安，长期低热，盗汗乏力。舌质偏红，苔薄白，脉细弦。

处方十一　消胀万应汤（《重订通俗伤寒论》）

地骷髅9克，大腹皮6克，厚朴6克，莱菔子9克（春砂仁1.5克拌炒），神曲9克，陈香橼皮6克，鸡内金9克，人中白（煅透）6克，灯心草3克，水煎服。

【适应证】肝硬化。胸腹胀满，右胁尤甚，叹气稍缓，不思饮食，口渴不欲饮，体重浮肿。舌质偏淡，苔薄白，脉细弦或细数。

处方十二　七气消聚散（《证治准绳》）

香附子9克，青皮6克，陈皮6克，枳壳9克，莪术6克，三棱6克，木香6克，砂仁3克，厚朴6克，甘草3克，生姜3片，水煎服。

【适应证】慢性肝炎或脂肪肝导致肝硬化，进一步出现门静脉受阻。腹胀或腹痛，恶心呕吐，吐血下血等。

处方十三　胀满主方（《梅花无尽藏》）

香附子9克，川芎6克，茯苓12克，白术6克，槟榔9克，厚朴6克，枳实6克，黄连3克，陈皮6克，水煎服。

【适应证】肝硬化导致门静脉高压。腹腔积水，腹部膨胀，消化不良，食欲不振。

处方十四　千金大腹水肿方（《千金方》）

牛黄（研细末）1克，椒目3克，昆布9克，海藻9克，牵牛子6克，肉桂心（研细末）3克，葶苈子6克。以上7味，除牛黄、肉桂心以外，煎作150mL，去渣。一日分3次，冲入牛黄、肉桂心粉末，服时须搅拌。

【适应证】肝硬化腹水。大小便不通，气息急胀，胀闷欲死者，以此方急救。

处方十五　橘皮汤（《直指方》）

橘皮9克，枳壳9克，川芎6克，槟榔9克，木香6克，桃仁12克，紫苏叶6克，香附子9克，甘草3克，水煎服。

【适应证】脂肪肝等原因导致肝硬化。门静脉受阻，肠胃血流异常，腹部胀满，脐静脉曲张，肛门起痔。

处方十六　抑肝扶脾散（《古今医鉴》）

人参3克，白术9克，茯苓9克，龙胆草6克，山楂肉12克，陈皮6克，青皮9克，神曲12克，黄连3克，柴胡6克，胡黄连6克，甘草3克，水煎服。

【适应证】肝硬化。肝脏瘀血，肿硬腹胀，脐部及下肢静脉曲张，消瘦倦怠，身热口干，食欲不振。脉细。

处方十七　平肝饮（日本多纪桜窓医师经验方）

柴胡5克，芍药4克，青皮4克，鳖甲4克，槟榔4克，莪术3克，吴茱萸4克，莎草（香附之茎叶）4克，甘草2.5克，水煎服。

【适应证】肝硬化导致脾脏肿大。右胁下痞满，腹部脉络怒张，面色暗黑。舌质紫红或有紫斑，脉细涩或芤。

处方十八　治水肿胀一方（日本和田东郭医师经验方）

当归4克，川芎4克，黄连1克，独活1克，红花2克，苍术4克，厚朴2.5克，枳实4克，茯苓5克，附子0.2克，木通4克，莎草4克，甘草2.5克，水煎服。

【适应证】肝硬化腹水。腹大坚满，脘腹撑急，周身浮肿，下肢尤甚，面色暗黑，小便短少。舌质暗而有瘀斑，脉细涩或沉细无力。

十一、原发性肝癌（中医称癥积，肝积）

原发性肝癌是常见的恶性肿瘤之一，其病因尚未完全清楚，目前认为可能与丙型病毒性肝炎、肝硬化、接触化学致癌物质以及黄曲霉素感染等因素有关。

肝癌患者早期无明显症状，一旦出现典型的临床表现时，往往已属中晚期。肝癌患者多数有肝区持续性钝痛、刺痛或胀痛的症状，这是由于癌细胞快速分裂，迅速生长，肝脏体积增大，肝包膜张力增加所致。患者的全身症状有消瘦倦怠，食欲减退，腹胀腹泻，或恶心呕吐，持续发热，肝脏肿大，黄疸水肿等。部分患者出现腹水、恶病质等症状，甚至还可能出现上消化道出血、肝癌破裂出血、肝肾功能衰竭等并发症。

本病属于中医学中的"癥积""肝积"之范畴。

原发性肝癌处方

处方一　原发性肝癌方1（叶氏经验方）

楤木15克，柴胡6克，枳壳9克，猕猴桃根15克，白术6克，半夏9克，香附子6克，金铃子9克，延胡索9克，石打穿15克，台湾山豆根15克，陈皮6克，水煎服。

【适应证】原发性肝癌。右胁部胀痛或右胁下可触及肿块，胸闷不适，嗳气叹气，食欲不振，大便偏软，时有腹泻，全身倦怠。舌质淡，苔薄黄或薄黄腻，脉弦或细弦。

处方二　原发性肝癌方2（叶氏经验方）

柴胡6克，参三七6克，丹参12克，赤芍9克，当归9克，丹皮6克，桃仁9克，红花6克，八月札15克，土鳖虫15克，台湾山豆根15克，陈皮6克，水煎服。

【适应证】原发性肝癌。脘腹胀满，右胁部胀痛或刺痛，夜间更甚，时而痛引肩背，右胁下按之质硬，嗳气胸闷，不思饮食，体重倦怠。舌质紫暗或有瘀斑，舌苔薄白或薄黄，脉弦或弦涩。

处方三　原发性肝癌方3（叶氏经验方）

鲜蒲公英根50克，黄毛耳草12克，茵陈12克，山栀子9克，丹参12克，黄芩9克，垂盆草15克，藤梨根9克、川楝子9克，三白草12克，台湾山豆根15克，大黄6~9克，水煎服。

【适应证】原发性肝癌。右胁部结块疼痛，时而痛引肩背，腹部膨满，目肤黄疸，口干口苦，心烦易怒，纳差厌油，大便干燥，小便黄赤，体重倦怠。舌质偏红，舌苔黄腻，脉弦或弦数。

处方四　原发性肝癌方4（叶氏经验方）

鳖甲15克，肿节风12克，生地黄9克，天门冬9克，青蒿12克，白薇9克，银柴胡9克，地骨皮9克，胡黄连6克，黄柏6克，台湾山豆根 15 克，夏枯草 9 克，水煎服。

【适应证】原发性肝癌。胸胁疼痛，腹部胀满，口干欲饮，手脚心发烫，盗汗消瘦，低热倦怠，大便干结。舌红少苔，脉细或细数。

处方五　原发性肝癌方 5（叶氏经验方）

刺五加 15 克，黄芪 12 克，紫灵芝 15 克，熟地黄 12 克，芍药 9 克，当归 9 克，三白草根 30 克，白术 9 克，茯苓 9 克，肉桂 3 克（后下），薏苡仁 12 克，台湾山豆根 15 克，水煎服。

【适应证】原发性肝癌。胸胁疼痛，腹部胀满（有腹水），面色少华，体重倦怠，头重头晕，心悸亢进，食欲不振，大便偏稀。舌质淡，舌苔薄白，脉细或沉细。

处方六　原发性肝癌方 6（叶氏经验方）

麝香 3 克，细辛 9 克，干蟾皮 12 克，参三七 9 克，红芽大戟 15 克。以上 5 味共研细末后拌匀，加入适量新鲜生姜汁调匀成糊状，外敷于肝区或肿块疼痛部位。每日换药 1~2 次。

【适应证】原发性肝癌。肝区或转移部位疼痛。

处方七　参苓白术散（《太平惠民和剂局方》）

东北人参 6 克，茯苓 9 克，白术 9 克，山药 12 克，桔梗 9 克，白扁豆 12 克，砂仁 6 克，薏苡仁 12 克，莲子肉 12 克，甘草 3 克，水煎服。

【适应证】原发性肝癌。形体虚弱，颜面少华，四肢无力，胸腹胀满，两胁疼痛，饮食不佳，或吐或泻。舌质淡，苔薄白，脉细。

处方八　补中益气汤（《内外伤辨惑论》）

东北人参 9 克，黄芪 9 克，白术 9 克，当归 9 克，柴胡 6 克，升麻 3 克，陈皮 6 克，甘草 3 克，生姜 3 片，大枣 3 枚，水煎服。

【适应证】原发性肝癌。相对来说体力比较虚弱，体型消瘦，内脏下垂，咳嗽，低热。也用于手术后或放疗前后的全身倦怠，食欲不振，味同嚼蜡，或吐或泻，盗汗动悸等。舌质淡，苔薄白，脉细。此外，癌症病人在患感冒或流感时如有符合补中益气汤的证，也可用此方来

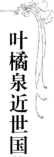

治疗。

处方九　增液汤（《温病条辨》）

元参30克，麦门冬24克，生地24克，水煎服。

【适应证】原发性肝癌。大便秘结，口渴欲饮。舌质干红，苔少，脉细数或沉而无力者。

处方十　六味地黄汤（《小儿药证直诀》）

地黄9份，茯苓9份，丹皮6份，山萸肉6份，山药9份，泽泻6份。以上6味按比例调配，共研细末后拌匀，炼蜜为丸，每次3～6克，一日3次，盐汤送服。

【适应证】原发性肝癌。患病后衰弱不复，贫血耳鸣，心悸健忘，失眠倦怠，睡眠不安，遗精遗尿，小便频数，少腹不仁。

处方十一　沙参麦门冬汤（《温病条辨》）

北沙参12克，玉竹12克，麦冬9克，天花粉15克，扁豆12克，桑叶9克，生甘草3克，水煎服。

【适应证】原发性肝癌。发热倦怠，口干欲饮，干咳痰少，黏稠不易咳出，食欲不佳。舌质红，苔少，脉细数，

处方十二　三甲散（《温疫论》）

鳖甲12克，龟甲12克，穿山甲12克，蝉蜕6克，僵蚕9克，牡蛎9克，䗪虫3个，芍药9克，当归9克，甘草3克，水煎服。

【适应证】原发性肝癌。饮食减少，胸膈痞闷，身疼发热，睡眠不安，经治热减得睡，饮食稍增，但仍肢体时疼，胸胁刺痛，身热不去，过期不愈者，脉数。

处方十三　参赭培气汤（《医学衷中参西录》）

潞党参18克，天门冬12克，生赭石（轧细）24克，清半夏9克，淡苁蓉12克，知母15克，当归身9克，水煎服。柿霜饼15克（服药后含化，徐徐咽之）。

【适应证】原发性肝癌、食管癌。右胸胁疼痛，右胁下可触及肿块，胸闷嗳气，时有呃逆，甚者呕吐。食欲不佳，大便干结，全身倦

怠。舌质淡红，苔薄黄或黄腻，脉弦或弦紧。

处方十四　抗癌苔汤（日本民间经验方）

抗癌苔（松萝科植物）30 克，番杏 15 克，薏苡仁 15 克，山豆根（豆科植物 Euchresta Japonica Benth）9 克，矶松（白花丹科植物匙叶草之根）15 克，陈皮 9 克，炒麦芽 12 克，水煎服。

【适应证】原发性肝癌。肝癌手术后或中晚期肝癌化疗前后，食欲不振，颜面少华，消瘦乏力，睡眠不安，大便溏泻。舌质偏淡，苔薄，脉细。

十二、胆石症（中医称胁痛，黄疸）

胆石症是指胆道系统内结石的总称，其中包括胆囊结石、肝外胆管结石和肝内胆管结石。胆石的形成与胆道细菌感染、代谢异常、胆汁滞留等因素有关。

胆石症患者以伴有慢性便秘的 40 岁以上的肥胖女性为多见，男女之比约为 1∶2。大多数胆石症患者会出现腹痛（胀痛或绞痛），有的患者甚至呈现剧痛。同时伴有恶心呕吐、畏寒发热以及黄疸等症状。胆石症常促发胆囊炎，胆囊炎又可诱发胆石症，两者关系密切，常为并发。

本病属于中医学中的"胁痛""黄疸"之范畴。

胆石症处方

处方一　胆石症方 1（叶氏经验方）

神仙对座草（报春花科植物四川大金钱草）50 克，柴胡 9 克，枳实 9 克，郁金 9 克，川楝子 9 克，黄芩 9 克，延胡索 9 克，青皮 9 克，白芍 12 克，甘草 9 克，大黄 6～9 克，芒硝 6～9 克（冲服），水煎服。

【适应证】胆石症。右上腹或剑突下感觉疼痛，或阵发性隐痛，或钝痛，或绞痛。或放射至肩背部。恶心呕吐，口苦咽干，心烦发热，食欲不振。舌质偏红，舌苔薄白或薄黄，脉弦或弦数。

处方二　胆石症方2（叶氏经验方）

茵陈蒿9克，山栀子9克，龙胆草6克，黄芩9克，泽泻9克，竹茹9克，鱼鳖金星（水龙骨科植物抱石莲之全草）9克，神仙对座草50克，大黄6~9克，芒硝6~9克（冲服），水煎服。

【适应证】胆石症。右上腹或剑突下疼痛拒按，放射至肩背部。起病较急，恶心呕吐，脘腹胀满，身热口渴，或恶寒发热，或恶心呕吐，食欲不振，小便黄赤，大便干结，全身皮肤发黄或眼结膜发黄。舌质红，舌苔黄腻，脉弦数。

处方三　胆石症方3（叶氏经验方）

蒲公英全草（连根）30克，野菊花15克，茵陈蒿9克，山栀子9克，穿心莲3克，丹皮9克，神仙对座草50克，大黄6~9克，芒硝6~9克（冲服），甘草6克，水煎服。

【适应证】胆石症。右上腹或剑突下绞痛，放射至肩背部。高热恶寒，皮肤发黄，恶心呕吐，腹部胀满，口渴欲饮，大便干燥，小便黄赤，烦躁易怒，甚至呈现意识模糊，神昏谵语。舌质红或红绛，舌苔薄黄或黄腻，脉弦或弦数。

处方四　胆石症方4（叶氏经验方）

贯众9份，莪术9份，三棱9份，雄黄6份，木香9份，槟榔12份，干漆6份，神仙对座草15份，陈皮9份，大黄9份。以上10味按比例调配，共研细末后拌匀，炼蜜为丸如绿豆大，每次9~15丸，一日3次，温开水送服。

【适应证】胆石症。痛甚剧烈，大便秘结，或由于细菌感染，或因肿瘤导致胆道部分梗阻而发生疼痛。

处方五　当归龙荟丸（《宣明方》）

当归60克，黄芩60克，黄连30克，黄柏60克，木香30克，芦荟60克，龙胆草90克，麝香5克，黑山栀120克，大黄60克，青黛30克。以上11味共研细末后拌匀，炼蜜为丸如绿豆大，每次9~15丸，一日3次，温开水送服。

【适应证】胆石症。上季胁部痛甚，剧烈呕吐酸苦黄绿之水，头痛目赤，甚者连及胸背肩胛，腰腹均痛。大便不通，发热口干，或微显黄疸症状。

处方六　金铃子散（《太平圣惠方》）

金铃子15份，延胡索9份，以上2味按比例调配，共研细末后拌匀，每次5~8克，一日3次。温开水冲服。

【适应证】胆石症。胸胁郁闷，有轻度之发热，其痛旋愈旋发，其势虽不甚剧烈，但往往精神抑郁，致复发缠绵，有时痛亦甚剧且手指厥冷。

处方七　瓜蒌薤白半夏汤（《金匮要略》）

瓜蒌实15克，薤白12克，半夏9克，白酒40毫升，以上前3味到，作100毫升煎剂，去渣，冲入白酒，一日2次分服。

【适应证】胆石症。胸痹不得卧，心痛彻背，呕吐，因胆囊结石、胆总管结石或肝内毛细胆管结石等而致者。

处方八　尊生龙荟丸（《沈氏尊生书》）

龙胆草9份，芦荟6份，当归9份，栀子12份，广木香6份，黄连3份，黄芩6份，麝香0.5份，以上8味按比例调配，共研细末后拌匀，炼蜜为丸如梧桐子大，每次6丸，一日3次，温开水送服。

【适应证】胆石症。右上腹疼痛，发热头痛，口渴，呕吐苦水。舌质偏红，苔黄腻。脉弦或弦数。

处方九　左金丸（《丹溪心法》）

吴茱萸1份，黄连6份，以上2味按比例调配，共研细末后拌匀，炼蜜为丸如小豆大，每次5丸，一日3次，温开水送服。

【适应证】胆石症。胸胁疼痛，吞酸嘈杂，恶心呕吐，头痛头重，或眼结膜及皮肤发黄。

处方十　柴胡汤（《广济方》）

柴胡9克，当归12克，木香6克，犀角（用水牛角代替）2克，槟榔9克，甘草3克，水煎服。

【适应证】胆石症。胸膈满塞，心痛彻背。

处方十一　大神汤（日本竹田家经验方）

朝鲜人参（东北人参）9克，茵陈蒿12克，黄芩9克，山栀子9克，茯苓9克，缩砂仁6克，甘草3克，大黄6～9克（后下），水煎服。

【适应证】胆石症。急性重症之黄疸，颜面及眼结膜显鲜明之橘黄色，恶心呕吐，腹胀厌食，大便不成形或溏泻，精神困顿，异常疲怠者。舌质偏淡，苔薄黄或黄腻，脉濡，按之无力。

处方十二　大柴胡汤合茵陈蒿汤（日本汉方医师经验方）本方系将我国张仲景《伤寒论》之大柴胡汤与茵陈蒿汤合方而成）

柴胡6克，黄芩3克，芍药3克，半夏4克，枳实3克，茵陈蒿4克，山栀子3克，大黄1～3克，大枣3枚，生姜2片，水煎服。

【适应证】胆石症。全身发黄，口渴欲饮，头部出汗，心下急迫，胸胁苦满。腹部胀满，腹诊显示心下部坚实，厚硬紧张，季肋下用手压迫并无凹陷，或按压有抵抗及不快感。舌质偏红，苔薄黄或黄腻，脉弦或弦数有力。

第三章　循环系统疾病

一、高血压病（中医称头痛，风眩）

高血压病又称原发性高血压病。按目前国际统一标准，收缩压高于 140mmHg，舒张压高于 90mmHg，就可诊断为高血压病。

高血压病的临床表现是多种多样的，也是因人而异的。其主要的临床表现为：（1）头痛，眩晕。如果血压急剧上升，头痛与眩晕则会加重，恶心呕吐，甚至发生抽搐、昏迷（高血压脑病）。（2）心悸亢进，胸闷气短。（3）不同程度的浮肿，小便量少，尿检异常。（4）手脚发麻，下半身倦怠等。患者除了会出现以上与高血压病本身有关的症状之外，长期的高血压还可能影响到心、脑、肾等重要器官的功能。

本病属于中医学中的"头痛""风眩"之范畴。

高血压病处方

处方一　高血压病方 1（叶氏经验方）

连钱草（唇形科之金钱草）15 克，何首乌 12 克，白菊花 9 克，生地黄 12 克，茯苓 9 克，丹皮 6 克，泽泻 9 克，牡蛎 15 克，龟板 15 克，山药 12 克，牛膝 9 克，天麻 12 克，水煎服。

【适应证】高血压病。体型偏瘦者。头痛头胀，眩晕耳鸣，健忘心悸，失眠多梦，腰腿无力。舌质偏红，苔少，脉弦细或弦数。

处方二　高血压病方 2　（叶氏经验方）

龙胆草 9 克，野菊花 9 克，黄芩 6 克，钩藤 9 克（后下），车前子 12 克，夏枯草 6 克，木通 9 克，槐花 6 克，珍珠母 30 克，连钱草 12 克，炒决明子 15 克，水煎服。

【适应证】高血压病。体格与体质偏于壮实者。颜面潮红，头痛目眩，颈背发硬，心烦易怒，口渴欲饮，胸胁胀痛，睡眠不安。舌质红，苔黄腻，脉弦或弦数。

处方三　高血压病方3　（叶氏经验方）

石决明15克，枸杞子12克，何首乌9克，牛膝9克，女贞子12克，墨旱莲9克，沙参9克，麦门冬12克，炒决明子9克，连钱草12克，甘草6克，水煎服。

【适应证】高血压病。头胀眩晕，视物不清，耳鸣脑鸣，全身或半身肢体麻木，失眠多梦，口干欲饮，口唇发红。舌质偏红，苔少，脉细或弦细。

处方四　高血压病方4　（叶氏经验方）

车前子15克，半夏12克，白菊花9克，茅术9克，厚朴6克，天麻12克，茯苓9克，钩藤6克（后下），陈皮9克，竹茹9克，连钱草12克，甘草6克，水煎服。

【适应证】高血压病。头痛目眩，胸脘胀闷，口内粘连，不欲饮食，咳吐黏痰。舌质淡红，苔白腻或白厚腻，脉弦滑。

处方五　高血压病方5　（叶氏经验方）

杜仲叶12克，仙茅12克，仙灵脾9克，巴戟天9克，金毛狗脊12克，桑寄生12克，知母9克，沙参9克，黄柏6克，丹参6克，甘草3克，水煎服。

【适应证】高血压病。身冷畏寒，体重倦怠，腰腿酸痛，心悸气短，面色苍白且浮肿，食欲不振，大便溏泻。舌胖嫩，苔白腻，脉细或沉细。

处方六　大柴胡汤（《伤寒论》）

柴胡6克，黄芩9克，芍药6克，半夏9克，枳实9克，大黄3～6克，生姜3片，大枣3枚，水煎服。

【适应证】高血压病。体格壮实者多见。心中烦躁，身热有汗，口苦咽干，恶心呕吐。平日畏热喜寒，颜面潮热，胸胁苦满，大便干燥。腹诊按之可见腹肌紧张，轻者为抵抗感或不适感，重则上腹部有明显压痛。小便黄赤。舌质红，苔黄干燥，脉弦滑数。

处方七　柴胡加龙骨牡蛎汤（《伤寒论》）

柴胡6克，黄芩9克，人参9克，桂枝6克，茯苓9克，半夏9克，大黄3~6克，龙骨12克，牡蛎12克，大枣3枚，生姜3片，水煎服。

【适应证】高血压病。多见于体力较强者。胸胁苦满，呼吸不畅，胸闷叹气，心烦易怒，精神不安，睡眠不佳，心悸多梦。时而腹部肌肉颤动，头痛头重，肩部发硬。腹诊可见两胁下有抵抗感。舌质红，苔薄黄或黄腻，脉弦或弦数。

处方八　黄连解毒汤（《外台秘要》）

黄连9克，黄芩9克，黄柏6克，山栀子9克，水煎服。

【适应证】高血压病。颜面升火，面部潮红，睡眠不安，精神不安，烦躁易怒，上腹部膨满感。多见于体力中等或比较强壮者。

处方九　钩藤散（《本事方》）

人参6克，防风9克，钩藤9克（后下），麦门冬9克，石膏15克，半夏9克，茯苓9克，菊花9克，陈皮6克，甘草3克，生姜3片，水煎服。

【适应证】高血压病。平时有慢性头痛，一觉醒来时，常感头痛头重。肩部发硬，颜面升火，眩晕耳鸣，睡眠不佳或伴有眼结膜充血。体力中等或略为偏弱的中高年者多见。

处方十　桃仁承气汤（《伤寒论》）

桃仁9克，桂枝6克，大黄3~6克，甘草3克，芒硝3~6克，水煎服。

【适应证】高血压病。体格与体力都比较充实者。头痛眩晕，睡眠不佳，颜面升火，精神不安或有烦躁。四肢冷感，腹诊可见小腹急结（左下腹有抵抗、压痛感），大便秘结。舌质发暗或有紫斑，苔薄白或薄黄，脉沉涩而数或滑数。

处方十一　防风通圣散（《宣明论》）

当归180克，黄芩90克，桔梗180克，石膏450克，白术180克，荆芥 90 克，山栀子 180 克，芍药 180 克，川芎 180 克，薄荷 90 克（后下），防风 180 克，麻黄 90 克，连翘 180 克，滑石 600 克，大黄 180 克，芒硝 180 克，甘草 90 克，生姜 90 片。以上按分量调配，共研细末后拌匀，水泛为丸如绿豆大。每次 3~6 克，一日 2~3 次，温开水送服。

【适应证】高血压病。颜面升火，口苦咽干，肩部发硬，胸闷动悸，大便秘结，浮肿尿少，小便色黄，腹部以脐部为中心呈现膨满状态（大腹便便）。舌质偏红、苔薄黄或黄腻，脉滑数。多见于体型肥胖，呈中风体质者。

处方十二　三黄泻心汤（《金匮要略》）

黄连 9 克，黄芩 9 克，大黄 6~9 克，水煎服。

【适应证】高血压病。颜面升火，面部发赤，大便干结，心烦易怒，精神不安，难以入眠。心窝部有膨满感，时而出现鼻血或便血，但症状不甚严重。多见于体格与体力较强者。

处方十三　通导散（《万病回春》）

当归 9 克，厚朴 6 克，木通 9 克，苏木 9 克，枳实 9 克，红花 3 克，陈皮 6 克，甘草 3 克，大黄 3~6 克，芒硝 3~6 克，水煎服。

【适应证】高血压病。头痛头重，颜面升火，睡眠不佳，精神不安。心窝部不适伴有压痛，大便干结。多见于体格与体力较强者。

处方十四　大承气汤（《伤寒论》）

厚朴 12 克，枳实 9 克，大黄 3~6 克，芒硝 3~6 克，水煎服。

【适应证】高血压病。精神不安，睡眠不佳，容易兴奋。腹部尤其是以脐部为中心有膨满感，大便干结。多见于体力较充实者。

处方十五　肾气丸（《金匮要略》）

地黄 12 克，桂枝 6 克，山萸肉 9 克，山药 9 克，泽泻 9 克，茯苓 12 克，丹皮 9 克，附子 3 克，水煎服。

【适应证】中高龄者的高血压病。腰部或下肢有脱力感、冷感以及麻木感，下腹部软弱无力。平时常有尿多、尿频（尤其是夜间尿频），或排尿时疼痛，有时也会出现体重乏力、腰痛口渴等证。

处方十六　七物降下汤（日本大塚敬节医师经验方）

地黄 3 克，当归 4 克，芍药 4 克，川芎 3 克，黄芪 3 克，黄柏 2 克，钩藤 3 克（后下），水煎服。

【适应证】多用于体质比较虚弱，但是胃肠功能较好的高血压病患者，也用于肾性高血压患者。多伴有颜面升火，肩部发硬，头晕头重，耳鸣，尿频，疲劳多汗，下半身冷感。舌质偏淡，苔薄白，脉细弦。

处方十七　八物降下汤（日本大塚敬节医师经验方）

地黄 3 克，当归 4 克，芍药 4 克，川芎 3 克，黄芪 3 克，黄柏 2 克，钩藤 3 克（后下），杜仲 4 克，水煎服。

【适应证】高血压病，高血压性心脏病等。头晕头重，体重倦怠，胸闷心悸，睡眠不安，气短喘息。舌质淡，苔薄白，脉弦或细弦。

二、心绞痛（中医称疰心痛，悸心痛）

心绞痛是心肌暂时性缺血所引起的一种临床综合征，多见于 40 岁以上的男性。最常见的原因为心脏的冠状动脉硬化、狭窄或痉挛，导致心肌发生急剧而短暂的缺血缺氧，引起了发作性胸痛或胸部不适等症状。心绞痛的临床特点为前胸部呈阵发性、压榨性疼痛，有时可牵连至左侧上肢及背部，每次发作持续 3 ~ 5 分钟，可数日一次，也可一日数次。一般多在情绪激动，饮酒饱食，劳累受寒，季节变换等情况下发生。服用硝酸酯制剂或休息后症状可能缓解。

本病属于中医学中的"疰心痛""悸心痛"之范畴。

心绞痛处方

处方一　心绞痛方 1（叶氏经验方）

鲜鱼腥草 50 克，全瓜蒌 12 克，薤白 12 克，枳实 9 克，半夏 9 克，生蒲黄 9 克，黄连 3 克，郁金 9 克，细辛 3 克，川芎 6 克，陈皮 6 克，水煎服。

【适应证】心绞痛。体形肥满，肢体乏力，胸闷气短，口中粘连，饮食不香，咳嗽痰黏。舌质偏淡，苔白腻，脉弦滑。

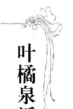

处方二　心绞痛方2（叶氏经验方）

柴胡6克，青皮9克，陈皮9克，赤芍9克，枳壳9克，香附9克，丹参12克，五灵脂9克，甘草6克，珍珠粉3克（后下），鲜鱼腥草50克，白残花3克，水煎服。

【适应证】心绞痛。前胸部呈阵发性疼痛，痛无固定点（痛处游走），心情不舒畅时容易诱发或症状加重。胸闷叹气，或伴有睡眠不安，食欲不振，头晕耳鸣，脘腹胀满，矢气后觉舒。舌质淡红，苔薄白，脉弦或细弦。

处方三　心绞痛方3（叶氏经验方）

当归9克，桂枝6克，赤芍9克，细辛3克，木通9克，全瓜蒌12克，薤白12克，郁金9克，延胡索9克，鲜鱼腥草50克，檀香9克，甘草6克，大枣3枚，水煎服。

【适应证】心绞痛。突然出现前胸部疼痛或胸痛彻背，常因受寒而发病或使症状恶化。肢体不温，常出冷汗，心悸气短。舌质偏淡，苔薄白，脉沉或沉紧。

处方四　心绞痛方4（叶氏经验方）

丹参12克，川芎9克，桃仁9克，山栀子9克，红花3克，赤芍9克，黄芪12克，党参9克，延胡索9克，徐长卿3克，陈皮6克，鲜鱼腥草50克，水煎服。

【适应证】心绞痛。前胸部阵发性疼痛，痛处固定，呈针刺般，或疼痛彻背，或牵引肩背，经久不治。舌质偏暗，有瘀点或瘀斑，苔薄白或薄黄，脉涩或结代。

处方五　心绞痛方5（叶氏经验方）

竹节人参12克，生地黄9克，远志6克，丹参9克，酸枣仁9克，柏子仁9克，五味子9克，当归9克，茯苓9克，朱砂3克，鲜鱼腥草50克，水煎服。

【适应证】心绞痛。前胸部阵阵作痛，胸脘胀闷，午后低热，心烦难眠，手足心发热，口渴欲饮，夜间汗多，体重倦怠。舌质偏红，苔少，脉细数或结代。

处方六　心绞痛方6（叶氏经验方）

刺五加15克，丹参9克，桂枝6克，黄芪9克，黄精9克，当归9克，麦门冬12克，鲜鱼腥草50克，芭蕉花15克，甘草6克，大枣3枚，水煎服。

【适应证】心绞痛。前胸部时而隐隐作痛，心悸不安，劳累后更甚。颜面少华，动则汗出，眠差多梦，身重体倦，沉默寡言。舌质淡，舌边有齿痕，苔薄，脉沉细或结代。

处方七　心绞痛方7（叶氏经验方）

党参6克，制附子3克，桂枝6克，丹参9克，赤芍6克，吴茱萸6克，茯苓9克，高良姜6克，龙骨15克，牡蛎15克，鲜鱼腥草50克，甘草6克，水煎服。

【适应证】心绞痛。胸闷气促，前胸部时而作痛，白天动则出汗，劳累后更甚。面色苍白，倦怠畏寒，口渴喜热饮，食欲不佳，大便偏溏。舌质淡，苔薄，脉沉数或沉迟。

处方八　乌头赤石脂汤（《金匮要略》）

乌头1份，蜀椒2份，附子1份，赤石脂2份，干姜2份。以上5味按比例调配，共研细末后拌匀，炼蜜为丸如梧子大。每次1~3丸，一日3次。温开水送服。

【适应证】心绞痛。心痛彻背，背痛彻心，四肢厥冷。

处方九　加味七气汤（《医学统旨》）

莪术9克，青皮9克，香附9克，延胡索9克，姜黄6克，草豆蔻仁9克，三棱9克，益智仁6克，藿香3克，桂心1克，陈皮6克，甘草3克，水煎服。

【适应证】心绞痛。因精神上受到恶性刺激而导致的心前区疼痛。心烦易怒，睡眠不安，食欲不振，大便不调。

处方十　小乌沉汤（《太平惠民和剂局方》）

乌药9克，香附15克，甘草3克，水煎服。

【适应证】心绞痛。心前区突感疼痛，胸脘胀满，夜眠多梦，大便溏薄。

处方十一　当归汤　（《千金方》）

当归 12 克，人参 9 克，黄芪 9 克，半夏 9 克，桂枝 6 克，厚朴 9 克，芍药 9 克，山椒 6 克，甘草 3 克，干姜 3 克，水煎服。

【适应证】心绞痛。贫血冷感症，体力比较低下之患者。胸腹疼痛牵连至背部。该方除用于心绞痛外，也可用于肋间神经痛之患者。

处方十二　瓜蒌汤　（日本汉方医师经验方）

瓜蒌仁 4 克，桂枝 3 克，桔梗 4 克，薤白 4 克，半夏 2.5 克，枳实 4 克，厚朴 2.5 克，橘皮 2 克，生姜 3 枚，水煎服。

【适应证】心绞痛。胸部突然疼痛并牵引肩背，胸闷如窒，咳嗽痰多。舌质淡红，苔白腻，脉滑或弦滑。

处方十三　救心丸　（日本救心制药株式会社）

每 6 粒中含有以下成分与分量：蟾酥 5 毫克，牛黄 4 毫克，鹿茸末 5 毫克，朝鲜人参（东北红参）25 毫克，羚羊角末 6 毫克，珍珠 7.5 毫克，沉香 3 毫克，龙脑 2.7 毫克，动物胆汁 8 毫克。年龄在 15 岁以上的患者，每次 2 粒，1 日 3 次（早上、傍晚及临睡前），温开水送服。

【适应证】心绞痛。前胸部突然疼痛，心悸亢进，胸闷喘促，失眠多梦，疲倦无力，甚至昏迷不醒。舌淡红，苔薄，脉细弦或结代。

三、心肌梗死（中医称真心痛，胸痹）

急性心肌梗死是冠状动脉突然闭塞后，因急性、持续性缺血缺氧所引起的部分心肌坏死。临床上多有剧烈而持久的前胸部或胸骨后疼痛，即使服用硝酸酯类药物亦不能缓解。进行性心电图变化，血液检查可见血清心肌酶活性增高。严重患者可并发心律失常，血压下降，休克或心力衰竭，甚至猝死。本病多见于中高年男性。劳累受寒，精神上的恶性刺激，暴饮暴食，季节的变换等为常见诱因。

本病属于中医学中的"真心痛""胸痹"之范畴。

心肌梗死处方

处方一 心肌梗死方1（叶氏经验方）

制乌头6克，制附子9克，当归9克，桂枝6克，徐长卿6克，川椒6克，延胡索9克，丹参15克，鲜鱼腥草50克，葛根9克，干姜3克，水煎服。

【适应证】心肌梗死。胸部突发绞痛，牵连左上肢及背部，冷汗淋漓，身重畏寒，四肢发凉。舌苔薄白，脉弦紧。

处方二 心肌梗死方2（叶氏经验方）

全瓜蒌15克，薤白9克，丹参15克，桂枝6克，枳实9克，芍药9克，茯苓9克，半夏9克，贝母9克，延胡索9克，鲜鱼腥草50克，甘草6克，水煎服。

【适应证】心肌梗死。胸部突发疼痛伴有胀闷，体型肥满，体重乏力，咳吐黏痰，下肢浮肿。舌质淡，舌体胖，苔白腻或厚腻，脉弦滑。

处方三 心肌梗死方3（叶氏经验方）

制附片9克，丹参15克，东北红参9克，桃仁12克，红花6克，延胡索9克，川芎6克，薤白6克，降香6克，鲜鱼腥草50克，干姜3克，甘草6克，水煎服。

【适应证】心肌梗死。前胸部阵发性疼痛，胸脘胀闷，气促不安。颜面少华，四肢发凉，常出冷汗，目光无神。舌质发暗，苔薄滑，脉细弦或沉细。

处方四 心肌梗死方4（叶氏经验方）

三七6克，丹参9克，当归9克，桃仁12克，红花6克，延胡索9克，川芎6克，赤芍9克，全瓜蒌12克，鲜鱼腥草50克，甘草6克，水煎服。

【适应证】心肌梗死。前胸部突然疼痛，如针刺或刀绞般痛，痛处相对固定。面色发暗。舌质发紫或现瘀点、瘀斑，脉弦或弦数。

处方五 当归四逆加吴茱萸生姜汤《伤寒论》）

当归6克，桂枝6克，芍药9克，木通6克，细辛3克，吴茱萸6

克，甘草3克，生姜3片，大枣4枚，水煎服。

【适应证】心肌梗死。冬季四肢易患冻疮，四肢发凉且痛。胸痛，下腹部痛或腰痛，或伴有恶心、呕吐等症状。多见于四肢冷感、体质虚弱之人。

处方六　血府逐瘀汤（《医林改错》）

当归9克，生地9克，赤芍9克，川芎6克，柴胡3克，枳壳9克，桃仁12克，红花3克，桔梗9克，牛膝9克，甘草3克，水煎服。

【适应证】心肌梗死。胸部似针刺般疼痛，胸闷呃逆，头痛失眠，心悸不安，体倦发热。口唇发暗或两眼眶暗黑。舌质偏紫，舌边有瘀点或瘀斑，脉弦数或弦紧。

处方七　桃红四物汤（《医宗金鉴》）

当归9克，川芎9克，赤芍9克，生地9克，桃仁9克，红花6克，水煎服。

【适应证】心肌梗死。前胸部突然疼痛，面色苍白，头晕目眩，焦虑不安，甚至沮丧。女性可出现月经不调，乳房不适等症状。舌质偏暗，苔少，脉弦数。

处方八　失笑散（《太平惠民和剂局方》）

五灵脂，蒲黄各等分，以上2味共研细末后拌匀，每次取6~9克，布包，水煎服。

【适应证】心肌梗死。胸胁脘腹疼痛，或妇人产后心腹痛，恶露不行，或月经不调，少腹急痛等。

处方九　生脉散（《内外伤辨惑论》）

党参12克，黄芪12克，冬虫夏草9克，五味子9克，甘草6克，水煎服。

【适应证】心肌梗死。喘息气短，声音低微，咳稀薄痰，倦怠自汗，烦热欲饮，颜面红赤。舌质偏红，苔少，脉细或细数。

处方十　右归饮（《景岳全书》）

地黄12克，山药12克，山萸肉9克，枸杞子9克，杜仲9克，肉桂3克，制附子6克，甘草6克，水煎服。

【适应证】心肌梗死。前胸部疼痛，体重倦怠，腰腿酸痛。脐腹冷痛，四肢发凉，时而咳喘，腹胀泄泻。舌质偏淡，苔薄白，脉细数。

处方十一　当归汤（日本原南阳医师经验方）

桂枝4克，当归7克，人参2克，芍药5克，黄芪4克，半夏4克，蜀椒3克，厚朴3克，甘草1克，干姜3克，水煎服。

【适应证】心肌梗死。胸痛彻背，遇寒更甚，心悸胸闷，四肢厥冷。舌质偏淡，苔白，脉细或沉细。

处方十二　救心丸（日本救心制药株式会社）

每6粒中含有以下成分与分量：蟾酥5毫克，牛黄4毫克，鹿茸末5毫克，朝鲜人参（东北红参）25毫克，羚羊角末6毫克，珍珠7.5毫克，沉香3毫克，龙脑2.7毫克，动物胆8毫克。年龄15岁以上的人，每次2粒，1日3次（早上、傍晚及临睡前），温开水送服。

【适应证】心肌梗死。心前区突然疼痛，心悸亢进，胸闷喘促，失眠多梦，疲倦无力，昏迷不醒。舌淡红，苔薄，脉细弦或结代。

四、病毒性心肌炎（中医称心悸，怔忡）

心肌炎是指因病毒感染引起的心肌炎症性病变。患者心肌受到损害的轻重程度差别较大，部分轻微患者可无任何症状，而大多数患者则有不同程度的心悸、气短、胸闷、倦怠等症，重症患者可能发生心力衰竭，甚至休克而导致猝死。大部分患者经治疗可获得痊愈，但有些患者在急性期之后发展为扩张型心肌病改变，因此心肌炎患者在急性期及时接受合理的治疗就显得极为重要。

本病属于中医学中的"心悸""怔忡"之范畴。

病毒性心肌炎处方

处方一　病毒性心肌炎方1（叶氏经验方）

刺五加15克，太子参9克，白术9克，茯苓12克，黄芪9克，龙骨12克，牡蛎12克，灯心草3克，板蓝根15克，佛甲草15克，陈皮

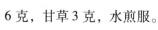

6 克，甘草 3 克，水煎服。

【适应证】病毒性心肌炎。动则心悸出汗，胸闷气短，体重倦怠，睡眠不安，自汗浮肿，容易感冒。舌质偏淡，苔薄或薄白，脉细或细数。

处方二　病毒性心肌炎方 2（叶氏经验方）

穿心莲 3 克，野菊花 9 克，桑叶 9 克，金银花 9 克，连翘 9 克，山豆根 6 克，防风 6 克，蒲公英根 15 克，黄芩 9 克，甘草 3 克，水煎服。

【适应证】病毒性心肌炎。微恶风寒，发热少汗或无汗，全身疼痛，倦怠身重，心悸不眠，胸脘胀闷，咳嗽咽痛。舌质偏红或舌尖红，苔薄黄或黄腻，脉浮数。

处方三　病毒性心肌炎方 3（叶氏经验方）

参三七 9 克，丹参 9 克，鬼箭羽 12 克，当归 9 克，黄芪 9 克，赤芍 9 克，川芎 6 克，桃仁 9 克，红花 6 克，白花蛇舌草 15 克，大青叶 15 克，甘草 3 克，水煎服。

【适应证】病毒性心肌炎。胸部时而呈针刺一般疼痛，痛处固定。身重倦怠，食欲不振，睡眠不佳，口唇暗紫。舌质有瘀点或瘀斑，苔薄，脉弦涩。

处方四　病毒性心肌炎方 4（叶氏经验方）

生地黄 12 克，党参 9 克，冬虫夏草 6 克，黄芪 9 克，黄精 12 克，玉竹 12 克，天门冬 9 克，莲子心 3 克，乌蔹莓 12 克，金银花 9 克，甘草 3 克，水煎服。

【适应证】病毒性心肌炎。心悸胸闷，气短乏力，失眠盗汗，口干舌燥，大便干结。舌质偏红，苔薄黄，脉细或细数。

处方五　银翘散（《温病条辨》）

金银花 9 克，连翘 9 克，桔梗 9 克，牛蒡子 9 克，淡竹叶 6 克，荆芥 6 克，淡豆豉 9 克，生甘草 3 克，薄荷 3 克（后下），水煎服。

【适应证】病毒性心肌炎。微恶风寒，发热头痛，无汗或有汗不畅，咳嗽咽痛，口渴欲饮，小便短赤。舌尖偏红，苔薄白或薄黄，脉浮或浮数。

处方六 白虎汤（《伤寒论》）

石膏 50 克，知母 18 克，甘草 6 克，粳米 9 克，水煎服。

【适应证】病毒性心肌炎。身热汗出，头昏头晕，面赤气粗，口干且苦，心烦易怒，手足厥冷。舌面干燥，苔薄白，脉洪大。

处方七 清宫汤（《温病条辨》）

水牛角 30 克（先煎），生地黄 15 克，丹参 6 克，玄参 9 克，淡竹叶心 6 克，麦门冬 9 克，黄连 3 克，金银花 9 克，连翘 9 克，水煎服。

【适应证】病毒性心肌炎。发热夜间更甚，烦躁不安，时有谵语。睡眠不佳，眼睑时开时闭，口渴欲饮，时而皮肤显示斑疹。舌干少苔，脉数或细数。

处方八 青蒿鳖甲汤（《温病条辨》）

青蒿 9 克，鳖甲 15 克，细生地 12 克，知母 6 克，丹皮 9 克，水煎服。

【适应证】病毒性心肌炎。患者处于疾病后期，夜热早凉，热退无汗，食欲尚佳，但体型仍消瘦。舌质红，苔少，脉细数。

处方九 六味地黄丸（《小儿药证直诀》）

地黄 12 克，山萸肉 9 克，茯苓 9 克，山药 9 克，泽泻 9 克，丹皮 9 克，水煎服。

【适应证】病毒性心肌炎。体质相对来说比较虚弱，头晕耳鸣，体重倦怠，腹部疼痛，腰部和下肢有沉重或麻木感，小便频数，排尿时尿道有不适感。腹诊可见下腹部比上腹部更加软弱无力。

处方十 天王补心丹（《校注妇人良方》）

人参、茯苓、玄参、丹参、桔梗、远志各 15 克，当归、五味子、麦门冬、天门冬、柏子仁、酸枣仁各 30 克，生地黄 120 克。以上 13 味共研细末后拌匀，炼蜜为丸如梧桐子大，每服 6 ~ 9 克，温开水送服。本方亦可改为汤剂，各药用量按原方比例酌减。

【适应证】病毒性心肌炎。心悸胸闷，烦躁不安，失眠多梦，倦怠健忘，五心烦热（胸部与手足心等五处），口腔溃疡，大便偏干。舌质偏红，苔少，脉细或细数。

处方十一　大柴胡汤（《伤寒论》）

柴胡9克，黄芩9克，芍药9克，半夏9克，枳实9克，大黄6~9克，生姜3片，大枣4枚，水煎服。

【适应证】病毒性心肌炎。体格健壮，两胸胁苦满感，大便秘结，或伴有恶心呕吐，两肩发硬，头痛且重，眩晕耳鸣。

处方十二　竹茹温胆汤（《万病回春》）

竹茹9克，半夏9克，柴胡6克，麦门冬9克，茯苓9克，桔梗9克，枳实9克，香附子9克，陈皮6克，黄连3克，人参6克，甘草6克，生姜3片，水煎服。

【适应证】病毒性心肌炎。体力较为虚弱，伴有心悸失眠，胸胁苦满，神经不安，病毒性感冒及普通感冒后的发热，或热退后的咳嗽咳痰。

处方十三　黄连解毒汤（《外台秘要》）

黄连6克，黄芩9克，黄柏6克，山栀子9克，水煎服。

【适应证】病毒性心肌炎。体力中等度或中等以上。心悸失眠，颜面升火，烦躁不安，心窝部有胀闷感。

处方十四　参熊汤（日本汉方医师经验方）

人参40克，黄连1.5克，熊胆0.2克。先煎人参、黄连，煎成后去渣，兑入熊胆，融化后服用。

【适应证】病毒性心肌炎。突然卒倒，不省人事，心悸烦闷。面红气粗，口噤握拳，烦躁闷乱。舌质红，苔薄黄，脉浮或沉弦略数。

五、心包炎（中医称心痛，痰饮）

心包炎是心包膜壁层和脏层受到细菌或病毒感染，以及其他多种致病因素引起的炎症性病变。临床上分为急性和慢性两种。急性心包炎常见症状有胸骨后疼痛，呼吸困难，体重倦怠，口唇发暗等。如果心包渗出大量积液时可能发生急性心包填塞症状。患者可出现面色发绀或苍白，甚至发生休克。慢性心包炎多数属于结核性，其次是化脓性，常见症状有心悸亢进，胸腹腔积水，呼吸不适，心尖搏动减弱或消失，颈静脉怒张，肝脏肿大，下肢浮肿等。

本病属于中医学中的"心痛""痰饮"之范畴。

心包炎处方

处方一　心包炎方1（叶氏经验方）

车前草15克，车前子15克，葶苈子12克，泽泻12克，桔梗9克，白芥子9克，全瓜蒌12克，牛蒡子9克，葶苈子15克，野菊花9克，大青叶12克，甘草6克，水煎服。

【适应证】心包炎。胸部疼痛，胸脘胀闷，咳嗽喘逆，咳痰较多。难以平卧，心悸不眠，头晕头重，腹腔积水，下肢浮肿。舌质偏淡，舌苔薄白或白腻，脉滑数。

处方二　心包炎方2（叶氏经验方）

穿心莲6克，千里光6克，金荞麦12克，板蓝根12克，鱼腥草15克，金银花6克，连翘9克，贯众9克，紫花地丁9克，芍药9克，甘草6克，水煎服。

【适应证】心包炎。发热气喘，汗出较少，胸骨后疼痛，咳嗽频频，体重倦怠。舌质偏红，舌苔黄腻，脉浮数。

处方三　心包炎方3（叶氏经验方）

西洋参6克，北沙参12克，全瓜蒌15克，石斛12克，七叶一枝花9克，黄芩9克，十大功劳叶9克，女贞子12克，墨旱莲9克，枸杞子9克，百合12克，水煎服。

【适应证】心包炎。胸部疼痛，体重倦怠，口干咽燥，欲食冷饮，咳嗽痰少。心悸不安，五心烦热，低热盗汗，大便偏干。舌质偏红，苔少，脉细或细数。

处方四　心包炎方4（叶氏经验方）

毛冬青6克，丹参12克，五灵脂12克，全瓜蒌15克，延胡索9克，当归6克，赤芍9克，桃仁9克，红花3克，檀香6克，陈皮6克，水煎服。

【适应证】心包炎。前胸部呈针扎般的刺痛，疼痛相对固定在某一处，心悸不安。舌质偏暗紫，有瘀点或瘀斑，苔薄白，脉弦或弦数。

处方五　银翘散（《温病条辨》）

金银花9克，连翘9克，桔梗9克，薄荷3克（后下），牛蒡子9克，淡竹叶6克，荆芥3克，淡豆豉9克，生甘草3克，水煎服。

【适应证】心包炎。微恶风寒，发热头痛，无汗或有汗不畅，咳嗽咽痛，口渴欲饮，小便短赤。舌尖偏红，苔薄白或薄黄，脉浮或浮数。

处方六　白虎加人参汤（《伤寒论》）

石膏30克，知母9克，人参6克，甘草6克，粳米15克，水煎服。

【适应证】心包炎。多见于体力较强者，高热多汗，头晕头重，心烦易怒，颜面发红，口干欲饮冷，体内有热感，但四肢厥冷。舌质偏干，苔薄白，脉洪大。

处方七　大陷胸汤（《伤寒论》）

大黄9克，玄明粉9克，甘遂3克，水煎服。

【适应证】心包炎。多见于体力较强者，胸痛剧烈，或伴有肩背部发硬。腹诊可见上腹部（特别是剑突下）发硬。

处方八　小陷胸汤（《伤寒论》）

黄连3克，半夏6克，瓜蒌仁18克，水煎服。

【适应证】心包炎。胸脘痞闷，按之作痛，或胸部闷痛，或咳嗽面赤，咳黄稠痰。舌质红，苔薄黄或黄腻，脉滑数。

处方九　葶苈大枣泻肺汤（《金匮要略》）

葶苈子9克，大枣12枚。以上2味，先煎大枣，入水200mL，后入葶苈子，煎至100mL，去渣。一日分3次温服。

【适应证】心包炎。胸部胀满，颜面浮肿，咳逆上气，喘鸣迫塞，鼻塞流涕，呼吸困难。

处方十　桂枝茯苓丸（《金匮要略》）

桂枝 9 克，茯苓 9 克，芍药 9 克，桃仁 9 克，丹皮 9 克，水煎服。

【适应证】心包炎。多见于体力中等或中等以上的患者，常有头痛，肩部发硬，眩晕，颜面发赤，两脚冷感。腹诊时下腹部有抵抗与压痛感，并且伴有瘀血之各种症状。妇人无月经，月经过多或月经困难等症状。

处方十一　麦门冬汤（《金匮要略》）

麦门冬 15 克，半夏 9 克，人参 6 克，粳米 12 克，甘草 6 克，大枣 3 枚，水煎服。

【适应证】心包炎。多见于体质中等或中等偏下的患者。咳嗽气喘，咽喉不利，口干咽燥，手足心热，食欲不振，呕吐呃逆。舌红少苔，脉虚数。

处方十二　桂枝生姜枳实汤（《金匮要略》）

桂枝 6 克，枳实 9 克，生姜 6 片，水煎服。

【适应证】心包炎。心悸亢进，胸腔积水，心下痞闷，向上冲逆，并有向上牵引疼痛之感觉。

处方十三　瓜蒌薤白半夏汤（《金匮要略》）

瓜蒌实 15 克，薤白 9 克，半夏 9 克。水煎去渣，冲入黄酒 10 毫升，一日分 2 次温服。

【适应证】心包炎。胸痛彻背，不能安卧，气短痰多，色白而黏。舌质偏暗或有瘀点，苔白腻，脉弦或弦迟。

处方十四　橘枳生姜汤（《金匮要略》）

橘皮 12 克，枳实 9 克，生姜 6 片，水煎服。

【适应证】心包炎。胸中气塞，呼吸短促，心下痞满，呕吐呃逆。

处方十五　苓甘姜味辛夏仁汤（《金匮要略》）

茯苓 12 克，五味子 9 克，细辛 3 克，半夏 12 克，杏仁 12 克，甘草6克，干姜6克，水煎服。

【适应证】心包炎。体力比较虚弱，肢体冷感，贫血倾向，心悸气促，浮肿尿少，体重乏力，咳嗽咳痰，流稀薄鼻涕。腹诊可见腹部软弱，心窝部有振水音。

处方十六　连珠饮（日本本间枣轩医师经验方）

地黄3克，当归3克，川芎3克，芍药3克，桂枝4克，白术3克，茯苓5克，甘草2克，水煎服。

【适应证】心包炎。胸闷心悸，血虚眩晕，发热自汗，两耳鸣响，贫血乏力，下肢浮肿。

六、心律失常（中医称惊悸，怔忡）

心律失常是指各种原因引起心脏内冲动的形成和传导的异常，导致心脏活动的节律和频率发生紊乱的异常现象。也就是说，凡是冲动起源部位，心搏频率与节律以及冲动传导等领域内的任何一处出现的不正常，均属心律失常范畴。以上可见于正常人，也可见于各种器质性心脏病患者。

临床上心律失常最多见的有窦性心律不齐，期前收缩，阵发性室上性心动过速以及心房颤动。以上诸病在"方证治疗"上有类似之处，故在此一并讨论。

本病属于中医学中的"惊悸""怔忡"之范畴。

心律失常处方

处方一　心律失常方1（叶氏经验方）

珍珠母15克，灯心草3克，黄连3克，黄芩6克，莲子肉12克，竹茹9克，茯苓9克，石决明12克，山楂肉15克，浮小麦15克，甘草6克，大枣3枚，水煎服。

【适应证】心律失常。心悸频繁发作，精神受刺激后更易发作。胸脘胀闷，焦虑不安，睡眠不佳，口干且苦，大便干结，小便色黄。舌质偏红，苔薄黄或黄腻，脉弦数或弦滑。

处方二　心律失常方 2（叶氏经验方）

全瓜蒌 12 克，参三七 9 克，鸡血藤 9 克，丹参 9 克，桃仁 9 克，红花 3 克，当归尾 9 克，赤芍 9 克，山楂肉 12 克，陈皮 6 克，甘草 3 克，水煎服。

【适应证】心律失常。心悸怔忡，胸脘胀闷，时而胸痛，如同针扎。舌质偏暗或有瘀点，脉细涩或结代。

处方三　心律失常方 3（叶氏经验方）

紫贝齿 15 克，珍珠母 15 克，酸枣仁 12 克，西洋参 6 克，金石斛 9 克，茯苓 9 克，十大功劳叶 9 克，佛手参 9 克，山楂肉 12 克，甘草 3 克，水煎服。

【适应证】心律失常。心惊肉跳，诚惶诚恐，失眠多梦，口干欲饮，低热盗汗，五心烦热，头昏脑胀，腰酸耳鸣。舌质偏红，苔少，脉细或细数。

处方四　心律失常方 4（叶氏经验方）

夜交藤 12 克，浮小麦 12 克，远志 6 克，合欢花 3 克，酸枣仁 6 克，茯苓 9 克，木香 9 克，龙眼肉 15 克，山楂肉 12 克，绿萼梅 3 克，水煎服。

【适应证】心律失常。颜面少华，心悸不安，胸闷气短，体重倦怠，眠差多梦，头昏健忘，食欲不振，大便偏溏。舌质偏淡，苔薄白，脉细。

处方五　心律失常方 5（叶氏经验方）

紫河车 12 克，刺五加 12 克，制附子 6 克，桂枝 6 克，龙骨 12 克，牡蛎 9 克，茯神 9 克，细辛 3 克，淫羊藿 9 克，山楂肉 12 克，甘草 3 克，水煎服。

【适应证】心律失常。心悸频繁，神疲乏力，动则更甚。颜面少华，畏寒怕风，四肢浮肿。舌质淡，苔薄白，脉细或沉细。

处方六　朱砂安神丸（《内外伤辨惑论》）

朱砂 5 份，黄连 6 份，地黄 3 份，当归 2.5 份，甘草 3 份，以上 5

味按比例调配，共研细末后拌匀，炼蜜为丸如梧子大。每次 3 ~ 9 克，一日 2 次，温开水送服。

【适应证】心律失常。惊悸怔忡，心烦神乱，失眠多梦，饮食不佳，胸中懊恼。舌尖偏红，苔少，脉细数。

处方七　加味十全汤（《启迪集》）

人参 6 克，白术 9 克，茯苓 9 克，黄芪 6 克，地黄 9 克，芍药 6 克，当归 9 克，川芎 6 克，桂心 1 克，乌药 6 克，五味子 6 克，陈皮 6 克，甘草 3 克，大枣 3 枚，生姜 3 片，水煎服。

【适应证】心律失常。心悸胸闷，睡眠不佳，颜面少华，体重乏力，头晕目眩，食欲不振。舌质偏淡，苔薄白，脉细或细沉。

处方八　心肾丸（《证治准绳》）

牛膝、地黄、苁蓉各 2 份；鹿茸、附子、五味子、人参、远志、黄芪、茯神、山药、当归、龙骨各 1 份；菟丝子 3 份。以上 14 味按比例调配，共研细末后拌匀，水泛为丸如梧子大。每次 3 ~ 6 克，每早空腹枣汤送服。

【适应证】心律失常。心悸不安，失眠健忘，头晕耳鸣，悲忧不乐。全身倦怠，腰膝软弱，小便频数，梦遗滑精。

处方九　人参远志丸（《证治准绳》）

人参、远志、黄芪、酸枣仁各 5 份，桔梗、官桂、丹砂各 3 份，天门冬、茯苓、菖蒲各 7 份。以上 10 味按比例调配，共研细末后拌匀，炼蜜为丸如梧子大，每次 3 ~ 6 克，一日 3 次，温开水送服。

【适应证】心律失常。思虑过多，心气不安，惊悸恍惚，身重烦倦，言语健忘，神思不清。

处方十　归脾汤（《济生方》）

黄芪 12 克，茯苓 9 克，人参 9 克，白术 9 克，当归 9 克，木香 6 克，远志 6 克，酸枣仁 9 克，龙眼肉 9 克，甘草 6 克，大枣 4 枚，水煎服。

【适应证】心律失常。体质虚弱之人，颜面少华，全身倦怠，贫血，血压偏低。心悸亢进，精神不安，睡眠不佳，夜间盗汗。健忘乏力，食欲不振，或伴有吐血、便血等症状。

处方十一　酸枣仁汤（《金匮要略》）

酸枣仁 30 克，茯苓 15 克，川芎 9 克，知母 9 克，甘草 3 克，水煎服。

【适应证】心律失常。体力较差，心悸亢进，精神与肉体均感疲劳，以睡觉不佳为其突出症状。

处方十二　变制心气饮（日本汉方医师经验方）

桂枝 3 克，茯苓 5 克，桑白皮 3 克，槟榔 4 克，半夏 2.5 克，木通 4 克，紫苏子 2 克，鳖甲 4 克，枳实 4 克，吴茱萸 3 克，甘草 2 克，水煎服。

【适应证】心律失常。心中动悸，胸胁痞满，额上及目下色黑，头晕目眩，四肢浮肿，体重倦怠，麻痹拘挛，小便不利。

七、心脏神经官能症（中医称惊悸，郁证）

心脏神经官能症是神经症的一种特殊类型，是由于体内自主神经功能失调，导致心血管功能紊乱而产生的一种临床综合征。其常见症状有心悸脉乱，胸部隐痛，胸闷气短，呼吸不畅，身重倦怠，头晕耳鸣，失眠多汗，心烦易怒，激动颤抖等诸种神经系统症状。

临床上，患者虽然会出现心血管疾病的各种症状，但理化检查并无器质性改变。部分患者尽管自觉症状较为严重且经久不愈，但预后都较为良好。

本病属于中医学中的"惊悸""郁证"之范畴。

心脏神经官能症处方

处方一　心脏神经官能症方 1（叶氏经验方）

铁落 15 克，珍珠母 15 克，茯神 9 克，马宝粉 6 克（另分 2 次吞服），柏子仁 9 克，决明子 9 克，浮小麦 12 克，老茶树根 15 克，甘草 9 克，大枣 5 枚，水煎服。

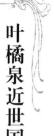

【适应证】心脏神经官能症。心悸易惊，诚惶诚恐，胸闷气短，不安流泪，夜眠易醒，食欲不佳，大便偏干。舌质偏红，苔薄或薄黄，脉弦细或弦数。

处方二　心脏神经官能症方 2（叶氏经验方）

西洋参 9 克，酸枣仁 12 克，石决明 15 克，珍珠母 15 克，茯苓 9 克，知母 9 克，黄连 3 克，地骨皮 9 克，玉竹 9 克，北沙参 12 克，老茶树根 15 克，大枣 3 枚，水煎服。

【适应证】心脏神经官能症。心悸亢进，疲劳身重，头晕耳鸣，睡眠不安，口干欲饮，大便干结，五心烦热，午后低热。舌质偏红，苔少，脉细或细数。

处方三　心脏神经官能症方 3（叶氏经验方）

柴胡 6 克，延胡索 9 克，佛手片 6 克，香橼皮 9 克，芍药 9 克，老茶树根 15 克，山楂肉 12 克，炒麦芽 12 克，陈皮 6 克，甘草 3 克，水煎服。

【适应证】心脏神经官能症。心悸脉乱，胸部胀痛，两胁痞满，嗳气频频，呼吸不畅，身重倦怠，饭后胃胀。舌质淡红，苔薄白或白腻，脉细弦。

处方四　心脏神经官能症方 4（叶氏经验方）

东北红参 6 克，黄芪 9 克，茯苓 6 克，白术 9 克，芍药 9 克，夜交藤 15 克，鸡血藤 6 克，酸枣仁 6 克，老茶树根 15 克，陈皮 6 克，甘草 3 克，水煎服。

【适应证】心脏神经官能症。动悸不安，面色苍白，头晕且重，夜眠易惊，食欲不振，大便溏薄，身重倦怠。舌质偏淡，苔薄白，脉细或沉细。

处方五　柴胡加龙骨牡蛎汤（《伤寒论》）

柴胡 6 克，黄芩 9 克，人参 6 克，桂枝 6 克，茯苓 9 克，半夏 6 克，大黄 3～6 克，龙骨 12 克，牡蛎 12 克，大枣 3 枚，生姜 3 片，水煎服。

【适应证】心脏神经官能症。多见于体力较强者。胸胁苦满，呼吸不畅，胸闷叹气，心烦易怒，精神不安，睡眠不佳，心悸多梦，时而腹部肌肉颤动，头痛头重，肩部发硬。腹诊可见两胁下有抵抗感。舌质红，苔薄黄或黄腻，脉弦或弦数。

处方六　黄连解毒汤（《外台秘要》）

黄连6克，黄芩9克，黄柏3克，山栀子6克，水煎服。

【适应证】心脏神经官能症。多见于体力中等或偏强之患者，颜面红赤，容易升火，精神不安，睡眠多梦，心烦易怒，胸脘胀闷。

处方七　当归芍药散（《金匮要略》）

当归9克，芍药9克，白术9克，茯苓12克，泽泻9克，川芎6克，水煎服。

【适应证】心脏神经官能症。多用于体质比较虚弱的成年女子。心悸亢进，全身倦怠，四肢冷感，头痛头重，眩晕耳鸣，肩部发硬，月经不调。

处方八　真武汤（《伤寒论》）

制附子3克，茯苓12克，芍药9克，白术9克，生姜3枚，水煎服。

【适应证】心脏神经官能症。多用于新陈代谢较为缓慢，体质虚弱之人。心悸亢进，身重倦怠，四肢冷感，腹痛腹泻（不伴有里急后重），头痛头重，眩晕身颤。

处方九　苓桂术甘汤（《伤寒论》）

茯苓12克，桂枝9克，白术9克，甘草6克，水煎服。

【适应证】心脏神经官能症。多用于体力相对低下之人。心悸亢进，胸闷气短，头痛头重，直立性头晕，身体时而晃动，腹诊可闻及心窝部振水音。

处方十　炙甘草汤（《伤寒论》）

炙甘草9克，地黄12克，麦门冬12克，桂枝9克，人参9克，麻子仁12克，阿胶（后下）12克，大枣6枚，生姜3片，水煎服。

【适应证】心脏神经官能症。多用于体力相对较低之人。心悸不安，虚烦失眠，胸脘胀闷，动则喘息，涎唾甚多，咽燥而渴，容易疲劳，手足烦热，自汗盗汗，皮肤干燥，大便干结。舌质淡红，少苔，脉细数或结代。

处方十一　桂枝人参汤（《伤寒论》）

桂枝9克，人参9克，白术9克，甘草6克，干姜3克，水煎服。

【适应证】心脏神经官能症。多用于体力较为低下之人。心悸亢进，颜面少华，体重倦怠，头痛头重，恶心呕吐，食欲不振，胃部常有堵塞感，腹胀下痢，肢体冷感。

处方十二　抑肝散（《保婴撮要》）

柴胡6克，当归9克，白术9克，川芎6克，茯苓9克，钩藤9克（后下），甘草6克，水煎服。

【适应证】心脏神经官能症。多见于中等体力之患者。过敏体质，容易兴奋，心烦易怒，头晕头胀，颜面升火，睡眠不安，眼睑痉挛，手足发抖，腹肌紧张。

处方十三　抑肝散加陈皮半夏（日本本朝经验方）（本方为我国《保婴撮要》的抑肝散加陈皮半夏而成）

柴胡2克，当归3克，钩藤3克（后下），茅术4克，川芎3克，茯苓4克，半夏5克，陈皮3克，甘草1.5克，水煎服。

【适应证】心脏神经官能症。多见于体力比较虚弱者。过敏体质，容易兴奋，心烦易怒，睡眠不安，眼睑痉挛，手足发抖。腹诊可见腹肌紧张。

注：本方与前方《抑肝散》相比，更适用于体力较为虚弱，病程较为长久之患者。

处方十四　针砂汤（日本原南阳医师经验方）

针砂1克，人参3克，茯苓6克，桂枝4克，白术4克，牡蛎4克，甘草1克，水煎服。

【适应证】心脏神经官能症。面色萎黄，眩晕虚烦，心悸气短，耳鸣倦怠，肢体浮肿，夜卧不安。

八、心力衰竭（中医称心悸，心痹）

心力衰竭又简称为心衰，是指心脏疾病导致心肌收缩力的减弱，不能搏出同静脉回流及人体组织代谢所需相称的血液供应，临床上以肺循环或体循环淤血以及组织血液灌注不足为特征。心力衰竭的主要症状为呼吸困难，胸闷气急，端坐呼吸，咳黏液痰，皮下水肿，容易疲劳，颈静脉怒张等。按其病程可分为急性和慢性心衰；按其发生部位可分为左心衰竭、右心衰竭或全心衰竭。

本病属于中医学中的"心悸""心痹"之范畴。

心力衰竭处方

处方一　心力衰竭方1（叶氏经验方）

老茶树根30克，北五加皮12克，黄芪9克，车前子12克，麻黄6克，细辛3克，桑白皮6克，白芥子9克，芍药9克，甘草6克，水煎服。

【适应证】心力衰竭。心悸不安，胸闷气喘，难以平卧，咳嗽伴有白痰或泡沫痰。浮肿尿少，脘腹胀闷，食欲不振。舌质淡，苔薄白腻，脉滑或弦滑。

处方二　心力衰竭方2（叶氏经验方）

西洋参15克，麦门冬12克，五味子9克，当归9克，黄芪9克，茯苓9克，玉竹12克，胡黄连3克，浮小麦15克，老茶树根30克，甘草6克，水煎服。

【适应证】心力衰竭。心慌气短，胸脘胀闷，体重乏力，头重头晕，睡眠梦多。时有盗汗，口渴欲饮，浮肿尿少。舌质偏红，苔少，脉细数，时有结代。

处方三　心力衰竭方3（叶氏经验方）

刺五加15克，黄芪9克，当归9克，白术9克，茯苓9克，远志6克，龙眼肉12克，酸枣仁12克，葶苈子9克，老茶树根30克，阿胶9克（后下），甘草3克，干姜3克，水煎服。

【适应证】心力衰竭。心悸较甚，胸闷气短，体倦懒言，眠差多梦。脘腹胀闷，饮食不佳，大便溏泻，四肢浮肿。舌质偏淡，苔白腻，脉细伴有结代。

处方四　心力衰竭方4（叶氏经验方）

雪莲花6克，附子3克，桑白皮9克，桂枝6克，黄芪9克，茯苓9克，泽兰6克，芍药9克，泽泻9克，葶苈子9克，老茶树根30克，水煎服。

【适应证】心力衰竭。心悸气短，胸脘发胀，畏寒喜热饮。颜面少华，体重倦怠，小便量少，夜尿频繁，全身浮肿。舌质偏淡，苔薄，脉细伴有结代。

处方五　心力衰竭方5（叶氏经验方）

附子12克，东北人参12克，五味子9克，桂枝6克，龙骨15克，牡蛎15克，山萸肉9克，老茶树根30克，麝香1~3克，苏合香6克，甘草9克，水煎服。

【适应证】心力衰竭。症状较重，气短喘息，呼吸急促或困难，张口抬肩，烦躁不安。面色苍白，出汗较多，四肢厥冷，浮肿尿少。舌质偏淡，苔少，脉沉细，伴有结代。

处方六　心力衰竭方6（叶氏经验方）

楤木根皮15克，丹参12克，赤芍9克，当归12克，黄芪9克，泽兰9克，益母草12克，万年青根6克，葶苈子9克，玉米须9克，老茶树根30克，水煎服。

【适应证】心力衰竭。心悸胸闷，劳累后更甚，胸脘时而作痛，痛处固定。咳嗽气短，自汗较甚，颜面发红。舌质偏暗或有瘀点，舌苔少，脉细数，时有结代。

处方七　参附汤（《世医得效方》）

人参15克，附子30克，生姜5片，水煎服。

【适应证】心力衰竭。面色苍白，汗出不止，四肢厥冷，呼吸急促，脘腹作痛，脉细欲绝。

处方八　茯苓琥珀汤（《卫生宝鉴》）

茯苓12克，琥珀15克，滑石21克，桂枝6克，白术9克，泽泻9克，猪苓9克，甘草6克，水煎服。

【适应证】心力衰竭。下半身沉重冷感，脐腹胀满，小便不利，不得安卧。

处方九　桂枝茯苓丸（《金匮要略》）

桂枝6克，茯苓9克，丹皮6克，桃仁9克，芍药9克，水煎服。

【适应证】心力衰竭。体力中等或中等以上程度的患者。诉有头痛眩晕，肩部发硬，颜面发赤，两脚冷感，腹诊可见下腹部有抵抗与压痛感，且伴有瘀血之各种症状。妇人可能伴有无月经，月经过多或月经困难等症状。

处方十　保元汤（日本本朝经验方）（本方与《景岳全书》之保元汤为同名异方）

人参6克，黄芪9克，桂枝6克，生附子6克，当归9克，白术6克，水煎服。

【适应证】心力衰竭。突然晕倒，不省人事。

处方十一　延龄丹（日本汉方医师经验方）

桂枝30克，白檀香3克，木香14克，桔梗14克，乳香14克，缩砂仁30克，丁香30克，沉香30克，辰砂30克，荜茇3克，诃子14克，麝香6克，龙脑5克，甘草18克。以上14味共研细末后拌匀，炼蜜合为舐剂，一次舐服0.5克。

【适应证】心力衰竭。突然昏倒，不省人事，牙关紧闭。该方多用于肺心病所致的心力衰竭，也可用于冠心病导致的心力衰竭。

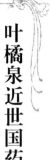

第四章　泌尿与生殖系统疾病

一、急性肾小球肾炎（中医称风水，水气）

急性肾小球肾炎简称急性肾炎，是以双侧肾的肾小球病变为主的一种原发性疾病。大多起病较急，可由多种原因引起，其中以链球菌感染后的急性肾炎最多见。急性肾炎的临床表现主要有水肿、血尿、蛋白尿、高血压以及氮质血症。本病多见于儿童和少年，多数患者预后良好，但少数患者可能迁延发展为慢性肾小球肾炎。

本病属于中医学中的"风水""水气"之范畴。

急性肾炎处方

处方一　急性肾炎方1（叶氏经验方）

白茅根15克，冬瓜皮30克，麻黄9克，梓实子15克，连翘9克，大蓟9克，木通9克，冬葵子9克，田边菊根12克，黄柏6克，赤小豆15克，甘草梢3克，水煎服。

【适应证】急性肾炎。全身浮肿，两眼睑更甚。口干且苦，尿少色黄赤或伴血尿，时发疮疡，甚者破溃。舌质偏红，苔黄腻，脉浮数或滑数。

处方二　急性肾炎方2（叶氏经验方）

桂枝9克，麻黄6克，杏仁9克，茯苓9克，猪苓9克，泽泻9克，白术9克，车前子12克，白茅根15克，杜仲叶9克，莱菔子12克，紫苏子9克，水煎服。

【适应证】急性肾炎。恶寒较甚，并有发热，两侧眼睑浮肿，继而全身出现不同程度之浮肿，咳嗽气短。舌质偏淡，苔薄白，脉浮紧。

处方三　急性肾炎方3（叶氏经验方）

麻黄6克，白术9克，半夏9克，石膏15克，千里光12克，大青叶 9 克，忍冬藤 9 克，桑白皮 9 克，车前草 12 克，白蔹 9 克，玉米须 15 克，西瓜皮 30 克，甘草 6 克，水煎服。

【适应证】急性肾炎。热重寒轻，或发热不感恶寒。眼睑浮肿，眼结膜发红。咽红且痛，口干且苦，尿少色黄。舌质偏红，苔薄偏黄，脉浮数。

处方四　急性肾炎方 4（叶氏经验方）

鸡血藤根 30 克，乌蔹莓 12 克，大腹皮 9 克，虎杖 12 克，冬瓜皮 30 克，西瓜皮 30 克，薏苡仁 30 克，茯苓皮 15 克，决明子 15 克，车前子 12 克，滑石 24 克，赤小豆 30 克，水煎服。

【适应证】急性肾炎。全身极度浮肿，胸脘胀闷，烦躁易怒，口渴欲饮。食欲减退，下半身沉重，大便秘结，小便短赤。舌质偏红，苔黄腻，脉弦数。

处方五　越婢加术汤（《金匮要略》）

麻黄 9 克，石膏 30 克，白术 9 克，甘草 6 克，大枣 4 枚，生姜 3 片，水煎服。

【适应证】急性肾炎。比较有体力之患者，全身浮肿，略有出汗，口渴欲饮，小便短少。四肢关节肿胀，局部疼痛且有热感。

处方六　猪苓汤（《伤寒论》）

猪苓 9 克，茯苓 9 克，泽泻 9 克，阿胶 9 克（后下），滑石 15 克，水煎服。

【适应证】急性肾炎。全身浮肿，下半身更甚。小便频数，排尿疼痛，有残尿感，时有血尿。小便量少或小便困难，口渴欲饮。

处方七　五皮饮（《中藏经》）

桑白皮 15 克，茯苓皮 12 克，大腹皮 12 克，陈皮 9 克，生姜皮 6 克，水煎服。

【适应证】急性肾炎。全身水肿，胸腹胀闷，小便短少，以及妊娠水肿等。

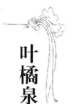

处方八　麻黄连翘赤小豆汤（《伤寒论》）

麻黄6克，连翘9克，杏仁9克，赤小豆15克，生梓白皮9克，甘草3克，大枣3枚，生姜3片，水煎服。

【适应证】急性肾炎。恶寒发热，全身水肿，无汗喘咳，小便不利，心烦瘙痒。

处方九　参苓白术散（《太平惠民和剂局方》）

人参6克，茯苓9克，山药9克，白术9克，薏苡仁15克，白扁豆12克，莲子15克，桔梗9克，缩砂仁6克，甘草3克，水煎服。

【适应证】急性肾炎的恢复期。体力虚弱，颜面少华，全身倦怠，食欲不振，消化不良，慢性下利。

处方十　防己黄芪汤（《金匮要略》）

防己15克，黄芪15克，白术9克，甘草6克，大枣4枚，生姜3片，水煎服。

【适应证】急性肾炎。体力比较低下，体型较胖，皮肤色白，肌肉松软。全身倦怠，出汗较多，下肢浮肿，小便量少。

处方十一　三轮神库水肿方（日本原南阳医师经验方）

猪苓，茯苓，泽泻，地肤子，赤小豆，大麦等6味各等分，牵牛子半份。以上7味按比例调配，共研细末后拌匀，每次3～5克，一日3次，温开水送服。

【适应证】急性肾炎。全身浮肿，皮肤绷急光亮。胸腹胀满，烦热易怒，口渴欲饮，小便短赤。苔黄腻，脉弦数。

处方十二　郁李仁汤（日本汉方医师经验方）

郁李仁4克，茯苓4克，紫苏子5克，防己3克，青皮2克，杏仁3克，大黄0.7克，白桃花2克，生姜3片，水煎服。

【适应证】急性肾炎。颜面及四肢浮肿，皮肤绷急光亮。胸脘痞闷，烦热口渴，大便秘结。苔黄腻，脉沉数或濡数。

二、慢性肾小球肾炎（中医称肾水，水肿）

慢性肾小球肾炎简称慢性肾炎，是一组病因和病理类型不同，临床症状却相似的原发性肾小球疾病。

慢性肾小球肾炎的临床特点为：进展缓慢，病程较长，症状可轻可重，常呈现不同程度的水肿、蛋白尿、镜下血尿、高血压、以及肾功能逐渐下降，部分患者可能导致慢性肾功能衰竭。

本病属于中医学中的"肾水""水肿"之范畴。

慢性肾小球肾炎处方

处方一　慢性肾炎方 1（叶氏经验方）

生地黄 15 克，墨旱莲 9 克，女贞子 12 克，山萸肉 12 克，天门冬 9 克，麦门冬 12 克，黄柏 3 克，金石斛 9 克，珍珠母 15 克，白茅根 15 克，商陆 1.5 克，水煎服。

【适应证】慢性肾炎。颜面升火，头痛头重，眩晕耳鸣，心悸不安，失眠多梦。腰痛且重，遗精早泄。舌质偏红，苔薄黄，脉弦细或弦数。

处方二　慢性肾炎方 2（叶氏经验方）

杜仲叶 6 克，刺五加 15 克，金毛狗脊 9 克，白术 9 克，炒扁豆 12 克，茯苓 9 克，酸枣仁 9 克，何首乌 12 克，冬虫夏草 9 克，钩藤 9 克（后下），西瓜皮 30 克，水煎服。

【适应证】慢性肾炎。面色苍白，伴有浮肿，全身倦怠，头重头胀。眩晕耳鸣，腰腿乏力，睡眠不安，纳食不香。舌质偏淡，苔薄白，脉细或沉细。

处方三　慢性肾炎方 3（叶氏经验方）

丹参 12 克，当归 9 克，赤芍 9 克，桃仁 12 克，红花 6 克，杜仲叶 9 克，何首乌 12 克，怀牛膝 9 克，茯苓 12 克，干地黄 9 克，丹皮 6 克，冬瓜皮 30 克，水煎服。

【适应证】慢性肾炎。颜面浮肿，面色灰暗，眼光失神。肢体麻木，腰部沉重，夜晚更甚，小便不利。舌质偏紫或有瘀点、瘀斑，苔薄白，脉细涩。

处方四　慢性肾炎方4（叶氏经验方）

别直参9克，黄芪12克，桂枝6克，芍药9克，白术9克，益母草9克，车前草12克，车前子12克，制附片6克，杜仲叶9克，玉米须15克，陈皮6克，水煎服。

【适应证】慢性肾炎。全身浮肿，面色㿠白，食欲不振，大便溏薄，畏寒乏力。舌质偏淡，苔薄白，脉沉细。

处方五　慢性肾炎方5（叶氏经验方）

制附片9克，胡芦巴12克，肉桂6克，杜仲叶6克，白术9克，半夏9克，车前子12克，茯苓9克，望江南子12克，鸭跖草12克，陈皮6克，水煎服。

【适应证】慢性肾炎。面色苍白，欠光泽，极度乏力，畏寒浮肿。脘腹胀满，饮食不佳，恶心欲吐，甚则喘逆难以平卧。舌质淡，苔薄白，脉细或沉细。

处方六　慢性肾炎方6（叶氏经验方）

制附片12克，接骨木12克，紫河车12克，河白草15克，桂枝6克，芍药9克，白术9克，益母草12克，车前子15克，厚朴6克，干姜6克，水煎服。

【适应证】慢性肾炎。全身浮肿，面色灰暗，体型消瘦，精神萎靡，食欲不振。脘腹痞胀，恶心呕吐，小便量少，大便溏薄或干结。胸闷气急，形寒肢冷，甚则意识模糊，昏睡不醒。舌质淡，苔灰腻，脉沉细。

处方七　六味地黄丸（《小儿药证直诀》）

地黄12克，山萸肉9克，茯苓9克，山药9克，泽泻9克，丹皮9克，水煎服。

【适应证】慢性肾炎。体质相对来说比较虚弱，头晕耳鸣，体重倦怠，腹部疼痛，腰部和下肢有沉重或麻木感，小便频数，排尿时尿道有不适感。腹诊可见下腹部比上腹部更加软弱无力。

处方八　八味地黄丸（《金匮要略》）

地黄18克，山萸肉9克，茯苓9克，山药9克，泽泻9克，丹皮

6克，桂枝6克，制附片3克，水煎服。

【适应证】多用于中高龄者的慢性肾炎。体重倦怠，腰痛口渴，多尿或少尿，排尿异常（尤其是夜间尿频），腰部和下肢有沉重或麻木感。腹诊可见下腹部比上腹部软弱无力。

处方九　柴胡加龙骨牡蛎汤（《伤寒论》）

柴胡9克，人参6克，半夏9克，茯苓9克，桂枝6克，黄芩9克，龙骨12克，牡蛎12克，大枣3枚，生姜3片，水煎服。

【适应证】慢性肾炎。多见于体力较强者。胸胁苦满，呼吸不畅，胸闷叹气。心烦易怒，精神不安，睡眠不佳，心悸多梦。时而腹部肌肉颤动，头痛头重，肩部发硬。腹诊可见两胁下有抵抗感。舌质红，苔薄黄或黄腻，脉弦或弦数。

处方十　苓甘姜味辛夏仁汤（《金匮要略》）

茯苓12克，五味子9克，细辛3克，半夏12克，杏仁12克，甘草6克，干姜6克，水煎服。

【适应证】慢性肾炎。体力比较虚弱，肢体冷感，贫血倾向。心悸气促，浮肿尿少，体重乏力，咳嗽咳痰，流稀薄鼻涕。腹诊可见腹部软弱，心窝部有振水音。

处方十一　导水汤（日本汉方医师经验方）

白茅根4克，茯苓5克，猪苓4克，槟榔4克，木瓜4克，厚朴2.5克，泽泻4克，白术4克，水煎服。

【适应证】慢性肾炎。全身浮肿，喘满难卧，小便不利，舌苔水滑，脉沉弦或弦紧。

处方十二　禹绩汤（《日本片仓元周医师经验方》）

大腹皮10克，冬瓜皮10克，西瓜皮10克，西瓜子5克，赤小豆5克，茯苓5克，猪苓5克，冬瓜子5克，海金砂3克，水煎服。

【适应证】慢性肾炎。全身浮肿，皮肤光泽如莹，小便不利，诸药不效者。

三、肾病综合征（中医称水肿，尿浊）

肾病综合征是由多种病因、病理和临床疾病引起的一组常见于肾小球疾病的临床症候群，其病理类型分为：①膜性肾病；②系膜毛细血管性肾炎；③系膜增生性肾炎；④微小病变型肾炎；⑤局灶性节段性肾小球硬化。

肾病综合征的临床症状有：大量蛋白尿，低蛋白血症，高脂血症，明显的水肿等。在病情发展过程中，可能出现营养不良、继发性感染、血栓栓塞、肾功能衰竭等并发症。本病的未成年患者在肾小球疾病中约占70%～80%，成人患者约占20%～30%。

本病属于中医学中的"水肿""尿浊"之范畴。

肾病综合征处方

处方一　肾病综合征方1（叶氏经验方）

鲜荸荠苗30克，麻黄6克，连翘9克，赤小豆15克，白茅根30克，忍冬藤12克，茯苓9克，猪苓9克，车前草15克，车前子15克，白术9克，鸭跖草12克，水煎服。

【适应证】肾病综合征。来势较猛，全身浮肿，颜面尤甚。恶寒发热，头痛身痛，咽部肿痛，小便不利。舌质偏红，苔薄黄，脉浮数。

处方二　肾病综合征方2　（叶氏经验方）

制附片6克，淫羊藿9克，仙茅9克，白术9克，芍药9克，茯苓12克，猪苓12克，车前草15克，杜仲叶6克，益母草12克，陈皮6克，白桃花6克，水煎服。

【适应证】肾病综合征。全身浮肿，颜面少华，形寒肢冷，精神萎靡。腰膝酸软，食欲不振，便秘或腹泻，小便量少。舌质偏淡，苔薄白或白腻，脉细或沉细。

处方三　肾病综合征方3　（叶氏经验方）

三白草15克，垂盆草15克，生地黄9克，茯苓9克，丹皮9克，山萸肉9克，山药12克，泽泻12克，地骨皮9克，黄柏3克，车前子

15 克，决明子 12 克，水煎服。

【适应证】肾病综合征。浮肿较甚，午后低热，面红目赤，口渴欲饮冷。五心烦热，心悸不安，失眠盗汗，大便秘结，小便短赤。舌质偏红，苔薄黄或黄腻，脉细弦或弦数。

处方四　肾病综合征方 4　（叶氏经验方）

桂枝 6 克，茯苓 9 克，桃仁 12 克，赤芍 9 克，丹皮 9 克，益母草 12 克，丹参 12 克，王不留行 12 克，马鞭草 12 克，川牛膝 9 克，大黑豆末 15 克，月季花 3 克，水煎服。

【适应证】肾病综合征。小便量少或伴血尿，水肿明显。颜面及口唇暗黑，皮肤有色素沉着或瘀点瘀斑。体重倦怠，时而出现针刺般腰痛。舌质暗紫或伴有瘀点瘀斑，苔薄黄或黄腻，脉细弦或弦涩。

处方五　五苓散（《伤寒论》）

泽泻 12 克，茯苓 9 克，猪苓 9 克，桂枝 6 克，白术 9 克，水煎服。

【适应证】肾病综合征。口渴欲饮，尿量减少，全身浮肿，恶心呕吐，头痛眩晕，心窝部有振水音。

处方六　防己黄芪汤（《金匮要略》）

防己 15 克，黄芪 15 克，白术 9 克，甘草 6 克，大枣 4 枚，生姜 3 片，水煎服。

【适应证】肾病综合征。体力比较低下，体型较胖，皮肤色白，肌肉松软。全身倦怠，出汗较多，下肢明显浮肿，小便量少。

处方七　越婢加术汤（《金匮要略》）

麻黄 9 克，石膏 30 克，白术 9 克，甘草 6 克，大枣 4 枚，生姜 3 片，水煎服。

【适应证】肾病综合征。体力相对较强之患者，全身浮肿，略有出汗，口渴欲饮，小便短少，四肢关节肿胀，局部疼痛且有热感。

处方八　茵陈蒿汤（《伤寒论》）

茵陈蒿 12 克，山栀子 9 克，大黄 3 ~ 6 克，水煎服。

【适应证】肾病综合征。体力相对较强之患者，胸部至上腹部一带

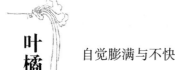

自觉膨满与不快，恶心欲吐，口渴欲饮，尿量减少，大便秘结，皮肤发黄且有瘙痒感。

处方九　真武汤（《伤寒论》）

制附子 3 克，茯苓 12 克，芍药 9 克，白术 9 克，生姜 3 片，水煎服。

【适应证】肾病综合征。多用于新陈代谢较为低下，体质虚弱之人。心悸亢进，身重倦怠，四肢冷感，腹痛腹泻（不伴有里急后重），头痛头重，眩晕身颤。

处方十　知柏地黄汤（《医宗金鉴》）

地黄 12 克，茯苓 9 克，丹皮 6 克，山萸肉 9 克，山药 12 克，泽泻 9 克，知母 9 克，黄柏 6 克，水煎服。

【适应证】肾病综合征。腰膝酸重，潮热盗汗，失眠耳鸣，口干欲饮，咽喉疼痛，尿黄涩痛，大便偏干。

处方十一　桃花汤（日本吉益东洞医师经验方）

桃花 6 克，大黄 3~6 克，水煎服。

【适应证】肾病综合征。全身水肿，面色苍白，腹部胀满，按之绷急，小便短少，大便秘结，脉沉弦或沉实。

处方十二　营实汤（日本汉方医师经验方）

营实 4 克，大黄 1 克，甘草 2.5 克，水煎服。

【适应证】肾病综合征。全身水肿，体质尚可，口渴欲饮，气粗腹胀，小便量少，大便干结，脉沉数有力。

四、尿路感染（中医称淋证，腰痛）

尿路感染又称泌尿系统感染，是指细菌直接侵袭尿路引起的非特异性感染。临床上根据感染部位可分为上尿路感染（肾盂肾炎）和下尿路感染（膀胱炎，尿道炎）。因在临床上有时感染难以定位，故可暂时统称为尿路感染。另外，根据病程又可分为急性尿路感染和慢性尿路感染。

尿路感染常见的症状有：尿频，尿急，尿痛，也可见到血尿，尿失禁或尿潴留，或伴有发热、下腹痛、腰痛等。本病好发于已婚及育龄女性，男女比例约为1：10。

本病属于中医学中的"淋证""腰痛"之范畴。

尿路感染处方

处方一　尿路感染方1（叶氏经验方）

鲜车前草50克，鱼鳖金星12克，白茅根15克，土茯苓9克，小蓟9克，瞿麦12克，木通9克，滑石15克，萹蓄9克，大黄3~6克，甘草梢6克，水煎服。

【适应证】尿路感染。尿频尿急，排尿疼痛，小便短涩，色呈黄赤，甚者呈肉眼血尿，或伴有发热腰痛，下腹疼痛。舌质偏红，苔黄腻，脉滑数或濡数。

处方二　尿路感染方2（叶氏经验方）

柴胡9克，半夏6克，太子参9克，黄芩9克，羊开口9克，鸭跖草12克，生地黄15克，泽泻9克，龙胆草6克，鲜车前草30克，黄柏6克，甘草6克，水煎服。

【适应证】尿路感染。寒热往来，尿痛尿急，小便色黄或黄赤。两胁胀痛，腰痛且重，口干且苦，食欲不振。舌质红，苔黄腻，脉弦数。

处方三　尿路感染方3（叶氏经验方）

满天星15克，青蒿9克，黄柏6克，知母9克，茯苓9克，生地黄9克，丹皮6克，山萸肉9克，山药12克，泽泻9克，鲜车前草30克，水煎服。

【适应证】尿路感染。经久不愈，口渴欲饮，五心烦热，头晕耳鸣，午后低热，尿频尿急，排尿疼痛，腰重且痛，下肢乏力。舌质偏红，苔薄或少，脉细数。

处方四　尿路感染方4（叶氏经验方）

楤木根皮12克，黄芪12克，金樱根12克，山药9克，菟丝子9

克，茯苓9克，杜仲叶9克，山萸肉9克，怀牛膝12克，石韦9克，鲜车前草30克，水煎服。

【适应证】尿路感染。反复发作，面色苍白，下半身倦怠沉重，食欲不振，腹部胀满，畏寒欲热饮，尿频尿急，小便混浊。舌质偏淡，苔薄白，脉细或沉细。

处方五　猪苓汤（《伤寒论》）

泽泻9克，猪苓9克，茯苓9克，阿胶15克（后下），滑石12克，水煎服。

【适应证】尿路感染。小便频数，有残尿感，排尿疼痛，尿中带血，尿量减少，小便困难，下肢浮肿，或伴腹泻。

处方六　五淋散（《太平惠民和剂局方》）

茯苓9克，黄芩9克，泽泻9克，地黄12克，车前子9克，当归9克，木通9克，山栀子9克，芍药9克，滑石12克，甘草3克，水煎服。

【适应证】体力中等或体力略为低下之慢性尿路感染患者。呈小便频数，有残尿感，排尿疼痛等症状。

处方七　龙胆泻肝汤（《兰室秘藏》）

地黄12克，当归12克，木通9克，泽泻9克，黄芩9克，车前子12克，山栀子9克，龙胆草6克，甘草3克，水煎服。

【适应证】体力相对较强之泌尿系统及生殖系统炎症患者，伴有排尿疼痛，小便频数，有残尿感，尿液混浊，妇女带下以及阴部瘙痒等症状。

处方八　清心莲子饮（《太平惠民和剂局方》）

人参9克，黄芪9克，麦门冬12克，车前子12克，茯苓12克，黄芩9克，莲子肉12克，地骨皮9克，甘草3克，水煎服。

【适应证】慢性尿路感染。多见于体力与胃肠功能比较低下，偏于神经质之患者。全身倦怠，口干舌燥，形寒肢冷，尿频尿痛，有残尿感等。

处方九　八正散（《太平惠民和剂局方》）

瞿麦，山栀子，木通，车前子，滑石，萹蓄，大黄，甘草。以上8味各等分，共研粗末，每次6~9克，加灯心草煎服。现临床上多用同样剂量的汤剂，水煎服。

【适应证】尿路感染。小腹急痛，尿频尿痛，淋涩不畅，大便秘结。舌质红，苔薄黄或黄腻，脉数实。

处方十　石韦汤（日本片仓元周医师经验方）

冬葵子5克，茯苓5克，石韦8克，瞿麦5克，车前子8克，木通5克，甘草3克，水煎服。

【适应证】尿路感染。小便淋沥，阴中作痛，男子脓淋等。（冬葵子能滑胎，故孕妇用量不宜过大）

处方十一　润通汤（日本原南阳医师经验方）

当归1克，地黄1克，车前子1.5克，冬葵子1.5克，木通1.5克，麻子仁1.5克，滑石1克，阿胶1克，水煎服。

【适应证】尿路感染。小便淋沥涩痛，口渴欲饮。舌红少津，脉细数。（常用于慢性肾盂肾炎、慢性膀胱炎及慢性前列腺炎等）

处方十二　猪苓汤合四物汤（日本本朝经验方）（本方系将我国张仲景《伤寒论》之猪苓汤与《太平惠民和剂局方》之四物汤合方而成）

猪苓9克，茯苓9克，泽泻9克，阿胶9克（后下），滑石12克，地黄9克，芍药9克，川芎9克，当归9克，水煎服。

【适应证】尿路感染。体力中等之患者，皮肤干燥，颜面少华，胃肠功能尚可。小便频数，有残尿感、淋沥疼痛等症状。与猪苓汤相比，猪苓汤合四物汤适用于尿路感染症状更呈慢性化的患者。

五、泌尿系统结石（中医称血淋，血尿）

泌尿系统结石又称尿路结石，是肾结石、输尿管结石、膀胱结石以及尿道结石的总称。

临床上泌尿系统结石以肾结石与输尿管结石为多见。患者在发病之前或许没有任何感觉。由于剧烈运动，重体力劳动或者长时间颠簸等诱因，患者突然出现一侧的腰痛，有些患者自觉疼痛向下腹或会阴部放射，也可能同时伴有恶心、呕吐、腹胀、尿痛、尿频、尿急、尿色混浊或肉眼尿血等症状。膀胱结石和尿道结石的常见症状为排尿困难或排尿疼痛。

本病属于中医学中的"血淋""血尿"之范畴。本病好发于20～40岁的青壮年，男性多于女性。直径在0.8厘米以下的结石，通过服中药有可能将其排出。

泌尿系统结石处方

处方一　泌尿系统结石方1（叶氏经验方）

鲜连钱草（唇形科植物金钱草）50克，海金沙15克，天台乌药9克，小茴香9克，白茅根15克，木通9克，香附子9克，芍药9克，陈皮6克，甘草梢6克，水煎服。

【适应证】泌尿系统结石。一侧腰部胀痛，时而放射至同侧腹部。胸闷腹胀，精神不安，唉声叹气，睡眠不佳。舌质淡红，苔薄白，脉弦或细弦。

处方二　泌尿系统结石方2（叶氏经验方）

鹿角霜15克，鲜连钱草50克，鸡内金末6克（另分2次冲服），茯苓12克，泽泻9克，山药15克，菟丝子9克，杜仲叶9克，怀牛膝15克，益母草9克，石韦9克，陈皮6克，水煎服。

【适应证】泌尿系统结石。有时一侧腰痛，腰腿沉重，遇劳更甚。头晕耳鸣，体倦畏寒，食欲不振，大便偏溏。舌质偏淡，苔白腻，脉细或细弦。

处方三　泌尿系统结石方3（叶氏经验方）

大麦杆（切碎）30克，王不留行12克，炮山甲15克，鲜连钱草50克，两头尖15粒，白茅根15克，五灵脂12克，延胡索9克，红花

3 克，败酱草 9 克，侧柏叶 9 克，水煎服。

【适应证】泌尿系统结石。一侧腰痛，时而放射至同侧少腹，肉眼血尿。舌质偏暗或紫黑，有瘀点或瘀斑。舌苔薄黄或黄腻，脉涩或弦涩。

处方四　泌尿系统结石方 4（叶氏经验方）

海金沙 15 克，苎麻根 15 克，滑石末（包）15 克，鲜连钱草 50 克，鲜车前草 30 克，徐长卿 6 克，鸡内金末 9 克（另分 2 次冲服），苦参 9 克，鹅不食草 9 克，大蓟 12 克，石韦 12 克，水煎服。

【适应证】泌尿系统结石。一侧腰痛难忍，牵至同侧少腹。尿色混浊或尿中带血，时而小便艰涩或排尿时突然中断，尿道窘迫疼痛。舌质偏红，舌苔黄腻，脉弦数。

处方五　泌尿系统结石方 5（叶氏经验方）

西洋参 9 克，鲜车前草 30 克，鳖甲 18 克，天门冬 15 克，鲜连钱草 50 克，白薇 9 克，滑石末（包）15 克，生地黄 12 克，墨旱莲 9 克，女贞子 12 克，石韦 12 克，水煎服。

【适应证】泌尿系统结石。结石经久无法排出，体重倦怠，头晕头重，五心烦热，口渴欲饮，夜眠多梦。小便短赤，大便秘结。舌质红，苔少或薄，脉细数或细弦。

处方六　猪苓汤（《伤寒论》）

猪苓 9 克，泽泻 9 克，茯苓 9 克，阿胶 9 克（后下），滑石 12 克，水煎服。

【适应证】泌尿系统结石。尿频尿痛，有残尿感，尿量减少，小便艰难，肉眼血尿。一侧腰痛，口渴欲饮，腰部以下浮肿。

处方七　石韦散（《太平惠民和剂局方》）

石韦 12 克，芍药 9 克，白术 9 克，滑石 15 克，冬葵子 9 克，瞿麦 9 克，木通 6 克，王不留行 12 克，当归 9 克，甘草 6 克，水煎服。

【适应证】泌尿系统结石。一侧腰痛，牵至同侧少腹或外阴部，尿中带血。小便艰涩，或排尿时突然中断，或尿中时夹沙石，尿道窘迫疼痛。舌质偏红，苔薄黄或黄腻，脉滑数。

处方八　沉香散（《三因极一病证方论》）

沉香6克，石韦9克，王不留行9克，滑石12克，冬葵子9克，当归6克，芍药9克，陈皮6克，甘草6克，水煎服。

【适应证】泌尿系统结石。腰胁胀痛，时而牵至同侧少腹。小便涩痛，淋漓不畅。胸闷腹胀，精神忧郁，失眠多梦。舌质淡红，苔薄白，脉弦。

处方九　少腹逐瘀汤（《医林改错》）

茴香6克，干姜3克，延胡索9克，没药12克，当归6克，川芎9克，赤芍9克，肉桂3克，蒲黄6克，五灵脂9克，水煎服。

【适应证】泌尿系统结石。腰腹疼痛，痛处相对固定，肉眼血尿。舌质偏暗或有瘀点瘀斑，舌苔薄黄或黄腻，脉涩。

处方十　猪苓汤合芍药甘草汤（日本矢数道明博士经验方）（本方系将我国张仲景《伤寒论》之猪苓汤与芍药甘草汤合方而成）

猪苓9克，泽泻9克，茯苓9克，阿胶9克（后下），滑石12克，芍药12克，甘草9克，水煎服。

【适应证】泌尿系统结石。一侧腰痛牵至同侧下腹部，肉眼血尿，残尿感较甚，尿道疼痛，尿量减少。全身乏力，肩部发硬，口渴欲饮。舌苔薄白或白腻，脉弦或细弦。（注：用此方即使结石未能排出，也可使患者减轻疼痛）

处方十一　清济子（日本汉方医师经验方）

防己1份，白术1份，商陆1份，滑石1份，甘草1份。以上5味按比例调配，共研细末后拌匀，每次3～6克，一日3次，温开水送服。

【适应证】泌尿系统结石。尿频赤涩，淋沥不畅，涩痛难忍或尿下脓血，甚至癃闭不通，小腹胀满。口干咽燥，舌苔黄，脉滑数。

六、慢性肾功能衰竭（中医称关格，癃闭）

慢性肾功能衰竭是指慢性肾小球肾炎、肾病综合征以及糖尿病等疾病导致肾脏功能渐进性不可逆性减退所出现的临床综合征。其病理机制为血液中代谢产物潴留，水、电解质和酸碱平衡紊乱，结果造成体内主要脏器的功能发生障碍。

慢性肾功能衰竭的主要症状有：多尿至尿少，终至无尿。厌食呃逆，恶心呕吐，呼气有尿味。烦躁不安，头痛嗜睡，全身浮肿，四肢麻木或疼痛。贫血乏力，血压升高，皮肤干燥奇痒。严重患者甚至出现消化道出血，惊厥昏迷，心力衰竭，间质性肺炎，以及剧烈骨痛等。慢性肾衰的终末期即为人们常说的尿毒症。

本病属于中医学中的"关格""癃闭"之范畴。

慢性肾功能衰竭处方

处方一　慢性肾功能衰竭方1（叶氏经验方）

刺五加12克，茅术9克，厚朴6克，山药12克，山楂肉9克，砂仁6克，黄连3克，半夏9克，炒麦芽12克，陈皮9克，枳实9克，甘草6克，白残花3克，水煎服。

【适应证】慢性肾功能衰竭。颜面少华，神疲倦怠。食欲不振，腹部胀满，恶心欲呕，口黏且腻，味同嚼蜡，或口干且苦。大便偏干。舌质淡红，苔薄黄或黄腻，脉细滑或滑数。

处方二　慢性肾功能衰竭方2（叶氏经验方）

别直参9克，制附片6克，杜仲叶6克，补骨脂6克，巴戟天9克，半夏6克，神曲9克，陈皮6克，枳实9克，姜竹茹9克，制大黄3~6克，吴茱萸6克，干姜3克，水煎服。

【适应证】慢性肾功能衰竭。面色㿠白，体重倦怠，形寒肢冷，易患感冒。饮食不佳，泛吐清水，口中尿臭，大便或溏或干，小便频数。舌质偏淡，舌体胖大或有齿印，苔薄白或白润，脉细或沉细。

处方三　慢性肾功能衰竭方3（叶氏经验方）

西洋参9克，佛手参12克，十大功劳叶12克，知母12克，生地黄9克，山萸肉9克，山药12克，丹皮9克，茯苓12克，黄连3克，夜交藤 9 克，决明子 9 克，陈皮 6 克，水煎服。

【适应证】慢性肾功能衰竭。全身乏力，腰腿沉重，动则胸闷气喘，口干欲饮。五心烦热，午后低热，失眠盗汗，大便偏干，尿色黄赤。舌质偏红，苔少或薄黄，脉细数。

处方四　慢性肾功能衰竭方 4（叶氏经验方）

胆南星 6 克，半夏 9 克，陈皮 6 克，竹茹 6 克，红高粱根 15 克，太子参 12 克，茯苓 12 克，石菖蒲 9 克，郁金 9 克，营实 12 克，甘草 6 克，苏合香丸 1 粒（另用温开水化服），水煎服。

【适应证】慢性肾功能衰竭。颜面晦滞，面目浮肿，形寒肢冷，疲倦嗜睡。痰液壅盛，腹胀恶心，不思饮食，呕吐频频，小便量少。意识不清，严重时可能进入昏睡状态。舌淡体胖，苔白腻或白厚腻，脉沉缓。

处方五　五苓散（《伤寒论》）

桂枝 6 克，白术 9 克，泽泻 12 克，茯苓 9 克，猪苓 9 克，水煎服。

【适应证】慢性肾功能衰竭。全身浮肿，口渴欲饮，尿量减少，恶心呕吐，头痛眩晕，心窝部有振水音。

处方六　济生肾气丸（《济生方》）

地黄 15 克，山萸肉 9 克，山药 9 克，泽泻 9 克，茯苓 9 克，丹皮 9 克，桂枝 3 克，制附片 1.5 ~ 3 克，牛膝 9 克，车前子 15 克，水煎服。

【适应证】慢性肾功能衰竭。面色㿠白，全身水肿，体重倦怠，不思饮食。脘腹胀满，形寒肢冷，腰腿冷痛，大便溏薄，小便清长，男子阳痿。舌淡体胖，两侧有齿痕，苔薄白，脉细或沉细。

处方七　杞菊地黄汤（《医级》）

枸杞子 12 克，菊花 6 克，地黄 15 克，山萸肉 12 克，山药 12 克，丹皮 9 克，泽泻 9 克，茯苓 9 克，水煎服。

【适应证】慢性肾功能衰竭。面部潮红，头晕目眩，两眼干涩，两耳鸣响。口干舌燥，腰酸背痛，失眠多梦。五心烦热，大便偏干，小便短赤。男子阳痿，女子月经不调。舌质偏红，苔少，脉细弦或细数。

处方八　小半夏加茯苓汤（《金匮要略》）

半夏9克，茯苓9克，生姜6片，水煎服。

【适应证】慢性肾功能衰竭。神疲困倦，肢体沉重，不思饮食，恶心呕吐。脘腹胀满，大便溏薄，小便量少，呼气有尿臭味。舌苔白腻或白厚腻，脉濡细。

处方九　黄连温胆汤（《千金方》）

黄连6克，半夏12克，枳实12克，竹茹15克，橘皮9克，茯苓12克，甘草6克，水煎服。

【适应证】慢性肾功能衰竭。神疲肢倦，呕吐频繁，口腔发黏，口苦欲凉饮，口中有尿臭味。大便偏干，小便黄赤且灼热涩痛。舌质偏红，舌苔薄黄或黄腻，脉滑数。

处方十　五皮饮（《中藏经》）

桑白皮，大腹皮，茯苓皮，陈皮，生姜皮，以上5味各等分，共研细末后拌匀，每次3~6克，一日3次，温开水送服。

【适应证】慢性肾功能衰竭。全身浮肿，以下半身为甚。形寒肢冷，腰腿沉重，脘腹胀满，大便偏溏，小便量少。舌质偏淡，舌苔白腻，脉细或沉细。

处方十一　血府逐瘀汤（《医林改错》）

当归9克，生地9克，赤芍9克，川芎6克，柴胡6克，枳壳9克，桃仁12克，红花3克，桔梗9克，牛膝9克，甘草3克，水煎服。

【适应证】慢性肾功能衰竭。面色、口唇发暗或两眼眶暗黑，胸部或腰部似针刺般疼痛。胸闷呃逆，头痛失眠，心悸不安，体倦发热。舌质偏紫，舌边有瘀点或瘀斑，脉弦数或弦紧。

处方十二　天麻钩藤散（《杂病证治新义》）

天麻9克，钩藤12克（后下），石决明15克，山栀子9克，黄芩9克，牛膝9克，杜仲12克，益母草12克，桑寄生12克，夜交藤12

克，茯神 12 克，水煎服。

【适应证】慢性肾功能衰竭。头痛目眩，心烦易怒，言语不清。口腔糜烂，皮肤奇痒，小便不通，严重时可出现意识不清，神志不清，手足抽搐。舌质红，少津，苔少或无苔，脉细或细弦。

七、前列腺肥大（中医称癃闭）

前列腺肥大又称前列腺增生症，是男性中老年人多发的泌尿生殖系统疾病。其发病原因是随着年龄的增长，睾丸的功能逐渐衰退，睾丸的组织本身也逐渐萎缩，于是体内性激素代谢发生紊乱，有一种叫做双氢睾丸酮的物质会急骤增加，这种物质会刺激前列腺组织增生，引起前列腺发生退行性病变所致。此外，过度饮酒、前列腺或泌尿道梗阻以及睾丸病变等也是引发前列腺肥大的一些因素。

前列腺肥大的常见症状为：排尿不畅，尿频尿急。随着病情加重，可能出现排尿困难、尿潴留、尿失禁，甚至并发泌尿系统感染。直肠指诊可发现前列腺肥大，质地较硬，表面光滑，中央沟消失。

本病属于中医学中的"癃闭"之范畴。

前列腺肥大处方

处方一　前列腺肥大方 1（叶氏经验方）

别直参 12 克，黄芪 9 克，白术 9 克，当归 6 克，柴胡 6 克，升麻 6 克，杜仲叶 9 克，车前子 12 克，矮地茶 9 克，菝葜 12 克，陈皮 6 克，甘草 3 克，水煎服。

【适应证】前列腺肥大。相对来说体力比较虚弱，排尿不畅，尿量减少，经久不愈。全身倦怠，内脏下垂，不思饮食，盗汗动悸。舌质偏淡，苔薄白，脉细。

处方二　前列腺肥大方 2（叶氏经验方）

三白草 12 克，白茅根 15 克，萹蓄 9 克，瞿麦 9 克，茯苓 6 克，车前草 12 克，车前子 12 克，山栀子 12 克，大黄 3~6 克，草薢 9 克，陈皮 6 克，甘草梢 3 克，水煎服。

【适应证】前列腺肥大。排尿不畅，尿色黄赤，下腹胀痛，大便偏干，口苦且黏。舌质偏红，苔薄黄或黄腻，脉滑或滑数。

处方三　前列腺肥大方3（叶氏经验方）

西洋参9克，知母6克，石斛12克，生地黄12克，山萸肉9克，茯苓9克，山药9克，泽泻9克，丹皮9克，黄柏3克，车前子12克，杜仲叶6克，水煎服。

【适应证】前列腺肥大。小便淋沥不尽，腰重腰痛，两耳鸣响，五心烦热，口干欲饮，大便偏干。舌质红，苔少或无苔，脉细或细数。

处方四　前列腺肥大方4（叶氏经验方）

丹参12克，当归6克，川芎9克，赤芍9克，桃仁12克，红花3克，牛膝9克，车前子12克，益母草9克，马鞭草9克，泽兰6克，水煎服。

【适应证】前列腺肥大。排尿不畅，尿细如线或阻塞不通，小腹胀满，时有针刺样疼痛。舌质暗紫或有瘀点瘀斑，苔薄白或薄黄，脉细数或细涩。

处方五　前列腺肥大方5（叶氏经验方）

刺五加12克，黄芪9克，杜仲叶6克，补骨脂9克，金毛狗脊9克，肉苁蓉12克，独活9克，车前子15克，益母草9克，茯苓9克，神曲9克，甘草3克，水煎服。

【适应证】前列腺肥大。颜面少华，神疲肢冷，腰腿无力。小便淋沥不尽，排尿乏力，脘腹胀满，不思饮食，大便偏溏。舌质淡胖边有齿印，苔薄白，脉细或沉细。

处方六　六味地黄丸（《小儿药证直诀》）

地黄12克，山萸肉9克，茯苓9克，山药9克，泽泻9克，丹皮9克，水煎服。

【适应证】前列腺肥大。体质相对较虚弱，全身疲劳，腹部疼痛，腰部和下肢有沉重或麻木感。小便频数，排尿时有不畅感。腹诊可见下腹部比上腹部软弱无力。

处方七　八味地黄丸（《金匮要略》）

地黄 12 克，山萸肉 9 克，茯苓 9 克，山药 9 克，泽泻 9 克，丹皮 6 克，桂枝 6 克，制附片 3 克，水煎服。

【适应证】前列腺肥大。神疲体倦较为显著，腰痛口渴，多尿或乏尿，排尿异常（尤其是夜间尿频）。腰部和下肢有沉重或麻木感。腹诊可见下腹部比上腹部软弱无力。

处方八　牛车肾气丸（《济生方》）

地黄 12 克，牛膝 9 克，车前子 9 克，山萸肉 9 克，茯苓 9 克，山药 9 克，泽泻 9 克，丹皮 6 克，桂枝 6 克，制附片 3 克，水煎服。

【适应证】前列腺肥大。体力相对低下之高龄者，频尿，尿量较少，排尿困难，腰部及下肢无力，神疲体倦相当显著。疼痛，冷感，麻木，浮肿，口渴欲饮。与上腹部相比下腹部显得软弱无力。

与处方七中的"八味地黄丸"比较，本方适用于各种症状更为显著的前列腺肥大患者。

处方九　补中益气汤（《内外伤辨惑论》）

人参 9 克，黄芪 9 克，白术 9 克，当归 6 克，柴胡 3 克，升麻 3 克，陈皮 6 克，甘草 3 克，生姜 3 片，大枣 3 枚，水煎服。

【适应证】前列腺肥大。体力相对较虚弱，排尿不畅，经久不愈。中气下陷，全身倦怠。盗汗动悸，内脏下垂，食欲不振，味同嚼蜡。舌质淡，苔薄白，脉细。

处方十　猪苓汤（《伤寒论》）

猪苓 9 克，茯苓 9 克，泽泻 9 克，阿胶 9 克（后下），滑石 15 克，水煎服。

【适应证】前列腺肥大。小便频数，排尿疼痛，有残尿感，时有血尿。小便量少或小便困难，口渴欲饮。全身浮肿，下半身更甚。

处方十一　猪苓汤合四物汤（日本本朝经验方）（本方为我国《伤寒论》猪苓汤与《太平惠民和剂局方》四物汤合方而成）

猪苓 9 克，茯苓 9 克，泽泻 9 克，阿胶 9 克（后下），滑石 15 克，地黄 9 克，芍药 9 克，当归 9 克，川芎 9 克，水煎服。

【适应证】前列腺肥大。中等体力之患者，面色不佳，皮肤干燥，小便频数，排尿困难，有残尿感。排尿疼痛，且经久不愈，反复发作。

与处方十中的"猪苓汤"相比，本方适用于症状更加慢性化的前列腺肥大患者。

八、阳痿（中医称筋痿，肾虚）

阳痿又称勃起功能障碍，是指成年男子在有性欲要求时，阴茎不能勃起或勃起不坚，或者阴茎虽能勉强勃起，但无法维持性交的足够时间，因而妨碍性交或不能完成性交的病症。在临床上阳痿分为器质性和功能性两种。前者是指因动脉硬化、高血压以及糖尿病等器质性病变所致的阳痿；后者是指没有器质性病变存在，主要是精神因素（例如性交环境不佳，担心怀孕，夫妻感情不好，或认为婚前手淫过多而怀疑自己性功能异常）造成恐惧心理所致的阳痿。这类功能性的阳痿患者约占全体阳痿患者的 70% 以上，治疗效果也比较理想。要注意的一点是，对发热、过度劳累、情绪反常等因素造成的一时性阴茎勃起障碍，不能视为病态。

本病属于中医学中的"筋痿""肾虚"之范畴。

阳痿处方

处方一　阳痿方 1（叶氏经验方）

柴胡 6 克，佛手片 9 克，白术 9 克，茯苓 9 克，当归 6 克，钩藤 9 克（后下），陈皮 6 克，半夏 9 克，紫苏叶 6 克，厚朴 6 克，韭菜子 15 克，甘草 6 克，水煎服。

【适应证】阳痿。阴茎痿软不能勃起或勃起不坚，唉声叹气，烦躁易怒，胸脘胀满，食欲不佳，睡眠多梦，大便不畅。舌质淡红，苔薄白，脉细弦。

处方二　阳痿方 2（叶氏经验方）

穿心莲 3 克，山栀子 9 克，薏苡仁 15 克，黄芩 6 克，黄柏 3 克，车前草 12 克，泽泻 9 克，木通 9 克，白蔹 12 克，陈皮 6 克，甘草 6 克，水煎服。

【适应证】阳痿。阴茎勃起不坚或无法勃起，阴囊及肛门部瘙痒且潮湿。口干且苦，大便偏溏，小便色黄。舌质偏红，苔薄黄或黄腻，脉滑。

处方三　阳痿方 3（叶氏经验方）

别直参 6 克，紫河车末 6 克（另分 2 次吞服），茯苓 9 克，白术 9 克，夜交藤 9 克，远志 6 克，黄芪 9 克，龙眼肉 15 克，陈皮 6 克，补骨脂 9 克，甘草 3 克，水煎服。

【适应证】阳痿。神疲困倦，面色苍白，性欲减退，阴茎不能勃起。心悸失眠，不思饮食，脘腹胀满，大便溏薄。舌质偏淡，苔薄白，脉细。

处方四　阳痿方 4（叶氏经验方）

阳起石 15 克，刺五加 12 克，杜仲叶 9 克，酸枣仁 9 克，续断 15 克，金毛狗脊 9 克，龙骨 12 克，牡蛎 12 克，白术 9 克，夜交藤 9 克，大枣 6 克，水煎服。

【适应证】阳痿。阴茎不能勃起或勃起不坚。精神不安，诚惶诚恐，心悸亢进，睡眠不佳，恶梦较多。腰痛耳鸣，时而腹部肌肉颤动。舌质偏淡，苔薄白，脉弦或弦细。

处方五　阳痿方 5（叶氏经验方）

鹿茸 6 克（另分 2 次吞服），雄蚕蛾 3 克，肉桂 6 克，锁阳 9 克，巴戟天 9 克，韭菜子 15 克，菟丝子 12 克，沙苑子 9 克，益智仁 12 克，干姜 6 克，水煎服。

【适应证】阳痿。精神萎靡，形体消瘦，面色㿠白。畏寒肢冷，下腹冷痛，腰腿酸软，阴部发凉，龟头更甚。性欲淡漠，阴茎不能勃起。舌质淡，苔薄白，脉沉细无力，尺脉尤甚。

处方六　桂枝加龙骨牡蛎汤（《金匮要略》）

桂枝 9 克，芍药 9 克，龙骨 12 克，牡蛎 12 克，甘草 6 克，大枣 4

枚，生姜3片，水煎服。

【适应证】阳痿。神经较为过敏，体质较弱，体形较瘦。面色不佳，精神不安，神疲体倦，夜间盗汗，四肢发凉。腹诊可触及腹部软弱无力，脐旁大动脉有明显搏动。

处方七　柴胡加龙骨牡蛎汤（《伤寒论》）

柴胡9克，人参6克，半夏9克，茯苓9克，桂枝6克，黄芩6克，龙骨12克，牡蛎12克，大枣3枚，生姜3片，水煎服。

【适应证】阳痿。多见于体力较强者。胸胁苦满，呼吸不畅，胸闷叹气。心烦易怒，精神不安，睡眠不佳，心悸多梦。头痛头重，肩部发硬，时而腹部肌肉颤动。腹诊可见两胁下有抵抗感。舌质红，苔薄黄或黄腻，脉弦或弦数。

处方八　六味地黄丸（《小儿药证直诀》）

地黄12克，山萸肉9克，茯苓9克，山药9克，泽泻9克，丹皮9克，水煎服。

【适应证】阳痿。体质相对较虚弱，全身疲劳，腹部疼痛，腰部和下肢有沉重或麻木感。小便频数，排尿时有不畅感。腹诊可见下腹部比上腹部软弱无力。

处方九　八味地黄丸（《金匮要略》）

地黄18克，山萸肉9克，茯苓9克，山药9克，泽泻9克，丹皮6克，桂枝6克，制附片3克，水煎服。

【适应证】多用于中高龄者的阳痿。神疲体倦较为显著，腰痛口渴，多尿或乏尿，排尿异常（尤其是夜间尿频）。腰部和下肢有沉重或麻木感。腹诊可见下腹部比上腹部软弱无力。

处方十　补中益气汤（《内外伤辨惑论》）

人参9克，黄芪9克，白术9克，当归6克，柴胡3克，升麻3克，陈皮6克，甘草3克，生姜3片，大枣3枚，水煎服。

【适应证】经久不愈之阳痿。体型相对较为消瘦，体力也较虚弱。全身倦怠，内脏（胃及肾等）下垂。食欲不振，味同嚼蜡，盗汗动悸。

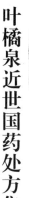

舌质淡，苔薄白，脉细。

处方十一　明朗汤（日本汉方医师经验方）

山栀子 0.9 克，黄连 0.4 克，竹茹 0.4 克，枳实 0.3 克，厚朴 0.3 克，牡蛎 2.1 克，白术 2.1 克，石膏 0.4 克，甘草 0.6 克，水煎服。

【适应证】经久不愈之遗精，阳痿。神疲体倦，情志失调，两颧潮红。口渴欲饮，夜间盗汗，五心烦热。大便偏干，小便色黄。舌质偏红，苔薄黄，脉细。

第五章　血液系统疾病

一、缺铁性贫血（中医称萎黄，黄胖）

缺铁性贫血是由于体内储存铁缺乏而影响血红蛋白合成所引起的贫血，也是各种类型的贫血中最为常见的一种。其病因主要有三条：第一是出血过多，例如妇女月经过多，消化道溃疡出血，痔疮出血，钩虫病等。第二是人体内铁质的需要量增加而摄入量却不够，例如婴幼儿生长期，女性青春期的成长发育以及月经来临，怀孕或哺乳期妇女。第三是铁质的吸收不良，例如胃肠道功能失调，胃肠吸收铁质的障碍，胃肠外科手术后造成铁质的吸收不足等。

缺铁性贫血的临床表现为面色萎黄，神疲体倦，头晕目眩，心悸耳鸣，眼睑结膜苍白，指甲脆弱易裂。实验室检查提示：血清铁下降和总铁结合率升高，血常规显示小细胞低色素性贫血。

本病属于中医学中的"萎黄""黄胖"之范畴。

缺铁性贫血处方

处方一　缺铁性贫血方1（叶氏经验方）

刺五加15克，鸡血藤12克，黄芪9克，党参9克，白术9克，茯苓12克，半夏9克，当归9克，陈皮6克，甘草6克，大枣4枚，水煎服。

【适应证】缺铁性贫血。面色萎黄，头重目眩，两耳鸣响，唇甲淡白，神疲肢软，食欲不振，大便偏溏。舌质偏淡，舌体胖且伴齿痕，苔薄白，脉细或沉细。

处方二　缺铁性贫血方2（叶氏经验方）

黄芪12克，仙鹤草12克，党参9克，白术9克，茯神9克，当归

9克，酸枣仁12克，桑椹9克，木香6克，何首乌12克，甘草6克，水煎服。

【适应证】缺铁性贫血。面色㿠白，头晕目眩，耳鸣难眠，心悸亢进，不思饮食，大便偏溏。舌质淡，苔薄白，脉细或细数。

处方三　缺铁性贫血方3（叶氏经验方）

鹿角胶9克，肉桂6克，附子9克，杜仲叶6克，黄芪15克，白术12克，淮山药12克，煨肉果12克，厚朴9克，猪苓12克，泽泻15克，甘草6克，水煎服。

【适应证】缺铁性贫血。面色萎黄或㿠白，形寒肢冷，下半身更甚，口唇及指甲苍白，全身浮肿，倦怠乏力，气短心悸，耳鸣眩晕。大便溏薄，小便清长。女子闭经，男子阳痿。舌质淡伴有齿痕，苔薄白或少苔，脉沉细。

处方四　缺铁性贫血方4（叶氏经验方）

南瓜子末6克（另分2次吞服），刺五加12克，墨旱莲9克，当归9克，熟地黄12克，贯众12克，槟榔12克，苦楝皮15克，百部12克，鹤草芽9克，蛇床子9克，水煎服。

【适应证】缺铁性贫血。患者不仅有倦怠乏力，贫血症状，并善食易饥，嗜食石块、泥土、生谷麦等，还伴有脘腹胀满，恶心呕吐，大便干结或溏薄，并有奇臭。舌质偏淡，苔薄白，脉细。

处方五　当归芍药散（《金匮要略》）

当归6克，芍药9克，白术9克，茯苓12克，泽泻9克，川芎6克，水煎服。

【适应证】缺铁性贫血。多用于体质比较虚弱的成年女子。心悸亢进，全身倦怠，四肢冷感，头痛头重，眩晕耳鸣。肩部发硬，浮肿腹痛，月经不调。

处方六　归脾汤（《济生方》）

黄芪9克，茯苓9克，人参9克，白术9克，当归6克，木香3克，远志6克，酸枣仁9克，龙眼肉9克，甘草3克，大枣4枚，水煎服。

【适应证】缺铁性贫血。体质虚弱之人，颜面少华，全身倦怠，血压偏低。心悸亢进，精神不安，睡眠不佳，夜间盗汗。健忘乏力，食欲不振，或伴有吐血、便血等症状。

处方七　人参养荣汤（《太平惠民和剂局方》）

人参6克，白术6克，茯苓12克，当归6克，芍药6克，地黄12克，桂枝3克，黄芪6克，远志6克，橘皮6克，五味子6克，甘草3克，干姜2片，大枣4枚，水煎服。

【适应证】缺铁性贫血。身体消瘦，倦怠无力，倏寒倏热，睡中盗汗。咳呛咳痰不松，或有咳血，贫血萎黄，动则气喘，食后痞胀，大便泄泻等。

处方八　十全大补汤（《太平惠民和剂局方》）

党参9克，白术6克，茯苓9克，当归9克，川芎6克，芍药9克，地黄9克，黄芪9克，肉桂3克，甘草6克，水煎服。

【适应证】缺铁性贫血。病后或手术后之身体虚弱，食欲不振，腹泻便血。形体消瘦，面色萎黄，皮肤枯燥，贫血乏力，四肢不温。气短心悸，头晕自汗，口腔干燥。舌质淡，苔薄白，脉细。

处方九　黄胖丸（日本本间枣轩医师经验方）

绿矾4克，白术8克，厚朴8克，陈皮8克，神曲8克，甘草2克，大枣8克。先将绿矾煅红，与他药共研细末后拌匀，水泛为丸如绿豆大，每次1~2克，一日2次，温开水送服。

【适应证】缺铁性贫血。面色萎黄，全身浮肿，倦怠乏力，动则汗出，食少嗜眠。舌质偏淡，苔薄白，脉细或沉细。

处方十　当归散（日本华冈青洲医师经验方）

当归45克，茅术30克，芍药12克，茯苓12克，桂枝30克，铁粉30克，甘草15克，干姜30克。以上8味共研细末后拌匀，每次1~3克，一日3次，温开水送服。

【适应证】缺铁性贫血。全身浮肿，肤色发黄，头晕目眩，心悸气

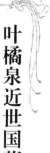

急，神疲体倦，四肢时而震颤，饮食不佳。

处方十一　铁砂散（日本汉方医师经验方）

铁砂 15 克，荞麦 30 克。以上 2 味共研细末后拌匀，每次 1.5 克，一日 3 次，温开水送服。

【适应证】缺铁性贫血。全身肌肤萎黄，面浮足肿，神疲乏力。多见于钩虫病或其他原因所致的贫血。

二、再生障碍性贫血（中医称血枯，髓劳）

再生障碍性贫血简称再障，是由化学药物、放射线、病毒感染以及遗传因素等所致的骨髓造血功能障碍。再障以骨髓造血细胞增生减低和外周血液中全血细胞减少为特征，其主要症状为贫血、出血和感染。再障的发病高峰期为 15～25 岁以及 60 岁以上两个年龄组。

临床上再障分急性再障和慢性再障两种。急性再障起病较急，以感染发热和出血为主要表现。感染肺炎等疾病后可能导致败血症。本型患者几乎都有出血倾向，半数以上患者伴有内脏出血，且不易控制。感染和出血互为因果，使病情逐渐恶化。慢性再障起病缓慢，以贫血为主，伴有皮肤黏膜出血，呼吸道感染等症状。若经合理治疗，症状可获缓解乃至痊愈。也有部分患者经久不愈，少数患者可进展为重型再障。

本病属于中医学中的"血枯""髓劳"之范畴。

再生障碍性贫血处方

处方一　再生障碍性贫血方 1（叶氏经验方）

鹿茸末 3 克（另分 2 次吞服），黄芪 9 克，附子 6 克，锁阳 12 克，巴戟天 12 克，杜仲叶 9 克，葫芦巴 9 克，楮实子 6 克，阿胶 12 克（烊化），陈皮 6 克，大枣 4 枚，水煎服。

【适应证】再生障碍性贫血。面色㿠白，唇甲苍白，皮下出血。喜温欲热饮，疲劳汗多，不思饮食。大便偏溏，小便清长，腰腿冷痛。男子阳痿，女子闭经。舌质偏淡，舌体胖且伴齿痕，苔薄白，脉细或沉细。

处方二 再生障碍性贫血方2（叶氏经验方）

蒲公英根15克，西洋参9克，何首乌15克，女贞子12克，墨旱莲9克，北沙参12克，枸杞子12克，十大功劳叶9克，佛手参12克，黄精9克，玉竹9克，石斛12克，大枣3枚，水煎服。

【适应证】再生障碍性贫血。颜面两颧微红，头晕耳鸣，心悸不眠。低热盗汗，五心烦热，口渴欲饮冷。腰腿酸软，大便偏干。舌质偏红，苔薄黄，脉细或细数。

处方三 再生障碍性贫血方3（叶氏经验方）

何首乌12克，鹿茸末3克（另分2次吞服），刺五加12克，丹参9克，知母9克，枸杞子12克，菟丝子12克，干地黄12克，茯苓9克，白术9克，当归6克，甘草3克，水煎服。

【适应证】再生障碍性贫血。颜面少华，头晕耳鸣，萎靡不振，少气懒言。形寒肢冷，心悸不眠，五心烦热，口渴欲饮。腰腿酸软，大便偏干。舌质偏红，津液偏少，苔少，脉细或沉细。

处方四 归脾汤（《济生方》）

黄芪9克，茯苓9克，人参9克，白术9克，当归6克，木香6克，远志6克，酸枣仁9克，龙眼肉9克，甘草3克，大枣4枚，水煎服。

【适应证】再生障碍性贫血。体质虚弱之人，颜面少华，全身倦怠，血压偏低。心悸亢进，精神不安，睡眠不佳，夜间盗汗。健忘乏力，食欲不振，或伴有吐血、便血等症状。

处方五 人参养荣汤（《太平惠民和剂局方》）

人参6克，白术9克，茯苓12克，当归6克，芍药9克，地黄12克，桂枝3克，黄芪6克，远志3克，橘皮6克，五味子9克，甘草3克，干姜3片，大枣4枚，水煎服。

【适应证】再生障碍性贫血。身体消瘦，倏寒倏热，睡中盗汗。咳呛咳痰不松，或有咳血。贫血萎黄，倦怠无力，动则气喘，食后痞胀，

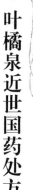

大便泄泻等。

处方六　加味十全汤（《启迪集》）

人参 6 克，白术 9 克，茯苓 9 克，黄芪 9 克，地黄 9 克，芍药 9 克，当归 9 克，川芎 6 克，桂心 1 克，乌药 9 克，五味子 9 克，陈皮 6 克，甘草 3 克，大枣 3 枚，生姜 3 片，水煎服。

【适应证】再生障碍性贫血。颜面少华，心悸胸闷，睡眠不佳。体重乏力，头晕目眩，食欲不振。舌质偏淡，苔薄白，脉细。

处方七　保元汤（《景岳全书》）

人参 6 克，黄芪 9 克，肉桂 1.5 克，甘草 3 克，生姜 3 片，水煎服。

【适应证】再生障碍性贫血。倦怠乏力，面色㿠白，不思饮食，少气畏寒。以及小儿痘毒内陷，气陷久泻，肢体无力，恶寒自汗。

处方八　右归饮（《景岳全书》）

地黄 9 克，山药 12 克，山萸肉 9 克，枸杞子 9 克，杜仲 9 克，肉桂 3 克，制附子 6 克，甘草 6 克，水煎服。

【适应证】再生障碍性贫血。体重倦怠，腰腿酸痛，四肢发凉。脐腹冷痛，时而咳喘，腹胀泄泻。舌质偏淡，苔薄白，脉细数。

处方九　左归饮（《景岳全书》）

地黄 9 克，山药 12 克，枸杞 9 克，茯苓 9 克，山萸肉 9 克，甘草 3 克，水煎服。

【适应证】再生障碍性贫血。腰膝酸软，男子遗精，夜间盗汗，口干咽燥，口渴欲饮。舌质偏红，苔少，脉细数。

处方十　八珍汤（《瑞竹堂经验方》）

人参 6 克，白术 9 克，茯苓 12 克，当归 9 克，川芎 6 克，芍药 9 克，地黄 9 克，甘草 6 克，水煎服。

【适应证】再生障碍性贫血。颜面少华，头晕目眩，两耳鸣响，神疲乏力。气短懒言，心悸亢进，饮食不振。舌质淡，苔薄白，脉细弱或虚大无力。

处方十一 当归补血汤（《内外伤辨惑论》）

黄芪30克，当归6克，水煎服。

【适应证】再生障碍性贫血。面红目赤，发热不退，肌肤发烫，口渴欲饮，心烦易怒。脉洪大而虚，重按无力。

三、白细胞减少症与粒细胞缺乏症（中医称虚劳，血虚）

白细胞减少症与粒细胞缺乏症是由感染、放射线、药物等原因引起的一组综合征。外周血象中白细胞计数持续低于 $4.0 \times 10^9/L$，称为白细胞减少症。如果白细胞计数低于 $2.0 \times 10^9/L$ 时，粒细胞显著减少，绝对值低于 $0.5 \times 10^9/L$ 时，则称为粒细胞缺乏症。临床上，白细胞减少症可能没有症状，或有头晕目眩，全身疲倦，低热失眠，不思饮食，心悸亢进，形寒肢冷等症状。粒细胞缺乏症则起病较急，畏寒发热，神疲乏力，口腔溃疡，严重时可能出现组织坏死，败血症等症状。

本病治疗的根本是病因治疗。与感染有关者应及时控制感染；因放射线引起者应立即停止放射线照射；因药物原因引起者，应立即停用药物。本病属于中医学中的"虚劳""血虚"之范畴，治疗以补虚为主。

白细胞减少症与粒细胞缺乏症处方

处方一 白细胞减少症与粒细胞缺乏症方1（叶氏经验方）

东北红参12克，制附片6克，肉桂3克，黄芪12克，熟地黄12克，杜仲叶6克，金毛狗脊9克，阿胶15克（后下），山药12克，鸡血藤9克，陈皮6克，甘草6克，水煎服。

【适应证】白细胞减少症与粒细胞缺乏症。形寒肢冷，头晕目眩，全身疲倦，气短懒言。食欲不振，腰酸背痛，腹部鸣响，大便溏薄，小便清长。舌质淡，苔薄白，脉细或沉细。

处方二 白细胞减少症与粒细胞缺乏症方2（叶氏经验方）

刺五加15克，干地黄12克，当归9克，菟丝子12克，山药12

克，枸杞子 15 克，麦门冬 12 克，五味子 9 克，川芎 6 克，陈皮 6 克，甘草 3 克，水煎服。

【适应证】白细胞减少症与粒细胞缺乏症。头重头晕，少气懒言，动则出汗，容易感冒。舌质淡，苔薄白，脉沉细。

处方三　白细胞减少症与粒细胞缺乏症方3（叶氏经验方）

西洋参 12 克，生地黄 12 克，枸杞子 9 克，夜交藤 9 克，沙参 12 克，山药 9 克，枸杞子 9 克，麦门冬 12 克，五味子 9 克，芍药 9 克，甘草 3 克，水煎服。

【适应证】白细胞减少症与粒细胞缺乏症。头痛头重，眩晕耳鸣，两胁苦满，时而隐隐作痛。腰腿酸重，口渴欲饮，夜间盗汗，五心烦热。舌质偏红，苔薄白或苔少，脉细数或弦数。

处方四　大补阴丸（《丹溪心法》）

地黄 120 克，黄柏 80 克，知母 80 克，龟板 120 克，猪脊髓 160 克。以上前 4 味按分量配合，粉碎成粗粉，第 5 味猪脊髓置沸水中略煮，除去外皮，与上述粗粉拌匀，水泛为丸，每次 6 克，一日 2 ~ 3 次，温开水送服。

【适应证】白细胞减少症与粒细胞缺乏症。两颧发红，午后低热，失眠盗汗。咳嗽咯血，两耳鸣响，倦怠乏力，遗精早泄。

处方五　大补元煎（《景岳全书》）

地黄 15 克，人参 9 克，当归 9 克，山药 12 克，杜仲 9 克，山萸肉 9 克，枸杞子 12 克，甘草 3 克，水煎服。

【适应证】白细胞减少症与粒细胞缺乏症。身重倦怠，心悸亢进，失眠健忘，头晕头重。

处方六　还少丸（《杨氏家藏方》）

地黄 15 克，茯苓 30 克，牛膝 45 克，山药 45 克，杜仲 30 克，山萸肉 30 克，枸杞子 15 克，楮实 30 克，肉苁蓉 30 克，茴香 30 克，巴戟天 30 克，远志 30 克，菖蒲 30 克，五味子 30 克，大枣 15 枚。以上 15 味共研细末后拌匀，炼蜜为丸如绿豆大，每次 3 克，一日 2 ~ 3 次，温开水送服。

【适应证】白细胞减少症与粒细胞缺乏症。神疲体倦，头晕目眩，失眠健忘，腰腿酸痛，小便混浊。男子遗精阳痿，妇女月经不调。

处方七　河车大造丸（《景岳全书》）

紫河车100克，地黄200克，牛膝100克，杜仲150克，龟板200克，麦门冬100克，天门冬100克，黄柏150克。以上8味共研细末后拌匀，炼蜜为丸如绿豆大，每次3克，一日2~3次，温开水送服。

【适应证】白细胞减少症与粒细胞缺乏症。胸闷气短，咳嗽频频，五心烦热，午后低热。腰膝酸软，夜间盗汗，遗精阳痿。

处方八　补中益气汤（《内外伤辨惑论》）

人参9克，黄芪9克，白术9克，当归9克，柴胡6克，升麻3克，陈皮6克，甘草3克，生姜3片，大枣3枚，水煎服。

【适应证】白细胞减少症与粒细胞缺乏症。体型相对较为消瘦，体力也较虚弱。全身倦怠，内脏（胃及肾等）下垂。食欲不振，味同嚼蜡，盗汗动悸。舌质淡，苔薄白，脉细。

处方九　归脾汤（《济生方》）

黄芪9克，茯苓9克，人参9克，白术9克，当归6克，木香6克，远志6克，酸枣仁12克，龙眼肉12克，甘草6克，大枣4枚，水煎服。

【适应证】白细胞减少症与粒细胞缺乏症。体质虚弱之人，颜面少华，全身倦怠，血压偏低。心悸亢进，精神不安，睡眠不佳，夜间盗汗。健忘乏力，食欲不振，或伴有吐血、便血等症状。

处方十　十全大补汤（《太平惠民和剂局方》）

党参9克，白术6克，茯苓9克，当归9克，川芎6克，芍药9克，地黄9克，黄芪9克，肉桂3克，甘草6克，水煎服。

【适应证】白细胞减少症与粒细胞缺乏症。大病后或外科手术后之身体虚弱，食欲不振，腹泻便血。形体消瘦，面色萎黄，皮肤枯燥，贫血乏力。四肢不温，气短心悸，头晕自汗，口腔干燥。舌质淡，苔

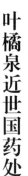

薄白，脉细。

处方十一　八珍汤（《瑞竹堂经验方》）

人参6克，白术9克，茯苓12克，当归9克，川芎6克，芍药9克，地黄9克，甘草6克，水煎服。

【适应证】白细胞减少症与粒细胞缺乏症。颜面少华，头晕目眩，两耳鸣响。神疲乏力，气短懒言，心悸亢进，饮食不振。舌淡苔薄白，脉细弱或虚大无力。

处方十二　归芪建中汤（日本华冈青洲医师经验方）

当归4克，黄芪2~4克，桂枝4克，芍药12克，甘草15克，大枣4克，生姜4克，胶饴20克。先煎诸药，汤成去渣，兑入胶饴后一日2次分服。

【适应证】白细胞减少症与粒细胞缺乏症。疲倦乏力，头晕头重，心悸亢进，夜眠多梦，四肢发凉，易出虚汗。

处方十三　大江药（日本汉方医师经验方）

玄参6克，蒲黄9克，阿胶9克（后下），水煎服。

【适应证】白细胞减少症与粒细胞缺乏症。体倦乏力，身寒肢冷，头晕目眩，胸闷气急，睡眠不安，或有出血倾向。

四、原发性血小板减少性紫癜（中医称血证，紫斑）

原发性血小板减少性紫癜是因血小板被破坏过多而致外周血液中血小板减少的一种出血性疾病。本病之发生与病毒感染、血小板功能异常以及免疫因素等有一定关系。

该病在临床上分为急性和慢性两种类型。急性型多见于儿童，发病较急，伴有畏寒发热、皮肤和黏膜广泛性出血，严重者可能出现内脏或颅内出血。慢性型多见于成人，起病缓慢且病程较长，出血症状较轻，主要为四肢皮肤反复出现瘀点，或伴有鼻衄、齿衄等黏膜出血。妇女月经过多，病程较长之患者可能出现慢性贫血，也可能引起全身衰弱。

急性和慢性患者的实验室检查均提示：血小板计数减少，骨髓检查都可见巨核细胞数正常或增多，且伴有成熟障碍。

本病属于中医学中的"血证""紫斑"之范畴。

原发性血小板减少性紫癜处方

处方一　原发性血小板减少性紫癜方1（叶氏经验方）

花生衣18克，生石膏30克，墓头回15克，水牛角30克，生地黄15克，白茅根12克，淡竹叶12克，龙胆草3克，紫草12克，山栀子9克，槐花9克，水煎服。

【适应证】原发性血小板减少性紫癜。起病急骤，局部皮下及黏膜出现鲜明之瘀点或瘀斑，病情严重时遍布全身。频繁发热，心烦易怒，口渴欲饮，常有鼻衄、齿衄。大便秘结，小便黄赤，甚者伴有尿血或便血。妇女月经过多。舌质红绛，苔黄少津，脉弦数。

处方二　原发性血小板减少性紫癜方2（叶氏经验方）

刺五加15克，红景天9克，黄芪9克，茯苓12克，白术9克，酸枣仁9克，龙眼肉9克，远志6克，陈皮6克，花生衣15克，干姜炭3克，大枣4枚，水煎服。

【适应证】原发性血小板减少性紫癜。面色㿠白，神疲倦怠，少气懒言，心悸不安。皮肤或黏膜可见散在性淡红色瘀点或瘀斑。劳累后容易发作。食欲不振，大便偏溏，小便清长。舌质偏淡，舌体胖且伴齿痕，苔薄白，脉细或沉细。

处方三　原发性血小板减少性紫癜方3（叶氏经验方）

西洋参15克，地榆12克，黄精9克，玄参9克，白薇12克，槐花6克，小蓟9克，紫草9克，女贞子12克，墨旱莲9克，花生衣15克，大枣3枚，水煎服。

【适应证】原发性血小板减少性紫癜。颜面两颧微红，体重乏力。午后低热，五心烦热，夜间盗汗，口渴欲饮冷食。皮肤各处出现紫红色瘀点或瘀斑，时显时消，或伴鼻衄、齿衄。妇女月经过多。舌质偏红，苔少或无苔，脉细数。

处方四　原发性血小板减少性紫癜方4（叶氏经验方）

丹参15克，桃仁12克，红花6克，当归9克，赤芍9克，干地黄12克，川芎6克，大蓟9克，地榆9克，花生衣15克，大黄3～6克，水煎服。

【适应证】原发性血小板减少性紫癜。颜面发暗，眼眶发黑，唇甲紫黑。皮肤与黏膜呈散在性瘀点或瘀斑，色紫或暗黑。时而大便偏干，呈咖啡色或黑色。妇女月经期间腹部呈针刺般疼痛，经血色紫黑夹块。舌质紫暗或伴有瘀点或瘀斑，苔少或薄黄，脉涩或弦涩。

处方五　十灰丸（《重订严氏济生方》）

大蓟、小蓟、丹皮、棕榈皮、侧柏叶（炒炭）、荷叶、茜草、山栀子、大黄、茅根各等分。以上10味各烧灰存性，共研细末后拌匀。每次3～9克，一日1～2次，温开水送服。

【适应证】原发性血小板减少性紫癜。四肢或全身皮肤出现瘀点或瘀斑，或伴有鼻衄、齿衄等黏膜出血，以及呕血、吐血、咯血、嗽血等。妇女月经过多。

处方六　黄土汤（《金匮要略》）

地黄9克，白术9克，附子（炮）9克，阿胶15克，黄芩9克，灶心土30克，甘草9克，水煎服。

【适应证】原发性血小板减少性紫癜。面色苍白或萎黄，头晕目眩，心悸不安，全身倦怠。四肢不温，血压偏低，夜不安眠，吐血衄血。妇女崩漏，血色暗淡，皮肤斑色淡红，隐约不显。舌质淡胖有齿痕，苔薄白，脉沉细无力。

处方七　归脾汤（《济生方》）

黄芪9克，茯苓9克，人参9克，白术9克，当归6克，木香3克，远志6克，酸枣仁9克，龙眼肉9克，甘草3克，大枣4枚，水煎服。

【适应证】原发性血小板减少性紫癜。体质虚弱之人，颜面少华，全身倦怠，血压偏低。心悸亢进，精神不安，睡眠不佳，夜间盗汗。健忘乏力，食欲不振，皮肤与黏膜呈散在性瘀点或瘀斑，或伴有吐血、便血等症状。

处方八　参苓白术散（《太平惠民和剂局方》）

人参、茯苓、白术、山药、甘草各1000克，炒白扁豆750克，莲子、肉砂仁、薏苡仁、桔梗各500克。以上10味共研细末后拌匀，每次6~9克，一日2~3次，红枣煎汤送服。

【适应证】原发性血小板减少性紫癜。形体消瘦，面色萎黄，四肢浮肿。食欲不振，肢倦乏力，胸脘痞塞，腹胀肠鸣，大便溏薄。皮肤与黏膜呈散在性瘀点或瘀斑。舌质淡，苔薄白或白腻，脉细或细缓。

处方九　补中益气汤（《内外伤辨惑论》）

人参9克，黄芪9克，白术9克，当归6克，柴胡3克，升麻6克，陈皮6克，甘草3克，生姜3片，大枣3枚，水煎服。

【适应证】原发性血小板减少性紫癜。体力相对较虚弱，排尿不畅，经久不愈。中气下陷，全身倦怠。盗汗动悸，内脏下垂。食欲不振，味同嚼蜡。皮肤与黏膜呈散在性瘀点或瘀斑。舌质淡，苔薄白，脉细。

处方十　知柏地黄丸（《医宗金鉴》）

地黄12克，知母9克，山萸肉9克，山药12克，黄柏6克，丹皮9克，泽泻9克，茯苓9克，水煎服。

【适应证】原发性血小板减少性紫癜。体力相对比较虚弱，午后低热，夜间盗汗。口干欲饮，咽部疼痛，头晕耳鸣。男子遗精阳痿，女子月经不调。大便偏干，小便短赤。皮肤与黏膜呈散在性瘀点或瘀斑。舌质偏红，苔少，脉细弦。

处方十一　犀角地黄丸（《备急千金要方》）

犀角3克（用水牛角30克代替），生地黄24克，丹皮9克，芍药12克，水煎服。

【适应证】原发性血小板减少性紫癜。口中有血腥臭味，动则出汗，口渴欲饮。皮下呈现大片瘀斑，尿血，便血，妇女月经过多。舌质青紫，苔腻少津，脉数。

处方十二　三黄泻心汤（《金匮要略》）

大黄9克，黄连6克，黄芩9克，水煎服。

【适应证】原发性血小板减少性紫癜。颜面偏红，眼目赤肿，口舌生疮。胸中烦热，脘腹痞满，大便秘结，小便黄赤。皮肤与黏膜呈散在性瘀点或瘀斑，或伴有吐血、衄血。舌质偏红，苔黄腻或黄厚腻，脉数或弦数。

五、恶性淋巴瘤（中医称恶核，石疽）

恶性淋巴瘤是一组起源于淋巴造血系统的恶性肿瘤的总称，临床以无痛性、进行性淋巴结肿大为主要表现，全身各组织器官均可受累，伴有发热、盗汗、消瘦、皮肤瘙痒等症状。病因至今尚未完全阐明，可能与病毒及其他病原体感染、放射线、化学药物等理化因素以及免疫功能低下等有关。

恶性淋巴瘤可分为霍奇金淋巴瘤及非霍奇金淋巴瘤两种类型。霍奇金病多见于20~40岁之青壮年。淋巴结受累多为连续性，依次侵及邻近部位淋巴结。组织病理学检查可以找到诊断性R－S细胞。非霍奇金淋巴瘤的发病率远高于霍奇金淋巴瘤，可见于各种年龄组，男性多于女性。受侵的淋巴结部位为跳跃性，无一定规律，结外淋巴组织或器官受侵者也较多见。组织病理学特点为淋巴结结构消失，并可见到有较强异质性的淋巴细胞出现异常增殖。

本病属于中医学中的"恶核""石疽"之范畴。

恶性淋巴瘤处方

处方一　恶性淋巴瘤方1（叶氏经验方）

猫爪草（毛茛科植物小毛茛的块根）15克，羊蹄根15克，黄药子12克，玄参9克，象贝母12克，柴胡6克，川芎9克，香附9克，枳壳9克，牡蛎12克，紫菜6克，陈皮6克，水煎服。

【适应证】恶性淋巴瘤。胸胁苦满，脘腹痞胀，发热疲倦，唉声叹气。夜间盗汗，体型逐渐消瘦。大便偏干，小便色黄。耳后、颈部、腋下以及腹股沟等处出现橡皮般硬度之肿核，大小不一，局部皮肤颜色不变，按之尤如橡皮，活动自如，不感疼痛。舌质淡红，苔薄白，脉弦或细弦。

处方二　恶性淋巴瘤方2（叶氏经验方）

核桃树枝30克，鹿角胶12克（后下），皂刺9克，麻黄6克，肉桂粉3克（另分2次冲服），天南星6克，白芥子9克，夏枯草9克，牡蛎12克，猫爪草15克，干姜6克，陈皮6克，水煎服。

【适应证】恶性淋巴瘤。颜面少华，形寒肢冷，欲饮热食，身重倦怠，心悸不眠，耳后、颈部、腋下或腹股沟等处出现肿核，局部不红不痛，表面光滑，活动，扪之质韧，饱满，均匀。舌质偏淡，苔薄白，脉细。

处方三　恶性淋巴瘤方3（叶氏经验方）

刺五加15克，紫河车粉6克（另分2次吞服），白术9克，茯苓12克，当归9克，川芎6克，芍药9克，熟地黄9克，山慈菇15克，昆布15克，猫爪草15克，甘草6克，水煎服。

【适应证】恶性淋巴瘤。面色㿠白，神疲乏力，头晕目眩，心悸亢进。失眠多梦，自汗盗汗，身重倦怠，不思饮食，体型消瘦。耳后、颈部、腋下或腹股沟等处肿核累累，互相融合，与皮肤粘连，不易推动。患部按之不痛，腹诊可触及腹内肿块。舌质淡，苔薄白，脉细或沉细。

处方四　当归龙荟丸（《丹溪心法》）

大黄9克，黄柏9克，黄芩9克，黄连9克，栀子9克，龙胆草9克，芦荟9克，青黛9克，当归15克，木香6克，甘草6克，麝香1.5克，水煎服。

【适应证】恶性淋巴瘤。头晕目眩，胸胁作痛，耳鸣耳聋，心悸亢进，失眠易怒。颈部、腋下以及腹股沟等处出现大小不一之肿核，按

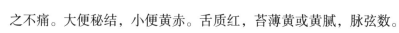

之不痛。大便秘结，小便黄赤。舌质红，苔薄黄或黄腻，脉弦数。

处方五　柴胡疏肝散（《景岳全书》）

柴胡6克，川芎9克，香附9克，枳壳9克，芍药9克，山栀子6克，陈皮6克，甘草3克，干姜3克，水煎服。

【适应证】恶性淋巴瘤。全身各处出现大小不一之肿核，硬度似橡皮，按之不痛。胸脘胀闷，深呼吸后方舒，情志抑郁，烦躁易怒，嗳气频频，脘腹胀满。舌质淡红，苔薄白，脉弦或细弦。

处方六　阳和汤（《外科全生集》）

熟地黄30克，肉桂3克，麻黄3克，鹿角胶9克（后下），白芥子6克，干姜3克，甘草3克，水煎服。

【适应证】恶性淋巴瘤。颈部、腋下等处出现大小不一之肿核，按之不痛，漫肿无头，患部皮色不变。体倦无热，口中不渴。舌质淡，苔薄白，脉沉细或迟细。

处方七　犀黄丸（《外科全生集》）

麝香5克，犀黄1克，乳香30克，没药30克。以上4味共研细末后拌匀，黄米饭30克捣烂和药末为丸，每次4克，一日3次，黄酒送服。

【适应证】恶性淋巴瘤。全身各处出现大小不一之肿核，互相融合，与皮肤粘连，不易推动。患部按之不痛，腹诊可触及腹内肿块。舌质红，苔少，脉滑数。

处方八　大黄䗪虫丸（《金匮要略》）

大黄（蒸）300克，䗪虫30克，水蛭60克，虻虫45克，蛴螬45克，干漆30克，桃仁120克，苦杏仁120克，黄芩60克，地黄300克，芍药120克，甘草90克。以上12味药共研细末后拌匀，炼蜜为丸如绿豆大，每次3～6克，一日1～2次，温开水送服。

【适应证】恶性淋巴瘤。体型消瘦，眼眶发黑，肌肤甲错，午后潮热。腹部肿块，时有针刺般疼痛。妇女闭经。

处方九　六味地黄丸（《小儿药证直诀》）

地黄12克，山萸肉9克，茯苓9克，山药9克，泽泻9克，丹皮

9克，水煎服。

【适应证】恶性淋巴瘤。体质相对较为虚弱，全身疲劳。腹部疼痛，腰部和下肢有沉重或麻木感，小便频数，排尿时有不适感。全身各处出现大小不等之肿核，按之不痛，局部亦不红。腹诊可见下腹部比上腹部更加软弱无力。

处方十　柴胡清肝汤（日本森道伯医师经验方）

柴胡2克，地黄1.5克，山栀子5克，当归1.5克，芍药1.5克，川芎1.5克，瓜蒌根1.5克，黄连1.5克，黄芩1.5克，黄柏1.5克，连翘1.5克，桔梗1.5克，牛蒡子1.5克，薄荷叶1.5克，甘草1.5克，水煎服。

【适应证】恶性淋巴瘤。时有低热，两眼干涩，夜间盗汗，烦躁易怒，两胁胀满。颈部、腋下以及腹股沟等处呈现大小不等之肿核，按之有橡皮样感觉。

六、白血病（中医称血证，虚劳）

白血病是造血系统的一种恶性克隆性病变。其特征为白细胞及其幼稚细胞（白血病细胞）在骨髓或其他造血组织中异常地弥漫性增生，并浸润各种器官和组织产生不同的症状。

白血病临床可见不同程度的发热、出血、贫血以及肝、脾、淋巴结肿大，骨骼或骨关节疼痛。病因尚未完全阐明，可能与病毒感染、遗传因素、放射线、化学药物以及环境因素等有关。白血病是儿童和青少年中最常见的一种恶性肿瘤，男性发病率略高于女性。

白血病按病程缓急以及细胞分化程度分为急性白血病和慢性白血病两种类型。急性白血病起病急，病程短，临床主要表现为发热、出血、进行性贫血，骨骼或骨关节疼痛等。慢性白血病起病较缓，初期常无明显症状，后期表现为体型消瘦，饮食减少，神疲乏力，头痛头晕，肝脾肿大，出血贫血，颈部、腋部以及腹股沟等处出现肿块等。

本病属于中医学中的"血证""虚劳"之范畴。

（一）急性白血病处方

处方一　急性白血病方 1（叶氏经验方）

狗舌草（菊科植物狗舌草）30 克，水牛角 30 克，马兰根 15 克，生地黄 15 克，石膏 15 克，黄连 6 克，黄芩 9 克，黄柏 6 克，山栀子 9 克，鲜柿叶 30 克，乌蔹莓 9 克，大黄 3~6 克，水煎服。

【适应证】急性白血病。突发持续性高热，无恶寒或微感恶寒，虽有汗出，但热度不退。口干唇燥，喜食冷饮，心烦易怒，鼻衄齿衄。皮肤紫斑，周身骨痛，大便秘结，小便黄赤。舌质红，苔薄黄或黄腻，脉弦数。

处方二　急性白血病方 2（叶氏经验方）

西洋参 12 克，麦门冬 12 克，黄精 12 克，玉竹 12 克，茯苓 9 克，丹皮 9 克，山药 12 克，泽泻 9 克，生地黄 9 克，山萸肉 9 克，狗舌草 30 克，仙鹤草 9 克，地榆炭 15 克，水煎服。

【适应证】急性白血病。身重倦怠，头晕目眩，午后低热，口渴欲饮，五心烦热。鼻衄齿衄，皮肤紫斑，食欲不振，睡眠多梦。舌质偏红或有裂纹，苔少，脉细。

处方三　急性白血病方 3（叶氏经验方）

制附子 6 克，肉桂 3 克，刺五加 15 克，鹿角胶 12 克（后下），杜仲叶 9 克，熟地黄 9 克，山萸肉 9 克，参三七粉 6 克（另分 2 次冲服），三尖杉 12 克，菟丝子 9 克，金毛狗脊 9 克，狗舌草 30 克，水煎服。

【适应证】急性白血病。面色㿠白，肢体浮肿，气短懒言，神疲乏力。形寒肢冷，腰腿酸软，不思饮食，动则出汗。大便溏薄，小便清长。皮肤有出血点，鼻衄齿衄。舌质偏淡，边有齿痕，苔薄白，脉细或沉细。

（二）慢性白血病处方

处方四　慢性白血病方 4（叶氏经验方）

狗舌草 30 克，丹参 12 克，黄芪 9 克，桃仁 12 克，红花 3 克，当归9克，川芎9克，赤芍9克，丹皮9克，藕节15克，陈皮6克，大枣3枚，水煎服。

【适应证】慢性白血病。形体消瘦，面色黧黑，眼眶发暗，唇甲发紫。骨骼或骨关节时感针刺般疼痛，皮肤有瘀点瘀斑。大便发黑，妇女经血呈咖啡色或黑色。舌质紫暗或有瘀点瘀斑，苔薄黄，脉弦涩。

处方五　慢性白血病方5（叶氏经验方）

鱼鳖金星（水龙骨科植物抱石莲）15克，白茅根15克，白蔹9克，射干9克，青蒿9克，鳖甲15克，金银花9克，板蓝根12克，地骨皮9克，侧柏叶15克，羊蹄根12克，狗舌草30克，水煎服。

【适应证】慢性白血病。颜面潮红，低热不退，口腔溃疡，咽喉肿痛，口干欲饮冷。全身各处骨骼或骨关节疼痛，皮肤有紫斑，鼻衄齿衄，或便血，尿血。舌偏红，苔薄黄或黄腻，脉细或细弦。

处方六　慢性白血病方6（叶氏经验方）

别直参12克，白术9克，茯苓9克，熟地黄12克，当归9克，芍药9克，川芎6克，仙鹤草12克，大蓟9克，枸杞子12克，狗舌草30克，甘草6克，水煎服。

【适应证】慢性白血病。颜面少华，神疲乏力，气短懒言，心悸亢进。唇甲苍白，骨骼或骨关节疼痛，皮肤紫斑，尿血便血。舌质淡，边有齿痕，苔薄白，脉细或沉细。

处方七　膈下逐瘀汤（《医林改错》）

当归9克，五灵脂6克，川芎6克，桃仁9克，丹皮6克，赤芍6克，乌药6克，延胡索9克，香附6克，红花6克，枳壳9克，甘草6克，水煎服。

【适应证】慢性白血病。面色发暗，眼眶发黑，唇甲发紫。胸闷腹胀，骨骼或骨关节时感针刺般疼痛，皮肤有瘀点瘀斑。腹痛部位不移，大便发黑，妇女经血呈黑色。舌质紫暗，苔薄，脉弦涩。

处方八　大黄䗪虫丸（《金匮要略》）

大黄（蒸）300克，䗪虫30克，水蛭60克，虻虫45克，蛴螬45

克，干漆 30 克，桃仁 120 克，苦杏仁 120 克，黄芩 60 克，地黄 300 克，芍药 120 克，甘草 90 克。以上 12 味药共研细末后拌匀，炼蜜为丸如梧子大，每次 3～6 克，一日 1～2 次，温开水送服。

【适应证】慢性白血病。体型消瘦，眼眶发黑，肌肤甲错，午后潮热。腹部肿块，时有针刺般疼痛。妇女闭经。

（三）急、慢性白血病处方

处方九　当归龙荟丸（《丹溪心法》）

大黄 9 克，黄柏 9 克，黄芩 9 克，黄连 9 克，栀子 9 克，龙胆草 9 克，芦荟 9 克，青黛 9 克，当归 9 克，木香 6 克，甘草 6 克，麝香 1.5 克，水煎服。

【适应证】急、慢性白血病。头晕目眩，胸胁作痛，耳鸣耳聋。心悸亢进，神志不宁，失眠易怒。骨骼或骨关节疼痛。大便秘结，小便黄赤。舌质红，苔薄黄或黄腻，脉弦数。

处方十　人参养荣汤（《太平惠民和剂局方》）

人参 6 克，白术 6 克，茯苓 12 克，当归 6 克，芍药 6 克，地黄 12 克，桂枝 3 克，黄芪 6 克，远志 6 克，橘皮 6 克，五味子 9 克，甘草 3 克，干姜 3 片，大枣 4 枚，水煎服。

【适应证】急、慢性白血病。身体消瘦，倦怠无力，动则气喘，倏寒倏热，睡中盗汗。咳呛咳痰不松，或有咳血，贫血萎黄，食后痞胀，大便泄泻等。

处方十一　八珍汤（《瑞竹堂经验方》）

人参 6 克，白术 9 克，茯苓 12 克，当归 9 克，川芎 6 克，芍药 9 克，地黄 9 克，甘草 6 克，水煎服。

【适应证】急、慢性白血病。颜面少华，头晕目眩，两耳鸣响。神疲乏力，气短懒言，心悸亢进，饮食不振。舌淡苔薄白，脉细弱或虚大无力。

处方十二　黄连解毒汤（《外台秘要》）

黄连 9 克，黄芩 6 克，黄柏 6 克，山栀子 9 克，水煎服。

【适应证】急、慢性白血病。颜面升火，面部潮红，口燥咽干，错语不眠，精神不安，烦躁易怒，上腹部膨满感，小便黄赤。多见于体力中等或比较强壮者。舌质红，苔薄黄或黄腻，脉弦数。

处方十三　清瘟败毒饮（《疫疹一得》）

生石膏（先煎）30克，生地黄15克，犀角6克（或用水牛角60克代替），黄连6克，生栀子9克，桔梗9克，黄芩9克，知母9克，赤芍9克，玄参9克，连翘9克，鲜淡竹叶15克，丹皮6克，甘草3克，水煎服。

【适应证】急、慢性白血病。高热狂躁，甚者神昏谵语，心烦易怒，睡眠不安，头痛剧烈。口渴唇焦，咽痛干呕，皮肤紫斑，便血尿血。舌质紫暗，苔黄少津，脉沉细或沉数，或浮大而数。

处方十四　桃红四物汤（《医宗金鉴》）

桃仁12克，红花6克，地黄12克，当归9克，芍药9克，川芎6克，水煎服。

【适应证】急、慢性白血病。颜面少华，神疲乏力，头晕目眩，唇甲苍白。头痛头重，眼眶发黑，皮肤干燥或伴有紫斑。女性月经不调，经期腹部呈针刺般疼痛。

处方十五　犀角地黄汤（《千金方》）

犀角3克（另磨汁和服或研末冲服，或用水牛角30克代替），生地黄30克，丹皮9克，芍药15克，水煎服。

【适应证】急、慢性白血病。口中有血腥臭味，动则出汗，口渴欲饮。皮下呈现瘀点瘀斑，尿血便血，妇女月经过多。舌质青紫，苔腻少津，脉数。

第六章　内分泌及代谢系统疾病

一、痛风（中医称痹证，白虎历节）

痛风是一种嘌呤代谢紊乱所致的全身慢性疾病。其主要特点为长期血中尿酸值过高，造成尿酸盐大量沉积在关节，导致痛风性关节炎。此外，尿酸盐还可能沉积在软骨或肾脏等部位而呈现相应的症状。

痛风患者大多数为 30 岁以上的男性，平时喜食高蛋白或高脂肪之物，体型肥胖。部分痛风患者伴有高血压、糖尿病等疾患。

痛风发作前多数患者无明显征兆，常于深夜因腿部关节剧痛而惊醒。随后疼痛进行性加剧，呈针刺样、撕裂样或咬噬样。患部呈红、肿、热、痛，无法着地，行走功能受限。多数患者数天后症状可以缓解。痛风一般多侵犯单侧第一跖趾关节，其次为足背、足跟、踝、膝、腕和肘等关节。部分患者可能有恶寒发热、眩晕心悸等全身症状。

实验室检查提示：痛风患者血尿酸值明显超过正常数值。影像学检查：慢性反复发作性痛风之患部可见尿酸盐晶体沉积，或有关节软骨下骨质损伤。

本病属于中医学中的"痹证""白虎历节"之范畴。

痛风处方

处方一　痛风方 1（叶氏经验方）

地肤子 30 克，薏苡仁 18 克，茅术 12 克，车前子 15 克，独活 9 克，接骨木 12 克，木瓜 12 克，防己 9 克，粉萆薢 9 克，制天南星 6 克，芍药 9 克，甘草 6 克，水煎服。

【适应证】痛风。跖趾关节等处发红且肿，疼痛剧烈，痛有定处，活动受限。部分患者可见患部皮下结石或痛风石。患侧下肢沉重或麻木不仁。舌质淡红，苔白腻，脉弦紧。

处方二　痛风方2（叶氏经验方）

龙麟草（豆科植物金钱草）15克，秦艽18克，桑枝9克，晚蚕砂12克，忍冬藤12克，王不留行9克，黄柏9克，生石膏30克，山栀子9克，海桐皮9克，地肤子30克，车前子15克，水煎服。

【适应证】痛风。跖趾关节等处红肿，疼痛难忍，按之更甚。触之患部有灼热感，屈伸不利，患部皮下存在结石或痛风石。或有发热，口渴欲饮冷，烦躁易怒，睡眠不安，大便偏干，小便黄赤。舌质红，苔薄黄或黄腻，脉滑数或弦数。

处方三　痛风方3（叶氏经验方）

虎杖15克，丹参9克，骨碎补12克，常春藤9克，车前子15克，滑石12克，威灵仙12克，薏苡仁6克，徐长卿6克，地肤子30克，桃仁9克，红花6克，水煎服。

【适应证】痛风。病程较长，反复发作，跖趾关节等有不同程度之肿胀变形。患部疼痛似针刺或刀绞，触之更甚。局部有出血点或瘀斑。舌质紫暗或伴有瘀点瘀斑，苔薄黄，脉弦涩。

处方四　痛风方4（叶氏经验方）

桑寄生15克，枸杞子12克，独活9克，车前子13克，怀牛膝9克，生地黄12克，当归9克，鸡血藤9克，薏苡仁12克，贝母9克，地肤子30克，穿山甲（炮）15克，水煎服。

【适应证】痛风。病程漫长，频频发作，跖趾关节等处疼痛剧烈。患部肿胀变形，行走艰难，肌肤呈麻木状态或痉挛不止。头晕耳鸣，午后低热，口干欲饮。舌质偏红，苔薄或无苔，脉弦细。

处方五　大防风汤（《太平惠民和剂局方》）

黄芪9克，地黄9克，芍药9克，白术9克，防风9克，川芎6克，牛膝6克，当归9克，人参6克，羌活6克，杜仲9克，制附子3克，甘草6克，大枣6克，干姜3克，水煎服。

【适应证】经久不愈之痛风。体力相对低下，颜面少华，关节肿胀，疼痛，运动功能障碍。本方也用于下肢慢性风湿性关节炎、慢性关节炎等。

处方六　乌头汤（《金匮要略》）

川乌6克，麻黄9克，芍药15克，黄芪15克，甘草6克，蜂蜜30克，水煎服。

【适应证】痛风。脚部关节剧痛，不可屈伸，畏寒喜热。舌苔薄白，脉沉弦。

处方七　宣痹汤（《温病条辨》）

防己12克，杏仁12克，滑石15克，连翘9克，山栀9克，薏苡仁15克，半夏9克，晚蚕砂9克，赤小豆皮9克，水煎服。

【适应证】痛风。面色萎黄，寒战发热，骨节烦疼，小便短赤。舌苔黄腻或灰滞。

处方八　薏苡仁汤（《奇效良方》）

薏苡仁15克，当归9克，芍药9克，麻黄3克，官桂3克，茅术9克，甘草6克，水煎服。

【适应证】痛风。手足流注疼痛，重着冷感，麻木不仁，难以屈伸。舌苔薄白或白腻，脉滑。

处方九　白虎桂枝汤（《金匮要略》）

知母15克，桂枝9克，石膏30克，粳米15克，甘草6克，水煎服。

【适应证】痛风。身无寒但热，骨节疼烦，时呕，风湿热痹，壮热汗出。气粗烦躁，关节肿痛，口渴。苔白，脉弦数。

处方十　右归饮（《景岳全书》）

地黄9克，山药12克，山萸肉9克，枸杞子9克，杜仲9克，肉桂3克，制附子6克，甘草6克，水煎服。

【适应证】痛风。体重倦怠，腰腿疼痛，四肢发凉。脐腹冷痛，时而咳喘，腹胀泄泻。舌质偏淡，苔薄白，脉细数。

处方十一　身痛逐瘀汤（《医林改错》）

秦艽3克，川芎6克，桃仁9克，红花6克，甘草6克，羌活9克，没药9克，当归9克，五灵脂6克，香附9克，牛膝9克，地龙9克，水煎服。

【适应证】痛风。肩痛，臂痛，腰腿痛，脚痛，或周身疼痛，经久不愈者。

处方十二　三痹汤（《妇人良方》）

续断6克，杜仲6克，防风6克，肉桂3克，人参6克，茯苓9克，当归6克，芍药6克，黄芪6克，牛膝6克，秦艽3克，细辛3克，地黄9克，川芎6克，独活6克，甘草3克，水煎服。

【适应证】痛风。治血气凝滞，手足拘挛，风痹，气痹。

处方十三　朴樕汤（日本汉方医师经验方）

朴樕（山毛榉科乔本植物之树皮）3克，防风4克，牛膝3克，独活1.5克，川芎3克，附子0.2克，忍冬藤2克，木通4克，土骨皮（壳斗科栎树之树皮）6克，大黄1克，水煎服。

【适应证】痛风。跖趾关节等处疼痛，患部麻木重着，屈伸不利，甚或关节肿大灼热。

处方十四　治痛风蒸洗法（日本片仓元周医师经验方）

杜松（柏科植物刚桧之枝叶）24克，木通15克，荆芥9克，防风9克。以上4味药加水2升，煮后连滓熏洗患部。

【适应证】痛风。跖趾关节等部位疼痛或极度疼痛，局部红肿，触痛显著，同时伴见发热、头痛、心悸、多汗等症状。间歇性发作，甚至长期反复发作后关节可能变形，僵直。手、腕、踝等关节亦可见此症。舌质偏红，苔黄，脉浮数。

无论证候偏重风寒，风热或偏重瘀血者，均可用此方熏洗患部。

二、骨质疏松症（中医称骨痹，骨枯）

骨质疏松症是多种原因引起的一组全身性骨骼疾病。其特征是单位体积内骨量逐渐减少，骨的微细结构被破坏，因而导致骨的密度下降，荷载功能减弱。这种状态如果进展下去不仅会造成腰背疼痛，身材缩短，形成驼背，并容易导致脊椎、髋骨、踝骨以及腕骨等部位的骨折。更严重的是部分患者由于髋骨骨折可能导致下肢运动障碍，也有的患者因脊椎压缩性骨折而造成截瘫。

骨质疏松症是老年人最常见的一种骨骼疾病，主要原因与内分泌紊乱、骨代谢失调、缺乏运动等有密切关系。女性发病率明显高于男性。

由于早期的骨质疏松症没有特殊的临床表现，且发展过程缓慢，因而容易被大家忽视，有的患者直至出现骨折才意识到这种疾病的严重性。因此，绝经后妇女以及 70 岁以上之男性应该定期检查骨质密度。另外，当腰背出现疼痛，肌肉乏力，身高缩短，显示驼背等症状时，应及时加以预防和治疗。

本病属于中医学中的"骨痹""骨枯"之范畴。

骨质疏松症处方

处方一　骨质疏松症方 1（叶氏经验方）

动物骨（狗骨，猪骨，牛骨均可，从中选一）3 份，龟板胶 3 份，接骨木 2 份，怀牛膝 2 份，金毛狗脊 2 份，干地黄 2 份，茯苓 2 份，丹皮 2 份，山药 2 份，泽泻 2 份，山萸肉 2 份，小松树根 2 份，陈皮 1 份。以上 13 味按比例调配，共研细末后拌匀，水泛为丸如绿豆大。每次 3~6 克，一日 2~3 次，温开水送服。

【适应证】骨质疏松症。神疲体倦，颜面少华，头晕耳鸣，睡眠多梦，腰背疼痛，脊柱弯曲日进，行走艰难。舌淡红，苔薄白，脉细。

处方二　骨质疏松症方 2（叶氏经验方）

动物骨（猪骨，牛骨，狗骨等，从中选一）3 份，海狗肾 3 份，制附子 1 份，羌活 2 份，淫羊藿 2 份，独活 2 份，续断 2 份，杜仲叶 2 份，炒麦芽 3 份，茯苓 2 份，白术 2 份，甘草 1 份。以上 12 味按比例调配，共研细末后拌匀，水泛为丸如绿豆大。每次 3~6 克，一日 2~3 次，温开水送服。

【适应证】骨质疏松症。面色㿠白，身重乏力，下半身更甚。形寒肢冷，腰背疼痛，不思饮食。大便溏薄，小便清长。男子阳痿，女子绝经期提前。舌质淡，两侧有齿痕，苔薄白，脉细或沉细。

处方三　骨质疏松症方 3（叶氏经验方）

动物骨（猪骨，牛骨，狗骨等，从中选一）3 份，丹参 3 份，土鳖虫 3 份，别直参 3 份，黄芪 3 份，参三七 3 份，当归 3 份，桃仁 3 份，红花 2 份，川芎 2 份，骨碎补 3 份，甘草 1 份。以上 12 味按比例调配，共研细末后拌匀，水泛为丸如绿豆大。每次 3~6 克，一日 2~3 次，温开水送服。

【适应证】骨质疏松症。颜面暗黑，全身骨头疼痛，腰背更甚，时有针刺般感觉。或有脊柱畸形，下肢行走艰难，脘腹胀满。舌质紫暗，苔薄白或薄黄，脉弦涩。

处方四　身痛逐瘀汤（《医林改错》）

秦艽 3 克，川芎 6 克，桃仁 9 克，红花 6 克，甘草 6 克，羌活 9 克，没药 9 克，当归 9 克，五灵脂 9 克，香附 6 克，牛膝 9 克，地龙 9 克，水煎服。

【适应证】骨质疏松症。肩痛，臂痛，腰腿痛，脚痛，或周身疼痛，经久不愈者。

处方五　八味地黄丸（《金匮要略》）

地黄 18 克，山萸肉 9 克，茯苓 9 克，山药 9 克，泽泻 9 克，丹皮 6 克，桂枝 6 克，制附片 3 克，水煎服。

【适应证】骨质疏松症。体重倦怠，腰痛口渴，多尿或乏尿，排尿异常（尤其是夜间尿频）。腰部和下肢有沉重或麻木感。腹诊可见下腹部比上腹部更加软弱无力。

处方六　参苓白术散（《太平惠民和剂局方》）

人参、茯苓、白术、山药、甘草各 1000 克，炒白扁豆 750 克，莲子、肉砂仁、薏苡仁、桔梗各500克，以上10味共研细末后拌匀，每次6~9克，一日2~3次，红枣煎汤送服。

【适应证】骨质疏松症。面色萎黄，四肢浮肿。大便溏薄，食欲不振，肢倦乏力。形体消瘦，胸脘痞塞，腹胀肠鸣。舌质淡，苔白腻，脉细或细缓。

处方七　右归饮（《景岳全书》）

地黄9克，山药12克，山萸肉9克，枸杞子9克，杜仲9克，肉桂3克，制附子6克，甘草6克，水煎服。

【适应证】骨质疏松症。体重倦怠，腰腿酸痛，四肢发凉。时而咳喘，脐腹冷痛，腹胀泄泻。舌质偏淡，苔薄白，脉细数。

处方八　左归饮（《景岳全书》）

地黄9克，山药12克，枸杞9克，茯苓9克，山萸肉9克，甘草3克，水煎服。

【适应证】骨质疏松症。腰膝酸软，男子遗精，夜间盗汗。口干咽燥，口渴欲饮。舌质偏红，苔少，脉细数。

处方九　八珍汤（《瑞竹堂经验方》）

人参6克，白术9克，茯苓12克，当归9克，川芎6克，芍药9克，地黄9克，甘草6克，水煎服。

【适应证】骨质疏松症。颜面少华，头晕目眩，两耳鸣响，神疲乏力。心悸亢进，气短懒言，饮食不振。舌质淡，苔薄白，脉细弱或虚大无力。

处方十　河车大造丸（《景岳全书》）

紫河车100克，地黄200克，牛膝100克，杜仲150克，龟板200克，麦门冬100克，天门冬100克，黄柏150克。以上8味共研细末后拌匀，炼蜜为丸如梧桐子大，每次3克，一日2~3次，温开水送服。

【适应证】骨质疏松症。胸闷气短，咳嗽频频，五心烦热，午后低热。腰膝酸软，夜间盗汗，遗精阳痿。

处方十一　痃癖汤（日本本朝经验方）

地黄5克，当归5克，川芎4克，芍药4克，龟板4克，石决明4

克，水煎服。

【适应证】骨质疏松症。颜面少华，腰背酸痛，下肢麻痹或痿弱无力，眩晕耳鸣。

处方十二　痿证方（日本福井枫亭医师经验方）

当归4克，地黄4克，芍药4克，牛膝4克，茅术4克，杜仲4克，黄芩3克，黄柏2克，知母3克，水煎服。

【适应证】骨质疏松症。下肢痿软无力，身体困重或麻木微肿，自感足胫有热气上腾，伴腰酸目眩，耳鸣发落。小便短赤，遗精或遗尿，妇女月经不调。甚则步履全废，腿胫大肉渐脱。舌质红，苔黄腻，脉细数而滑。

三、糖尿病（中医称消渴）

糖尿病是由多种原因引起的体内胰岛素分泌不足而导致糖代谢紊乱的全身性疾病。临床上分为Ⅰ型糖尿病和Ⅱ型糖尿病两种类型。

Ⅰ型糖尿病多见于年轻人，起病较急，多饮、多食、多尿、消瘦等症状明显，血糖水平较高，部分病情严重患者可能导致酮症酸中毒，其表现为恶心呕吐，不思饮食，腹痛腹胀，倦怠思睡，呼吸既快且深，呼气中有烂苹果样气味。Ⅰ型糖尿病患者由于口服西药效果不佳，故必须采用胰岛素治疗。

Ⅱ型糖尿病多见于中老年人，肥胖者发病率较高，饮食过量和运动量不足是最主要的致病因素。Ⅱ型糖尿病早期多无自觉症状，或仅觉轻度倦怠、口渴。少数血糖增高不明显之患者需要做糖耐量试验才能确诊。

实验室检查提示：大部分糖尿病患者的尿糖及血糖值超过正常数据。

糖尿病常见的并发症有急性感染（皮肤化脓性感染等）、动脉硬化、肾脏和眼内视网膜微血管病变以及神经系统等病变。

本病属于中医学中的"消渴"之范畴。

糖尿病处方

处方一　糖尿病方 1（叶氏经验方）

楤木（五加科植物楤木之根皮）18 克，鲜柿叶 50 克，鲜藕节 50 克，鲜芦根 50 克，鲜车前草 50 克，生地黄 15 克，黄连 6 克，葛根 9 克，天花粉 15 克，太子参 9 克，蒲公英根 15 克，水煎服。

【适应证】糖尿病。口干舌燥，口渴多饮，尿频量多，烦热多汗。舌质红，苔薄黄，脉洪数。

处方二　糖尿病方 2（叶氏经验方）

楤木 500 克，生石膏 600 克，石斛 300 克，地骨皮 300 克，生地黄 300 克，女贞子 240 克，墨旱莲 180 克，麦门冬 240 克，天门冬 240 克，黄芩 180 克，知母 180 克。以上 11 味共研细末后拌匀，水泛为丸如绿豆大，每次 6 克，一日 3 次，温开水送服。

【适应证】糖尿病。形体消瘦，午后潮热，烦渴多饮，口干舌燥。多食易饥，手足心热，少寐多梦，烦躁盗汗，大便偏干，尿频量多。舌质红或有裂纹，苔黄燥，脉滑数或细数。

处方三　糖尿病方 3（叶氏经验方）

西洋参 180 克，生地黄 300 克，楤木 500 克，山药 300 克，茯苓 240 克，丹皮 120 克，山萸肉 240 克，泽泻 180 克，女贞子 240 克，知母 180 克，枸杞子 240 克。以上 11 味共研细末后拌匀，水泛为丸如绿豆大，每次 6 克，一日 3 次，温开水送服。

【适应证】糖尿病。尿频量多，略放置后混浊似糖水。腰腿酸软且沉重，神疲乏力，头晕目眩，两耳鸣响。口干欲饮，舌燥如拌石灰，皮肤干燥且甚痒。大便干结，小便色黄。舌质红，苔少或无苔，脉细数。

处方四　糖尿病方 4（叶氏经验方）

熟地黄 300 克，桂枝 120 克，制附子 120 克，生地黄 300 克，冬虫夏草 180 克，菟丝子 240 克，麦门冬 240 克，黄精 240 克，玉竹 240 克，楤木 500 克，茯苓 240 克。以上 11 味共研细末后拌匀，水泛为丸如绿豆大，每次6克，一日3次，温开水送服。

【适应证】糖尿病。体型消瘦，颜面暗黄，寡言少欲，不思饮食。胸闷心悸，身重乏力，动则出汗，潮热盗汗。大便溏泄，尿频量多，男子滑精阳痿，女子提前闭经。舌质偏淡，苔黄燥，脉微细或虚大无力。

处方五　六味地黄丸（《小儿药证直诀》）

地黄12克，山萸肉9克，茯苓9克，山药9克，泽泻9克，丹皮9克，水煎服。

【适应证】糖尿病。体质相对较虚弱，全身疲劳。腹部疼痛，腰部和下肢有沉重或麻木感。小便频数，排尿时有不畅感。腹诊可见下腹部比上腹部更加软弱无力。

处方六　八味地黄丸（《金匮要略》）

地黄18克，山萸肉9克，茯苓9克，山药9克，泽泻9克，丹皮6克，桂枝6克，制附片3克，水煎服。

【适应证】糖尿病。体重倦怠，腰痛口渴，多尿或乏尿，排尿异常（尤其是夜间尿频）。腰部和下肢有沉重或麻木感。腹诊可见下腹部比上腹部更加软弱无力。

处方七　牛车肾气丸（《济生方》）

地黄12克，牛膝9克，车前子9克，山萸肉9克，茯苓9克，山药9克，泽泻9克，丹皮6克，桂枝6克，制附片3克，水煎服。

【适应证】糖尿病。体力相对低下之高龄者，尿频，尿量较少，排尿困难。腰部及下肢无力，神疲体倦相当显著。疼痛，冷感，麻木，浮肿，口渴欲饮。与上腹部相比下腹部显得更加软弱无力。与处方六中的"八味地黄丸"比较，本方适用于各种症状更为显著的糖尿病患者。

处方八　大柴胡汤（《伤寒论》）

柴胡6克，黄芩6克，芍药6克，半夏9克，枳实6克，大黄6克，生姜3片，大枣3枚，水煎服。

【适应证】糖尿病。心中烦躁，身热有汗，口苦咽干，恶心呕吐。平日畏热喜寒，颜面潮热，胸胁苦满，大便干燥。腹诊可见腹肌紧张，轻者为抵抗感或不适感，重则上腹部有明显压痛。体格壮实，小便黄赤。舌质红，苔黄干燥，脉弦滑数。

处方九　参苓白术散（《太平惠民和剂局方》）

人参、茯苓、白术、山药、甘草各1000克，炒白扁豆750克，莲子、肉砂仁、薏苡仁、桔梗各500克。以上10味共研细末后拌匀，每次6~9克，一日2~3次。用红枣煎汤送服。

【适应证】糖尿病。形体消瘦，面色萎黄。食欲不振，肢倦乏力，四肢浮肿，胸脘痞塞，腹胀肠鸣，大便溏薄。舌质淡，苔白腻，脉细或细缓。

处方十　资生汤（《医学衷中参西录》）

山药30克，玄参15克，白术9克，牛蒡子9克，鸡内金6克，水煎服。

【适应证】糖尿病。体型消瘦，食欲不振，咳嗽喘息，身热倦怠，脉细。

处方十一　益胃汤（《温病条辨》）

沙参9克，麦门冬15克，生地黄15克，玉竹9克，冰糖3克，水煎服。

【适应证】糖尿病。胃脘灼痛，心烦嘈杂，恶心欲吐，不思饮食。五心烦热，口干咽燥，大便秘结。舌红少津，苔少，脉细数。

处方十二　消渴方（《丹溪心法》）

黄连末，天花粉末，生地黄汁，藕汁，生姜汁，蜂蜜，人乳（或牛乳），以上7味各适量搅拌成膏，开水调服。

【适应证】糖尿病。烦渴引饮，随饮随渴，食欲旺盛，口干舌燥。白天自汗，小便量多。舌质红，少津，苔黄，脉数或细数。

处方十三　白虎加人参汤（《伤寒论》）

生石膏30克，知母12克，粳米12克，人参10克，水煎服。

【适应证】糖尿病。体型枯瘦，肌肉萎缩，口干舌燥，渴欲饮水。心烦腹满，身重汗出，大便秘结。腹诊可见心下痞满。舌质红，津液少，苔白或黄，脉洪大。

处方十四　大黄黄连泻心汤（《伤寒论》）

大黄6克，黄连6克，黄芩6克，水煎服。

【适应证】糖尿病。体格壮实，颜面潮红，头痛头胀，鼻衄齿衄，心膈烦躁。大便秘结，小便赤涩。腹诊可见心下痞满，腹部充实有力。舌质暗红，苔薄黄或黄腻，脉实有力，滑数。

处方十五　右归饮（《景岳全书》）

地黄9克，山药12克，山萸肉9克，枸杞子9克，杜仲9克，肉桂3克，制附子6克，甘草6克，水煎服。

【适应证】糖尿病。体重倦怠，前胸部疼痛，腰腿酸痛，时而咳喘。四肢发凉，脐腹冷痛，腹胀泄泻。舌质偏淡，苔薄白，脉细数。

处方十六　益元汤（日本曲直濑道三医师经验方）

瓜蒌根6克，地骨皮6克，地黄6克，石膏3克，黄柏9克，水煎服。

【适应证】糖尿病。形体消瘦，时有低热，烦渴多饮，口干咽燥，易饥多食。大便偏干，尿频量多。舌质偏红，苔薄黄或黄腻，脉滑数。

处方十七　蜗牛散（日本惠见三伯医师经验方）

蜗牛1500克，焙干研细末，每次3～6克，一日2～3次，温开水送服。

【适应证】糖尿病。多饮，多食，多尿，体重减轻等症状明显，血糖水平异常。

四、甲状腺功能亢进症（中医称瘿气，瘿瘤）

甲状腺功能亢进症（简称甲亢）是一种自身免疫性疾病，是由多种原因导致甲状腺激素分泌过多而引起内分泌失调的临床综合征。甲亢中最常见的是弥漫性甲状腺肿伴甲亢，约占全部甲亢患者的90%以上。女性发病率较高，男女之比约为 1：4～1：6。患者年龄以 20～40 岁最多见。

甲亢的确切病因目前尚未明了，普遍认为该病的发病与急性感染、长期的精神创伤或强烈的精神刺激、忧虑、惊恐、紧张等因素有关，也与细菌或病毒感染等因素有关。

甲亢多数起病缓慢，临床表现包括代谢率增高和精神兴奋两大症候群。代谢率增高表现为体重减轻，心悸亢进，倦怠乏力，怕热多汗，食欲亢进，大便频数，男子阳痿，女子月经量减少等。精神兴奋表现为容易紧张或激动，烦躁易怒，神经过敏，睡眠不安等。

临床查体可见两眼球突出，甲状腺肿大，并可闻及血管杂音，心率加快，肠鸣音亢进，皮肤潮热，有时出现舌及两手震颤等。

本病属于中医学中的"瘿气""瘿瘤"之范畴。

甲状腺功能亢进症处方

处方一　甲亢方 1（叶氏经验方）

黄药子 12 克，柴胡 6 克，白术 9 克，青木香 9 克，厚朴 6 克，郁金 9 克，半夏 9 克，夏枯草 12 克，青皮 9 克，浮小麦 15 克，海螵蛸 15 克，蔷薇花 3 克，水煎服。

【适应证】甲亢。两眼球突出。甲状腺肿大，随吞咽动作上下移动，自觉发胀，质地较软，按之不痛。心悸失眠，善食多饮，出汗较著。嗳气频发，胁肋胀满，时而疼痛，肠鸣矢气，情绪不佳时更甚。舌质淡红，苔薄白或白腻，脉弦或弦滑。

处方二　甲亢方 2（叶氏经验方）

龙胆草 6 克，水牛角 30 克，生地黄 9 克，木通 9 克，车前子 9 克，黄芩 6 克，泽泻 12 克，莲子心 6 克，紫贝齿 15 克，黄药子 9 克，甘草 3 克，水煎服。

【适应证】甲亢。颜面升火，头痛目赤，两眼球突出。甲状腺肿大，质软光滑，按之不痛。心悸不安，烦躁易怒，善食多饮，出汗较著。口苦且干，舌及两手震颤，小便黄赤。舌质红，苔黄且燥，脉弦数。

处方三　甲亢方 3（叶氏经验方）

丹参 240 克，当归 180 克，川芎 120 克，桃仁 240 克，红花 120 克，贝母 240 克，丹皮 120 克，郁金 180 克，香附子 180 克，黄药子 180 克，赤芍 180 克。以上 11 味共研细末后拌匀，水泛为丸如绿豆大，每次 6 克，一日 3 次，温开水送服。

【适应证】甲亢。面色发暗，甲状腺肿大，经久不消，按之略硬，时有刺痛感。动悸不安，睡眠多梦，食欲旺盛，小便频数。女子痛经或时而停经，经色发紫呈块状。舌质偏紫或出现瘀点瘀斑，脉涩。

处方四　甲亢方 4（叶氏经验方）

白蒺藜 180 克，西洋参 240 克，当归 180 克，生地黄 240 克，天门冬 240 克，麦门冬 240 克，酸枣仁 240 克，天花粉 240 克，玄参 180 克，天竺黄 240 克，珍珠母 600 克，黄药子 180 克。以上 11 味共研细末后拌匀，水泛为丸如绿豆大，每次 6 克，一日 3 次，温开水送服。

【适应证】甲亢。两颧偏红，午后低热，夜间盗汗。甲状腺肿大，按之略坚，病程较长。动悸不安，心烦不眠，胸胁隐痛。口渴引饮，动则出汗。舌体及手指颤动。舌质红，苔少，脉细数或细弦。

处方五　炙甘草汤（《伤寒论》）

炙甘草 12 克，地黄 12 克，麦门冬 12 克，桂枝 9 克，人参 9 克，麻子仁 12 克，阿胶（后下）12 克，大枣 6 枚，生姜 3 片，水煎服。

【适应证】甲亢。多用于体力较低下之患者。心悸不安，虚烦失眠，胸脘胀闷，动则喘息，容易疲劳。涎唾甚多，咽燥而渴，手足烦热，自汗盗汗。皮肤干燥，大便干结。舌质淡红，少苔，脉细数或结代。

处方六　当归六黄汤（《兰室秘藏》）

黄芪 15 克，生地黄 15 克，熟地黄 15 克，当归 9 克，黄连 3 克，黄芩 3 克，黄柏 6 克，水煎服。

【适应证】甲亢。颜面发红，发热出汗，口干舌燥，心烦易怒。大便干结，小便黄赤。舌质红，苔少，脉数或细数。

处方七　龙胆泻肝汤（《医方集解》）

龙胆草6克，地黄9克，当归9克，柴胡6克，木通9克，车前子9克，黄芩6克，泽泻12克，山栀子9克，甘草3克，水煎服。

【适应证】甲亢。体力相对较强，胁痛口苦，头痛目赤，耳聋耳鸣。腹诊可见下腹部肌肉较为紧张。舌质红，苔薄黄或黄腻，脉弦滑。

处方八　一贯煎（《续名医类案》）

北沙参12克，麦冬9克，当归9克，生地黄15克，枸杞子12克，川楝子6克，水煎服。

【适应证】甲亢。口干咽燥，欲饮水分，胸脘不适，两胁疼痛，食欲不振，嗳气吞酸。舌质红，少津，苔少，脉细或细弦。

处方九　柴胡疏肝散（《景岳全书》）

柴胡6克，芍药9克，枳壳9克，川芎9克，香附子9克，甘草3克，水煎服。

【适应证】甲亢。常有胸胁胀满，嗳气频频，食欲不振。每当情绪不佳，即会发生腹泻，泻后即舒适。舌质淡红，苔薄白，脉弦。

处方十　血府逐瘀汤（《医林改错》）

当归9克，生地9克，赤芍9克，川芎6克，柴胡6克，枳壳9克，桃仁12克，红花3克，桔梗9克，牛膝9克，甘草3克，水煎服。

【适应证】甲亢。面色、口唇发暗或两眼眶暗黑，颈部或胸部时而有针刺般疼痛。胸闷呃逆，头痛失眠，心悸不安，体倦发热。舌质偏紫，舌边有瘀点或瘀斑，脉弦数或弦紧。

处方十一　六味地黄丸（《小儿药证直诀》）

地黄12克，山萸肉9克，茯苓9克，山药9克，泽泻9克，丹皮9克，水煎服。

【适应证】甲亢。体质相对来说比较虚弱，头晕耳鸣，体重倦怠。腹部疼痛，腰部和下肢有沉重或麻木感。小便频数，排尿时尿道有不适感。腹诊可见下腹部比上腹部更加软弱无力。

处方十二　甲复脉汤（《温病条辨》）

牡蛎15克，甘草12克，地黄12克，芍药12克，麦冬15克，阿胶9克（后下），水煎服。

【适应证】甲亢。痉厥心悸，大便溏薄。舌质淡红，苔薄，脉数或细数。

处方十三　通气汤（《日本田代三喜医师经验方》）

朝鲜人参（即东北人参）7.5克，茯苓15克，白术15克，陈皮10克，甘草3克，水煎服。

【适应证】甲亢。两眼球突出，甲状腺亦肿大，按之不痛。多饮善食，出汗较多，时常叹息，心情不佳时更甚。舌质淡红，苔薄，脉弦滑。

五、肥胖症（中医称肥满，痰湿）

肥胖症是由于多种原因导致人体内脂肪储存过多，体重过度增加的一组常见代谢性疾病。轻度肥胖可能没有症状；中度肥胖可有身重倦怠，多汗怕热，呼吸急促，睡眠呼吸暂停，下肢浮肿等症状；重度肥胖可引起腰腿肌肉及关节疼痛，皮肤皱折处易发生皮炎、溃烂，也可引起腹股沟疝气；极度肥胖可能引起呼吸困难，疲劳嗜睡，肺活量降低，缺氧等。

临床上将肥胖症分为继发性肥胖症和单纯性肥胖症两种类型。继发性肥胖症患者除了肥胖以外，还具有原发病症状，常因下丘脑－垂体疾患及内分泌疾病等引起。单纯性肥胖症这种类型最常见，任何年龄均可发生。无明显病因，饮食过多及运动过少为其主要致病因素。一般都是体重逐渐增加，其脂肪分布均匀。长期患有肥胖症容易并发高血压、动脉硬化、糖尿病、胆石症、痛风、脂肪肝、骨关节炎、性功能不全等。

本病属于中医学中的"肥满""痰湿"之范畴。

肥胖症处方

处方一　肥胖症方 1（叶氏经验方）

荷叶 600 克，东北人参 120 克，薏苡仁 240 克，茯苓 240 克，白术 180 克，山药 240 克，白豆蔻 120 克，莲子 240 克，生山楂肉 240 克，生蒲黄 180 克，甘草 60 克。以上 11 味共研细末后拌匀，水泛为丸如绿豆大，每次 6 克，一日 3 次，温开水送服。

【适应证】肥胖症。体型肥胖，肢体浮肿，全身困重，气短懒言。泛恶欲吐，不思饮食，大便溏薄，小便短少。舌质淡红，苔薄白，脉细。

处方二　肥胖症方 2（叶氏经验方）

鲜荷叶 60 克，黄连 6 克，白术 9 克，薏苡仁 15 克，茯苓 12 克，陈皮 6 克，车前草 15 克，滑石 15 克，决明子 15 克，淡竹叶 12 克，马齿苋 15 克，大黄 6~9 克，水煎服。

【适应证】多见于体格健壮的中青年肥胖者。多食善饥，脘腹胀满，口苦口臭，欲食冷饮。大便秘结，小便黄赤。舌质红，苔薄黄或黄腻，脉滑数。

处方三　肥胖症方 3（叶氏经验方）

荷叶 600 克，制附子 120 克，黄芪 120 克，桂枝 120 克，白术 120 克，干地黄 240 克，茯苓 240 克，补骨脂 240 克，淫羊藿 180 克，杜仲叶 150 克，陈皮 120 克。以上 11 味共研细末后拌匀，水泛为丸如绿豆大，每次 6 克，一日 3 次，温开水送服。

【适应证】多见于重度肥胖症患者。形体胖肿，颜面少华，极度乏力，形寒肢冷。少气懒言，动则喘息，头晕耳鸣，不思饮食。腰膝沉重，时而疼痛，大便溏薄或五更泄泻。男性早泄阳痿，女子冷感不孕，经水稀薄或提前闭经。舌质淡胖，苔薄白，脉沉细。

处方四　肥胖症方 4（叶氏经验方）

鲜荷叶 60 克，柴胡 6 克，山楂肉 15 克，芍药 9 克，厚朴 9 克，白豆蔻 9 克，香橼 6 克，决明子 15 克，鸡内金 12 克，陈皮 6 克，甘草 3

克，绿萼梅 3 克，水煎服。

【适应证】肥胖症。形体肥胖，胸胁苦满。脘腹胀满，时而牵至两胁，情绪不佳时更甚。或吞酸欲吐，频频嗳气，烦躁易怒，食欲不振，失眠多梦。女子月经不调。舌质淡红，苔薄白，脉弦或细弦。

处方五　防风通圣丸（《宣明论》）

当归 180 克，黄芩 90 克，桔梗 180 克，石膏 450 克，白术 180 克，荆芥 90 克，山栀子 180 克，芍药 180 克，川芎 180 克，薄荷 90 克（后下），防风 180 克，麻黄 90 克，连翘 180 克，滑石 600 克，大黄 180克，芒硝 180 克，甘草 90 克，生姜 30 片。以上 18 味共研细末后拌匀，水泛为丸如绿豆大，每次 6 克，一日 2~3 次，温开水送服。

【适应证】肥胖症。颜面升火，口苦咽干，肩部发硬，胸闷动悸。腹部膨满，大便秘结，浮肿尿少，小便色黄。舌质偏红，苔薄黄或黄腻，脉滑数。

处方六　防己黄芪汤（《金匮要略》）

防己 12 克，黄芪 12 克，白术 9 克，甘草 6 克，大枣 4 枚，生姜 3片，水煎服。

【适应证】肥胖症。体力比较低下，体型较胖，皮肤色白，肌肉松软。全身倦怠，出汗较多，下肢明显浮肿，小便量少。

处方七　参苓白术散（《太平惠民和剂局方》）

人参、茯苓、白术、山药、甘草各 1000 克，炒白扁豆 750 克，莲子、肉砂仁、薏苡仁、桔梗各 500 克。以上 10 味共研细末后拌匀，每次 6~9 克，一日 2~3 次，红枣煎汤送服。

【适应证】肥胖症。形体偏瘦，内脏脂肪却超过正常值。面色萎黄，食欲不振，肢倦乏力，胸脘痞塞。腹胀肠鸣，大便溏薄，四肢浮肿。舌质偏淡，苔白腻，脉细或细缓。

处方八　五苓散（《伤寒论》）

桂枝 6 克，白术 9 克，泽泻 12 克，茯苓 9 克，猪苓 9 克，水煎服。

【适应证】肥胖症。全身浮肿，恶心呕吐，头痛眩晕，口渴欲饮，尿量减少。腹诊可闻心窝部有振水音。

处方九　凉膈散（《太平惠民和剂局方》）

连翘 480 克，大黄 240 克，朴硝 240 克，山栀仁 160 克，薄荷 160 克，黄芩 160 克，甘草 240 克。以上 7 味共研细末后拌匀，每次 3 ~ 6 克，一日 2 ~ 3 次，温开水送服。也可按以上比例调配作煎剂服用。

【适应证】肥胖症。口渴烦躁，面热目赤，头痛头晕，咽痛吐衄。口舌生疮，唇干欲饮，涕唾黏稠，睡眠不安。大便秘结，小便黄赤。舌质红，苔黄，脉数。

处方十　柴胡疏肝散（《景岳全书》）

柴胡 6 克，芍药 9 克，枳壳 9 克，川芎 9 克，香附子 9 克，甘草 3 克，水煎服。

【适应证】肥胖症。胸胁胀满，嗳气频频，食欲不振。每当情绪不佳即会发生腹泻，泻后即舒适。舌质淡红，苔薄白，脉弦。

处方十一　附子理中汤（《三因极一病证方论》）

人参 6 克，白术 9 克，炮干姜 6 克，炮附子（去皮脐）6 克，甘草 3 克，水煎服。

【适应证】肥胖症。久而不愈，腹胀怕冷，喜温暖、揉按，不能食生冷硬物。呕吐少食，心悸水肿，手足厥冷。脉细。

处方十二　加减防风通圣散（日本汉方医师经验方）

当归 90 克，黄芩 45 克，桔梗 90 克，石膏 240 克，白术 90 克，荆芥 45 克，山栀子 90 克，芍药 90 克，川芎 90 克，薄荷 45 克，防风 90 克，麻黄 45 克，连翘 90 克，滑石 300 克，大黄 90 克，芒硝 90 克，杜仲叶 90 克，钩藤 90 克（后下），葛根 90 克。以上 19 味共研细末后拌匀，每次 3 ~ 6 克，一日 3 次，温开水送服。

【适应证】呈中风体质之肥胖症。体格强壮，血压偏高，颜面红赤，肩颈酸胀，心悸亢进。腹部以脐部为中心呈现膨满状态（大腹便便），大便偏干，小便黄赤。舌质偏红，苔薄黄或黄腻，脉滑数或弦滑。

第七章　神经系统疾病

一、三叉神经痛（中医称颊痛，面风痛）

三叉神经痛是一种常见的脑神经疾病，其特征为一侧颜面部阵发性剧烈疼痛，疼痛范围不会超过三叉神经分布区域，也不会越过面部之中线。

三叉神经痛的发作常无预兆，临床表现为反复发作的、短暂的、阵发性颜面疼痛，似闪电样、刀割样、烧灼样、撕裂样的剧烈疼痛。骤发骤停，每次发作持续为数秒或数十秒。患者在间歇期无任何疼痛，一切如常。部分患者随着病情发展，发作次数逐渐增多，疼痛亦变得更加剧烈。三叉神经痛多发生于 40 岁以上的中老年人，女性发病率略高于男性，发生在右侧颜面的多于左侧，发生在双侧者极为少见。

三叉神经痛分为原发性三叉神经痛和继发性三叉神经痛两种类型。前者之病因及病理变化尚未阐明；后者多因面部疱疹病毒感染或肿瘤转移压迫等因素所致。临床上绝大多数患者为原发性三叉神经痛。

临床检查可见患者表情呈焦虑或紧张状态，张口掩目，眼结膜充血。重度患者伴有面部肌肉抽搐，颜面发红，流泪流涎等。

本病属于中医学中的"颊痛""面风痛"之范畴。

三叉神经痛处方

处方一　三叉神经痛方 1（叶氏经验方）

桂枝 6 克，制川乌 6 克，七叶莲 6 克，川芎 9 克，白芷 6 克，荆芥 3 克，藁本 9 克，细辛 3 克，荜茇 9 克，芍药 9 克，甘草 6 克，干姜 3 克，水煎服。

【适应证】三叉神经痛。颜面呈阵发性、抽搐样疼痛，面色苍白，遇冷加重，热敷则缓，口不渴。舌质偏淡，苔薄白，脉浮紧。

处方二　三叉神经痛方2（叶氏经验方）

墓头回15克，蒲公英根15克，葛根9克，黄芩9克，石膏24克，板蓝根12克，僵蚕9克，全蝎粉3克（另分2次冲服），丹皮9克，生大黄6~9克（后下），芒硝6~9克（另分2次冲服），水煎服。

【适应证】三叉神经痛。面红目赤，一侧颜面呈阵发性剧痛，痛如火燎肉裂，烦躁不安。牙龈肿胀，口腔恶臭，口渴欲饮。大便干结，小便色黄。舌质红，苔黄腻或黄厚腻，脉数或弦数。

处方三　三叉神经痛方3（叶氏经验方）

天麻12克，半夏9克，白术9克，茯苓12克，白前9克，紫菀9克，橘红6克，白芷6克，钩藤9克（后下），夏枯草9克，全蝎6克，僵蚕6克，水煎服。

【适应证】三叉神经痛。一侧面部疼痛，头昏脑涨，眩晕耳鸣，身重倦怠。恶心欲吐，咳吐黏痰。脘腹满闷，大便溏薄。舌质偏淡，苔厚腻，脉滑或弦滑。

处方四　三叉神经痛方4（叶氏经验方）

毛冬青6克，延胡索9克，丹参9克，五灵脂9克，川芎6克，赤芍9克，红花3克，桃仁12克，芸薹子6克，土鳖虫6克，甘草6克，月季花3克，水煎服。

【适应证】三叉神经痛。经年不愈，面色晦滞。疼痛时如针刺刀割，疼痛部位固定不移，午后加剧。舌质紫暗，伴有瘀点瘀斑，脉涩或细涩。

处方五　芍药甘草汤（《伤寒论》）

芍药18克，甘草12克，水煎服。

【适应证】三叉神经痛初期。一侧颜面突发性、痉挛性疼痛。

处方六　葛根汤（《伤寒论》）

葛根9克，麻黄3克，桂枝6克，芍药9克，甘草3克，生姜3片，大枣3枚，水煎服。

【适应证】三叉神经痛初期。体力相对较强。一侧颜面疼痛，无汗，颈部与肩背部肌肉发硬。

处方七　川芎茶调饮（《太平惠民和剂局方》）

川芎9克，白芷6克，羌活9克，细辛3克，防风9克，荆芥6克，薄荷3克（后下），甘草6克，水煎服。

【适应证】三叉神经痛。起病较急，疼痛剧烈，痛连项背，遇寒更甚，口不渴。舌质淡红，苔薄白，脉浮紧。

处方八　银翘散（《温病条辨》）

连翘12克，金银花9克，桔梗9克，牛蒡子9克，淡竹叶6克，荆芥穗3克，淡豆豉6克，薄荷3克（后下），甘草6克，水煎服。

【适应证】三叉神经痛初期。发热无汗，微恶风寒。一侧颜面疼痛，咽喉疼痛。口渴欲饮，小便短赤。舌尖偏红，苔薄白或略黄，脉浮或浮数。

处方九　半夏白术天麻汤（《脾胃论》）

半夏9克，天麻12克，白术9克，人参6克，黄芪9克，泽泻9克，神曲9克，茯苓9克，黄柏3克，麦芽12克，陈皮6克，干姜9克，生姜3片，水煎服。

【适应证】寒冷性剧烈之三叉神经痛。头晕目眩，时而眼前发黑，恶心烦躁。胸闷气喘，咳嗽痰多。身重倦怠，形寒肢冷，不得安卧。

处方十　加味逍遥散（《太平惠民和剂局方》）

柴胡3克，当归9克，白芍9克，白术9克，茯苓9克，薄荷3克（后下），丹皮6克，山栀子9克，甘草6克，水煎服。

【适应证】三叉神经痛。头晕目眩，身重倦怠，郁闷不舒，胸胁胀痛。时有低热，夜间盗汗，食欲不振。女子月经不调，乳房作胀。舌质淡红，苔薄，脉弦或细弦。

处方十一　通窍活血汤（《医林改错》）

赤芍9克，川芎6克，桃仁9克，红花6克，麝香0.15克（另冲服），大枣5枚，老葱9克，生姜3克，黄酒250毫升，水煎服。

【适应证】经久不愈的三叉神经痛。一侧面部呈刺痛或剧痛，痛处固定不移。颜面暗黑，头发脱落，两眼疼痛，结膜发赤，耳聋耳鸣。舌质发紫，苔薄黄，脉涩。

处方十二　三黄泻心汤（《金匮要略》）

黄连9克，黄芩6克，大黄6~9克，水煎服。

【适应证】三叉神经痛。颜面升火，面部发赤，心烦易怒，精神不安，难以入眠。大便干结，心窝部有膨满感，时而出现鼻血或便血，但症状不甚严重。多见于体格与体力较强者。

处方十三　痛散汤（日本汉方医师经验方）

麻黄3克，白芷3克，藁本4克，杏仁4克，薏苡仁6克，防己4克，甘草3克，水煎服。

【适应证】三叉神经痛。一侧颜面疼痛，时作时止，剧痛时如锥刺刀割。

二、特发性颜面神经麻痹（中医称面瘫，口眼㖞斜）

特发性颜面神经麻痹又称面神经炎，是一种常见的神经系统疾病，可发生于任何年龄，以20~40岁最常见，男性多于女性。发病原因尚不完全清楚，部分患者发病多与病毒感染、面部长时间受寒或精神上受到恶性刺激等因素相关。近年研究证实茎乳突孔内急性非化脓性炎症是导致特发性颜面神经麻痹的重要原因之一。

多数患者发病较为突然，起病后大部分患者自觉患侧颜面不适或僵硬，耳后疼痛，说话不便，照镜时才发现自己一侧口角㖞斜，眼裂增大，眼睑不能闭合，额纹消失，以及鼻唇沟变浅或消失。一般发病后数小时至数日内颜面肌肉麻痹达到顶峰，持续1~2周后才开始逐渐恢复。经数月治疗后仍未完全治愈者则有可能留下后遗症。

另外，还有一种因脑内肿瘤、脑血管病变等原因导致的颜面神经麻痹，临床上称为继发性颜面神经麻痹。这种情况必须先治疗原发病灶，才能解决颜面神经麻痹。该病在本节中不作详述。

本病属于中医学中的"面瘫""口眼㖞斜"之范畴。

特发性颜面神经麻痹处方

处方一　特发性颜面神经麻痹方1（叶氏经验方）

鲜杨树皮（杨柳科植物山杨之树皮）30克，麻黄3克，芍药9克，桂枝6克，制附子3克，细辛3克，防风9克，荆芥3克，白芷6克，芍药9克，甘草6克，干姜3克，水煎服。

【适应证】感受风寒所致的特发性颜面神经麻痹。一侧颜面神经突然瘫痪，自觉患侧颜面僵硬，恶风畏寒，无汗或略有汗，无热体倦。舌质淡红，苔薄白，脉浮紧。

处方二　特发性颜面神经麻痹方2（叶氏经验方）

鲜柏树内层皮（柏科植物柏树之内层皮）30克，乌蔹莓9克，桑叶12克，大青叶12克，板蓝根12克，千里光12克，连翘9克，牛蒡子12克，钩藤9克（后下），蝉蜕6克，白蒺藜9克，薄荷3克（后下），水煎服。

【适应证】特发性颜面神经麻痹。一侧颜面突然㖞斜，自觉患侧颜面不适，耳后疼痛。多继发于流行性感冒发热、扁桃体肿痛、急性腮腺炎之后。舌质偏红，苔黄，脉浮数或数。

处方三　特发性颜面神经麻痹方3（叶氏经验方）

天麻12克，白附子9克，僵蚕9克，全蝎3克，防风9克，葛根9克，羌活9克，钩藤9克（后下），法半夏9克，白芷6克，川贝母9克，陈皮6克，水煎服。

【适应证】特发性颜面神经麻痹。一侧面部麻痹，自觉患侧颜面抽动或麻木，耳部周围发胀，言语不便，体重倦怠，头晕头痛，食欲不振，时感恶心欲吐。舌质淡红，苔白腻或白厚腻，脉弦或弦滑。

处方四　特发性颜面神经麻痹方4（叶氏经验方）

白附子6克，川楝子9克，延胡索9克，枳壳9克，香附子9克，厚朴6克，茯苓9克，紫苏叶6克，陈皮6克，芍药9克，甘草6克，生姜 3 片，水煎服。

【适应证】特发性颜面神经麻痹。一侧面部麻痹，胸胁痞满，胃脘胀痛，牵至两胁。烦躁易怒，心情不舒时更甚。或呕吐吞酸，嗳气频作，饮食不佳。舌质淡红，苔薄白或薄黄，脉弦或弦数。

处方五　特发性颜面神经麻痹方 5（叶氏经验方）

生胆南星 9 克，丹参 9 克，赤芍 9 克，川芎 9 克，桃仁 12 克，红花 3 克，地龙 9 克，全蝎 3 克，路路通 12 克，天麻 9 克，白芷 6 克，乌梢蛇 15 克，水煎服。

【适应证】特发性颜面神经麻痹。一侧面部麻痹，病久不愈。面色黧黑，颜面板紧，口唇爪甲紫暗。自觉患侧颜面抽动或麻木，说话不便，时而现针刺样疼痛。舌质发暗或发紫，苔薄或苔少，脉弦或弦紧。

处方六　麻黄附子细辛汤（《伤寒论》）

麻黄 6 克，附子 6 克，细辛 3 克，水煎服。

【适应证】特发性颜面神经麻痹。一侧颜面麻痹，常见颜面受寒或受风所致，恶寒微热，四肢冷感疼痛。少言喜卧，语声低微，体倦乏力，食欲不振。大便通利，小便清长。舌质淡，苔黄润滑，脉微或浮大而空。

处方七　再造散（《伤寒六书》）

人参 6 克，黄芪 9 克，川芎 6 克，熟附子 3 克，桂枝 6 克，细辛 2 克，羌活 6 克，防风 9 克，甘草 3 克，煨生姜 3 克，水煎服。

【适应证】特发性颜面神经麻痹。一侧颜面麻痹，头痛身热恶寒，寒重热轻，无汗肢冷，倦怠嗜卧。面色苍白，言语较少。舌质偏淡，苔白，脉沉无力，或浮大无力。

处方八　柴葛解肌汤（《伤寒六书》）

柴胡 6 克，干葛 9 克，黄芩 6 克，芍药 9 克，羌活 6 克，白芷 6 克，桔梗 9 克，石膏 15 克，甘草 3 克，水煎服。

【适应证】特发性颜面神经麻痹。一侧颜面㖞斜，恶寒渐轻，发热增盛，无汗身重。头痛肢酸，目疼鼻干，眼眶疼痛，心烦不眠。舌质偏红，苔薄黄，脉浮微洪。

处方九　半夏白术天麻汤（《医学心悟》）

半夏6克，天麻9克，蔓荆子6克，白术9克，茯苓9克，陈皮6克，甘草3克，大枣3枚，生姜3片，水煎服。

【适应证】特发性颜面神经麻痹。一侧颜面㖞斜，耳部周围发胀疼痛，头晕目眩。体寒肢冷，胸脘胀闷，不思饮食，恶心呕吐。痰唾黏稠，气短少言。

处方十　金水六君煎（《景岳全书》）

当归9克，熟地黄12克，陈皮6克，半夏9克，茯苓9克，炙甘草3克，水煎服。

【适应证】感受风寒所致的特发性颜面神经麻痹。一侧颜面神经瘫痪，遇寒或遇风后患侧颜面更为不适或僵硬，咳嗽痰多。

处方十一　加味逍遥散（《内科摘要》）

柴胡6克，当归9克，茯苓9克，白术9克，丹皮6克，山栀子9克，芍药9克，甘草6克，水煎服。

【适应证】特发性颜面神经麻痹。一侧颜面麻痹，颜面略赤，午后低热，烦躁易怒。自汗盗汗，头痛颈胀，两眼发涩，口干欲饮。大便偏干，小便涩痛。妇女月经不调，少腹胀痛。舌质红，苔薄黄，脉弦数或细数。

处方十二　桃红四物汤（《医宗金鉴》）

熟地黄12克，当归9克，白芍9克，川芎9克，桃仁12克，红花6克，水煎服。

【适应证】特发性颜面神经麻痹。一侧颜面麻痹，病久不愈。面部板紧，时有刺痛感，面色㿠白，头晕目眩。妇女经期超前，血多有块，色紫黏稠，腹痛较甚等。舌质偏暗，苔薄或苔少，脉弦紧。

三、偏头痛（中医称偏头风，脑风）

偏头痛是一种常见的慢性神经血管性疾患，是由于颅内外血管舒缩功能障碍所引起的反复发作性头痛。偏头痛多起病于儿童和青春期，中青年期达发病高峰，女性多于男性，男女患者比例约为1∶2～1∶3。

偏头痛的病因目前尚未明了，一般认为该病的发生与遗传、内分泌、新陈代谢、饮食习惯以及精神刺激等因素有关。

偏头痛在发作前多有先兆症状，除了有搏动性剧烈头痛以外，有时呈刺痛或钻痛。偏头痛多位于额颞部、额眶部或整个半侧头部，一般持续4～72小时，可伴有恶心、呕吐、眩晕等症状。强烈之光线或高声之刺激均可使偏头痛加剧。长期不愈的偏头痛会影响到心脏及脑血管，临床上有时能见到偏头痛发作后出现高血压、脑血栓以及脑出血等疾患。

临床查体可见痛侧眼结膜充血，颞动脉扩张及搏动幅度增加，面色苍白或潮红或暗黑，瞳孔缩小或略有散大等症状。

本病属于中医学中的"偏头风""脑风"之范畴。

偏头痛处方

处方一　偏头痛方1（叶氏经验方）

柴胡6克，白芷9克，川芎9克，防风9克，荆芥3克，葛根9克，香附子9克，紫苏叶6克，陈皮6克，芍药9克，甘草6克，绿萼梅3克，水煎服。

【适应证】偏头痛。一侧头部胀痛，呈反复发作。胸胁苦满，不思饮食，唉声叹气，情绪不畅时更甚。舌质淡红，苔薄白或薄黄，脉弦或弦数。

处方二　偏头痛方2（叶氏经验方）

水牛角60克，珍珠母18克，菊花9克，柴胡6克，川芎9克，钩藤9克（后下），茯苓12克，白术9克，白芷6克，半夏9克，陈皮6克，甘草3克，水煎服。

【适应证】偏头痛。一侧头痛头胀，颜面时而升火，口干口苦。大便秘结，小便黄赤。舌质红，苔薄或少苔，脉弦数。

处方三 偏头痛方3（叶氏经验方）

茅术12克，厚朴9克，山楂子12克，法半夏9克，茯苓12克，川芎9克，大腹皮9克，白芷9克，陈皮6克，甘草3克，水煎服。

【适应证】偏头痛。一侧头痛头重，身重乏力，脘腹满闷。食欲不振，恶心欲吐，有时咳黏稠痰。舌质偏淡，舌体胖大，两侧有齿痕。苔白腻或白厚腻，脉弦滑。

处方四 偏头痛方4（叶氏经验方）

参三七9克，八角金盘叶3克，丹参9克，赤芍9克，川芎6克，桃仁9克，红花3克，香附子9克，天麻9克，甘草6克，月季花3克，水煎服。

【适应证】偏头痛。一侧头部疼痛，久治不愈，有时患部呈刺痛或钻痛。颜面暗黑，口唇爪甲发暗。舌质发紫，苔薄或苔少，脉弦或弦紧。

处方五 偏头痛方5（叶氏经验方）

刺五加12克，紫河车粉6克（另分2次吞服），防风9克，羌活6克，茯苓12克，白术9克，当归6克，川芎6克，芍药9克，白芷6克，细辛3克，陈皮6克，水煎服。

【适应证】偏头痛。体型消瘦，颜面少华，身重倦怠。一侧头痛，时而发作，痛势绵绵，劳累后更甚。头晕目眩，心悸亢进，失眠多梦，食欲不振。舌质偏淡，苔薄白，脉细或沉细。

处方六 五苓散（《伤寒论》）

桂枝6克，白术9克，泽泻12克，茯苓9克，猪苓9克，水煎服。

【适应证】偏头痛。全身浮肿，恶心呕吐，头痛眩晕。口渴欲饮，尿量减少。心窝部有振水音。

处方七 吴茱萸汤（《伤寒论》）

吴茱萸6克，人参12克，大枣6枚，生姜3片，水煎服。

【适应证】偏头痛。胃脘虚寒，时而作痛，呕吐泛酸或干呕吐涎。体力相对较低下，四肢冷感，心窝部有膨满感或有痞塞感，有时伴有

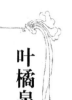
振水音。脉弦或沉弦。

处方八　半夏白术天麻汤（《脾胃论》）

半夏9克，天麻12克，白术9克，人参6克，黄芪9克，泽泻9克，神曲9克，茯苓9克，黄柏3克，麦芽12克，陈皮6克，干姜3克，生姜3克，水煎服。

【适应证】偏头痛。头晕目眩，时而眼前发黑。恶心烦躁，胸闷气喘，咳嗽痰多。身重倦怠，形寒肢冷，不得安卧。

处方九　当归四逆加吴茱萸生姜汤（《伤寒论》）

当归6克，桂枝6克，芍药9克，木通6克，细辛2克，吴茱萸6克，甘草3克，大枣4枚，生姜3片，水煎服。

【适应证】偏头痛。冬季四肢容易患冻疮，四肢发凉且痛。胸痛、下腹部痛或腰痛，或伴有恶心、呕吐等症状。多见于四肢冷感，属虚弱体质之人。

处方十　钩藤散（《本事方》）

人参6克，防风9克，钩藤9克（后下），麦门冬9克，石膏15克，半夏6克，茯苓9克，菊花9克，陈皮6克，甘草3克，生姜3片，水煎服。

【适应证】偏头痛。平时有慢性头痛，一觉醒来时，常感头痛头重，肩部发硬。颜面升火，眩晕耳鸣，睡眠不佳或伴有眼结膜充血。体力中等或略为偏弱的中高年者多见。

处方十一　川芎茶调饮（《太平惠民和剂局方》）

川芎6克，白芷6克，羌活9克，细辛3克，防风9克，荆芥6克，薄荷3克（后下），甘草6克，水煎服。

【适应证】偏头痛。起病较急，疼痛剧烈，痛连项背，遇寒更甚。口不渴。舌质淡红，苔薄白，脉浮紧。

处方十二　加味逍遥散（《太平惠民和剂局方》）

柴胡3克，当归9克，白芍9克，白术9克，茯苓9克，薄荷3克（后下），丹皮6克，山栀子9克，甘草6克，水煎服。

【适应证】偏头痛。头晕目眩，身重倦怠，郁闷不舒，胸胁胀痛。时有低热，夜间盗汗，食欲不振。女子月经不调，乳房作胀。舌质淡红，苔薄，脉弦或细弦。

处方十三 血府逐瘀汤（《医林改错》）

当归9克，生地9克，赤芍9克，川芎6克，柴胡6克，枳壳9克，桃仁12克，红花3克，桔梗9克，牛膝9克，甘草3克，水煎服。

【适应证】偏头痛。面色、口唇发暗或两眼眶暗黑，颈部或胸部时而有针刺般疼痛。胸闷呃逆，失眠多梦，心悸不安，体倦发热。舌质偏紫，舌边有瘀点或瘀斑，脉弦数或弦紧。

处方十四 治头痛一方（日本和田东郭医师经验方）

吴茱萸4克，半夏2.5克，枳实3克，黄芩3克，黄连1克，大黄1克，甘草2克，干姜2克，水煎服。

【适应证】偏头痛。头痛剧烈，两眼发花，心下痞满，大便不爽。舌苔黄腻。

处方十五 应钟散（日本汉方医师经验方）

川芎2克，大黄1克，水煎服。

【适应证】肩背强痛及血毒上升之偏头痛。头痛头晕，两耳鸣响，口热齿痛，大便秘结。

四、癫痫（中医称癫疾，痫证）

癫痫即民间俗称的"羊癫风"，是多种原因引起脑部神经元群阵发性异常放电所致的一种突然性、发作性、短暂性的脑功能障碍综合征。临床上癫痫按照病因分为原发性癫痫和继发性癫痫两种类型。

一般认为，原发性癫痫与遗传有密切关系，患者的脑部没有明显的病理性改变或代谢异常。继发性癫痫则因多种脑部疾病或代谢障碍所引起，例如脑外伤、颅内感染、脑肿瘤、脑血管疾病以及中毒等。

癫痫在临床上的主要表现为突然意识丧失，全身抽搐，牙关紧闭，两眼上视，口吐涎沫，大小便失禁。部分患者虽有全身抽搐，但意识并未丧失。本病的诊断有赖于视频脑电图监测的证实。

本病属于中医学中的"癫疾""痫证"之范畴。

癫痫处方

编者注：由于癫痫患者在发作时往往无法服药，故只能根据情况等待机会在发作前后给其服药。

处方一　癫痫方1（叶氏经验方）

睡莲根15克，党参12克，天麻12克，胆南星6克，茯神12克，丹参9克，石菖蒲6克，僵蚕9克，灯心草3克，钩藤9克（后下），马宝粉（马的肠结石）6克（另分2次冲服），半夏9克，陈皮6克，水煎服。

【适应证】癫痫。突然意识丧失，全身抽搐，牙关紧闭，两眼上视，口吐涎沫，大小便失禁。发作前常有倦怠、胸闷、眩晕等先兆症状。舌质淡红，苔薄白或白腻，脉弦或弦滑。

处方二　癫痫方2（叶氏经验方）

穿心莲3克，龙胆草3克，柴胡6克，山栀子9克，黄芩9克，珍珠母18克，胆南星6克，马宝粉6克（另分2次冲服），泽泻9克，车前草12克，大黄6~9克（后下），甘草3克，水煎服。

【适应证】癫痫。突然昏倒，全身抽搐，口吐涎沫，时有吼叫。平素心烦易怒，睡眠不佳，心悸多梦。口苦咽干，大便秘结，小便黄赤。舌质红，苔黄腻，脉弦滑或弦数。

处方三　癫痫方3（叶氏经验方）

鬼箭羽12克，丹参9克，参三七6克，桃仁12克，红花3克，土鳖虫9克，石见穿9克，赤芍9克，马宝粉6克（另分2次冲服），陈皮6克，甘草3克，水煎服。

【适应证】癫痫。有脑外伤史或有产伤史之患儿，突然意识不清，全身抽搐，两眼上视，口吐涎沫，部分患者可能咬伤自己的舌头。头部或胸腹部等处时而出现针刺般疼痛。舌质紫暗，舌尖有瘀点或瘀斑，苔薄白或薄黄，脉涩或弦涩。

处方四　癫痫方4（叶氏经验方）

东北人参6克，白术9克，茯苓12克，半夏9克，天麻12克，蒲公英根12克，佛手9克，枳壳9克，全蝎3克，马宝粉6克（另分2次冲服），陈皮6克，甘草3克，水煎服。

【适应证】癫痫。经久不愈，颜面少华，身重倦怠，头晕目眩。食欲不振，时有呕吐，大便溏薄。舌质偏淡，苔薄白，脉细或濡细。

处方五　癫痫方5（叶氏经验方）

杜仲叶9克，生地黄9克，桑椹12克，山药12克，枸杞子12克，鳖甲15克，牡蛎12克，山萸肉9克，十大功劳叶12克，马宝粉6克（另分2次冲服），陈皮6克，甘草3克，水煎服。

【适应证】癫痫。久治不愈，头重健忘，眼干耳鸣，腰酸腿软，大便干结。舌质偏红，苔少，脉细或细数。

处方六　柴胡加龙骨牡蛎汤（《伤寒论》）

柴胡6克，黄芩9克，人参6克，桂枝6克，茯苓9克，半夏6克，大黄3~6克，龙骨12克，牡蛎12克，大枣3枚，生姜3片，水煎服。

【适应证】癫痫。多见于体力较强者。胸胁苦满，呼吸不畅，胸闷叹气。心烦易怒，精神不安，睡眠不佳，心悸多梦。头痛头重，时而腹部肌肉颤动，肩部发硬。腹诊可见两胁下有抵抗感。舌质红，苔薄黄或黄腻，脉弦或弦数。

处方七　定痫丸（《医学心悟》）

明天麻60克，川贝母60克，胆南星30克，半夏60克，陈皮42克，茯苓60克，茯神60克，丹参120克，麦冬120克，石菖蒲30克，远志42克，全蝎30克，僵蚕30克，琥珀30克，辰砂18克。以上15味共研细末后拌匀，水泛为丸如绿豆大，每次6克，一日2~3次，温开水送服。

【适应证】癫痫。突然发作，晕扑在地，喉中痰鸣，发出类似猪、羊叫声，甚则抽搐目斜。

处方八　龙胆泻肝汤（《太平惠民和剂局方》）

龙胆草 6 克，地黄 12 克，当归 12 克，木通 9 克，泽泻 9 克，黄芩 9 克，车前子 12 克，山栀子 9 克，柴胡 6 克，甘草 3 克，水煎服。

【适应证】癫痫。眩晕目赤，耳鸣耳聋，耳肿疼痛。胁痛口苦，尿赤涩痛。妇女湿热带下及阴部瘙痒等。

处方九　涤痰丸（《御药院方》）

木香 100 克，槟榔 100 克，青皮 100 克，陈皮 100 克，三棱 100 克，枳壳 100 克，大黄 100 克，半夏 100 克，黑牵牛 200 克。以上 9 味共研细末后拌匀，水泛为丸如绿豆大，每次 3～6 克，一日 3 次，温开水送服。

【适应证】癫痫。胸膈痞满，咳痰不停，痰浊黏稠。颜面红赤且有热感，身重倦怠，食欲不振。

处方十　血府逐瘀汤（《医林改错》）

当归 9 克，生地 9 克，赤芍 9 克，川芎 6 克，柴胡 6 克，枳壳 9 克，桃仁 12 克，红花 3 克，桔梗 9 克，牛膝 9 克，甘草 3 克，水煎服。

【适应证】癫痫。颜面及口唇发暗或两眼眶暗黑，颈部或胸部时而有针刺般疼痛。胸闷呃逆，心悸不安，头痛失眠，体倦发热。舌质偏紫，舌边有瘀点或瘀斑，脉弦数或弦紧。

处方十一　香砂六君子汤（《万病回春》）

人参 6 克，白术 9 克，茯苓 9 克，陈皮 6 克，半夏 9 克，砂仁 6 克，木香 9 克，甘草 3 克，生姜 3 枚，水煎服。

【适应证】癫痫。脘腹痞闷，恶心呕吐，胃部胀痛，不思饮食。体型消瘦，身重倦怠，肢体肿满。

处方十二　杞菊地黄汤（《万病回春》）

枸杞子 150 克，菊花 150 克，熟地黄 150 克，山萸肉 90 克，丹皮 60 克，山药 150 克，茯苓 90 克，泽泻 90 克。以上 8 味共研细末后拌匀，炼蜜为丸如绿豆大，每次 3～6 克，一日 3 次，温开水送服。

【适应证】癫痫。头晕耳鸣，腰膝酸软。口干欲饮，骨蒸潮热，盗汗遗精。目涩畏光，迎风流泪，视物模糊。

处方十三　磁珠丸（《千金要方》）

磁石（煅）180 克，朱砂 90 克，六神曲（炒）360 克。以上 3 味共研细末后拌匀，水泛为丸如绿豆大，每次 3 克，一日 2 次，温开水送服。

【适应证】癫痫。心悸怔忡，失眠多梦，耳鸣耳聋，视物昏花。

处方十四　小柴胡汤合桂枝加芍药汤（日本相见三郎医师经验方）（本方系将我国张仲景《伤寒论》之小柴胡汤与桂枝加芍药汤合方而成）

柴胡 6 克，人参 3 克，芍药 6 克，半夏 5 克，黄芩 3 克，桂枝 4 克，甘草 2 克，大枣 4 克，生姜 4 克，水煎服。

【适应证】癫痫。体力中等或略为低下者。胸腹部症状可见胸胁苦满，腹部肌肉拘挛。本方不仅用于癫痫之大发作、小发作，也可用于自主神经功能失调等疾病。请注意，用本方治疗癫痫，必须坚持长期服药。

处方十五　甘草汤（日本汉方医师经验方）（本方与《伤寒论》之甘草汤为同名异方）

甘草 6 克，桂枝 3 克，芍药 6 克，阿胶 12 克（后下），大黄 3 克，水煎服。

【适应证】癫痫。口干欲饮，口唇干燥，四肢冷感。腹部症状可见腹中有紧张拘急之感，腹部胀满。时而有气急上冲，气喘不停。

处方十六　加味宁痫汤（日本汉方医师栗园之家传方）

人参 4 克，白术 4 克，芍药 4 克，地黄 4 克，川芎 4 克，麦门冬 4 克，桑白皮 4 克，茯苓 4 克，五味子 1 克，橘皮 4 克，甘草 2.5 克，水煎服。

【适应证】反复发作之癫痫。日久不愈，身重倦怠，胸中满闷，脘腹痞胀，喘促短气，恶心欲吐，咳嗽痰黏，食欲不振，大便不调。

五、脑梗死（中医称中风，偏枯）

脑梗死又称缺血性脑卒中，是由各种原因所致的脑部血液供应障碍，导致局部脑组织缺血缺氧坏死而出现相应神经功能障碍的一组临床综合征。

脑梗死多见于中老年人，大多数患者患有高血压病或动脉血管粥样硬化。许多患者是在睡眠或静养时发病，也有部分患者是在情绪激动或参加剧烈运动时发病。

轻度的脑梗死患者可能没有明显的症状，较为严重的患者会出现头痛眩晕，恶心呕吐，一侧肢体感觉障碍或步态不稳，重症患者不仅有半身不遂、言语障碍、大小便失禁等症状，还可能出现意识不清，甚至死亡。

临床检查可见患者双眼向病灶侧凝视，呈现中枢性面瘫及舌瘫，一侧肢体无力及感觉减退等脑神经症状。本病结合 MRI（核磁共振）成像和脑脊液检查可作出明确诊断。

本病属于中医学中的"中风""偏枯"之范畴。

脑梗死处方

处方一　脑梗死方 1（叶氏经验方）

伸筋草（石松科植物石松之全草）15 克，珍珠母 30 克（先煎），石决明 30 克，槐花 9 克，车前草 12 克，决明子 12 克，菊花 9 克，夏枯草 9 克，丹参 12 克，天麻 12 克，黄芩 9 克，钩藤 12 克（后下），水煎服。

【适应证】脑梗死。一侧肢体麻木，口眼㖞斜，头痛头重，言语不清。面红目赤，口苦咽干，烦躁易怒。大便偏干，小便黄赤。舌质偏红，苔薄黄或黄腻，脉弦。

处方二　脑梗死方 2（叶氏经验方）

黄芪 30 克，野山楂肉 15 克，丹参 12 克，当归 9 克，川芎 6 克，赤芍 9 克，桃仁 9 克，红花 3 克，香附子 6 克，地龙 9 克，芸薹子 9

克，白残花 3 克，水煎服。

【适应证】脑梗死。半身不遂，久治不愈。言语不清，患侧肢体麻木或僵硬，时而头痛如针扎。面色发暗，口唇及爪甲发紫。舌质暗黑，苔薄或苔少，脉弦或弦紧。

处方三　脑梗死方 3（叶氏经验方）

桑寄生 9 克，生地黄 12 克，石斛 12 克，山栀子 9 克，黄芩 9 克，五味子 12 克，石菖蒲 9 克，茯神 9 克，麦门冬 12 克，决明子 12 克，夜交藤 12 克，余甘子 9 克，水煎服。

【适应证】脑梗死。一侧肢体瘫软或僵硬，口眼㖞斜，经久不愈。夜眠多梦，烦躁不安，头重头晕，午后低烧，五心烦热。大便偏干，小便黄赤。舌质偏红，苔少或无苔，脉细弦或细数。

处方四　脑梗死方 4（叶氏经验方）

桑枝 15 克，络石藤 12 克，半夏 9 克，天麻 12 克，当归 9 克，丹参 12 克，白术 9 克，香附子 9 克，神曲 9 克，茯苓 12 克，胆南星 9 克，橘红 6 克，水煎服。

【适应证】脑梗死。半身不遂，言语不利。头晕目眩，患侧肢体麻木，肌肤不仁。舌质偏暗，苔薄白，脉弦滑。

处方五　天麻钩藤散（《杂病证治新义》）

天麻 9 克，钩藤 12 克（后下），石决明 15 克，山栀子 9 克，黄芩 9 克，牛膝 9 克，杜仲 9 克，益母草 12 克，桑寄生 12 克，夜交藤 12 克，茯神 12 克，水煎服。

【适应证】脑梗死。头痛目眩，心烦易怒，言语不清。口腔糜烂，皮肤奇痒，小便不通。严重时可能出现意识不清，神志不清，手足抽搐。舌质偏红，少津，苔少或无苔，脉细或细弦。

处方六　当归芍药散（《金匮要略》）

当归 9 克，芍药 9 克，白术 9 克，茯苓 12 克，泽泻 9 克，川芎 6 克，水煎服。

【适应证】脑梗死。多用于体质比较虚弱的成年女子。头痛头重，眩晕耳鸣，心悸亢进。全身倦怠，四肢冷感，肩部发硬。浮肿腹痛，月经不调。

处方七　真武汤（《伤寒论》）

制附子 3 克，茯苓 12 克，芍药 9 克，白术 9 克，生姜 3 片，水煎服。

【适应证】脑梗死。多用于新陈代谢较为低下、体质虚弱之人。头痛头重，眩晕身颤，心悸亢进。身重倦怠，四肢冷感，腹痛腹泻（不伴有里急后重）。

处方八　补中益气汤（《内外伤辨惑论》）

人参 9 克，黄芪 9 克，白术 9 克，当归 6 克，柴胡 6 克，升麻 3 克，陈皮 6 克，甘草 3 克，生姜 3 片，大枣 3 枚，水煎服。

【适应证】脑梗死。体型相对较为消瘦，体力也较虚弱。全身倦怠，内脏（胃、肾等脏器）下垂。食欲不振，味同嚼蜡，盗汗动悸。舌质淡，苔薄白，脉细。

处方九　羚羊钩藤汤（《通俗伤寒论》）

羚羊角 4.5 克，霜桑叶 6 克，川贝母 12 克，淡竹茹 15 克，鲜生地 15 克，钩藤 9 克（后下），茯神 9 克，菊花 9 克，芍药 9 克，甘草 3 克，水煎服。

【适应证】脑梗死。半身不遂，烦躁不宁，神志不清，甚至痉厥抽搐。患者平素血压偏高，伴有头晕目眩、心悸亢进、两耳鸣响等症状。

处方十　小续命汤（《千金要方》）

麻黄 6 克，防己 9 克，人参 9 克，黄芩 9 克，桂枝 6 克，芍药 9 克，杏仁 9 克，附子 3 克，防风 6 克，甘草 6 克，生姜 3 片，水煎服。

【适应证】脑梗死。半身不遂，口眼㖞斜，语言謇涩，筋脉拘急。

处方十一　半夏白术天麻汤（《医学心悟》）

半夏 6 克，天麻 9 克，白术 9 克，茯苓 9 克，陈皮 6 克，蔓荆子 9 克，甘草 3 克，大枣 3 枚，生姜 3 片，水煎服。

【适应证】脑梗死。一侧颜面㖞斜，耳部周围发胀疼痛，头晕目眩。体寒肢冷，胸脘胀闷，不思饮食，恶心呕吐。痰唾黏稠，气短少言。舌苔白腻，脉滑数。

处方十二 补阳还五汤（《医林改错》）

生黄芪 120 克，归尾 12 克，赤芍 9 克，地龙 12 克，川芎 6 克，桃仁 12 克，红花 6 克，水煎服。

【适应证】脑梗死。半身不遂，口眼㖞斜，语言謇涩，口角流涎，筋脉拘急。大便偏干，小便频数或遗尿不禁。舌苔白，脉缓。

处方十三 地黄饮子（《宣明论》）

干地黄，巴戟天，山萸肉，肉苁蓉，石斛，麦门冬，官桂，五味子，茯苓，炮附子，石菖蒲，远志。以上 12 味各调配 100 克，共研细末后拌匀，每次用 9 克，加薄荷少许，大枣 1 枚，生姜 5 片，水煎服。

【适应证】脑梗死。一侧肢体瘫软，或手足俱废，不能运动，不知痛痒。

处方十四 小活络丸（《太平惠民和剂局方》）

胆南星 180 克，制川乌 180 克，制草乌 180 克，地龙 180 克，制乳香 66 克，制没药 66 克。以上 6 味共研细末后拌匀，炼蜜为丸，每丸重 3 克，每次 1 丸，一日 2 次，温开水送服。

【适应证】脑梗死所致的半身不遂。经久不愈，肢体麻木不仁或拘挛，屈伸不利，时而疼痛。

处方十五 强神汤（日本汉方医师经验方）

僵蚕 4 克，棕榈叶 4 克，红花 4 克，甘草 4 克，水煎服。

【适应证】脑梗死。一侧口眼㖞斜，语言不清，口角流涎，甚则半身不遂。苔薄白，脉浮弱。

处方十六 治偏枯汤（日本汉方医师经验方）

白附子 1.5 克，白术 2.5 克，茯苓 2.5 克，莪术 2.5 克，青皮 1.5 克，乌药 1.5 克，大黄 1.5 克，甘草 0.6 克，水煎服。

【适应证】脑梗死之轻症。尚无昏睡状态，一侧轻度口眼㖞斜，语言不利，口角流涎，或有半身不遂，肌肤不仁，手足麻木。苔薄白，脉浮弱。

六、帕金森病（中医称脑风，颤病）

帕金森病又称震颤麻痹，是中老年人常见的中枢神经系统变性疾病。该病的主要临床特征：（一）静止性、小幅度、节律性、呈进行性加重的震颤。大部分患者的震颤从大拇指开始，以后逐渐波及其下颌、舌及头部，在做随意运动时症状往往有所减轻。（二）肌张力增高：肢体呈齿轮样或铅管样肌强直，部分患者合并颈肌强直。行走时呈"慌张步态"。（三）随意运动减少：摆动减少，说话次数也减少。颜面无表情，如同"面具脸"。病情加重时，吞咽、坐立、翻身以及大小便等均会出现困难。（四）精神障碍：性情烦躁，倦怠嗜睡，反应迟钝，记忆力显著减退。

帕金森病之病因尚未完全明了，目前认为是因动脉血管硬化、脑炎、颅内损伤以及某些药物中毒等造成脑部黑质和黑质纹体通路的变性所致。

本病属于中医学中的"脑风""颤病"之范畴。

帕金森病处方

处方一　帕金森病方1（叶氏经验方）

厚朴30克，杜仲叶15克，太子参12克，生地黄9克，桑寄生9克，知母9克，龟板15克，地骨皮12克，山药12克，牛膝12克，墨旱莲9克，甘草6克，水煎服。

【适应证】老年人之帕金森病。震颤久治不愈，两颧略红，午后低热，失眠盗汗。头晕眼花，两耳鸣响，记忆力减退，肢体强直，行走时呈"慌张步态"。大便秘结，腰腿酸软。舌质偏红，苔少，脉细弦。

处方二　帕金森病方2（叶氏经验方）

刺五加15克，白术9克，茯苓12克，熟地黄9克，芍药9克，当归9克，川芎6克，鸡血藤12克，山药12克，枸杞子12克，厚朴30克，甘草6克，水煎服。

【适应证】帕金森病。久治不愈，颜面少华，面无表情，头昏眼花。身重倦怠，肌肉强直，肢体震颤不停。嗜睡少言，自汗不止，不思饮食。舌质偏淡，苔薄白，脉细或沉细。

处方三　帕金森病方 3（叶氏经验方）

参三七 12 克，丹参 12 克，当归 9 克，川芎 6 克，桃仁 9 克，红花 6 克，香附子 6 克，泽兰 9 克，土鳖虫 6 克，水红花子 6 克，厚朴 30 克，陈皮 6 克，甘草 6 克，水煎服。

【适应证】帕金森病。颜面暗黑，肢体震颤，时感麻木或针刺般疼痛。舌质青紫或有瘀点，苔薄，脉细涩。

处方四　帕金森病方 4（叶氏经验方）

厚朴 30 克，柴胡 6 克，香橼皮 6 克，半夏 9 克，茯苓 9 克，紫苏叶 6 克，旋覆花 6 克（包），代赭石 12 克，酸枣仁 12 克，陈皮 6 克，绿萼梅 3 克，生姜 3 片，水煎服。

【适应证】帕金森病。手脚呈小幅度、节律性的震颤。无法握拳，亦无法拿笔写字。头重头晕，心烦易怒，夜眠多梦。嗳气频频，咽喉及食管内似有异物堵塞，恶心欲吐。胸脘胀闷，心悸亢进。舌质淡红，苔薄白，脉弦或细弦。

处方五　大补阴丸（《丹溪心法》）

地黄 120 克，黄柏 80 克，知母 80 克，龟板 120 克，猪脊髓 160 克。以上前 4 味按分量调配，粉碎成粗粉后拌匀，第 5 味猪脊髓置沸水中略煮，除去外皮，与上述粗粉拌匀，水泛为丸如绿豆大，每次 6 克，一日 2～3 次，温开水送服。

【适应证】帕金森病。两颧发红，午后低热，两耳鸣响，失眠盗汗。咳嗽咯血，倦怠乏力，遗精早泄。

处方六　大补元煎（《景岳全书》）

地黄 15 克，人参 9 克，当归 9 克，山药 12 克，杜仲 9 克，山萸肉 6 克，枸杞子 12 克，甘草 3 克，水煎服。

【适应证】帕金森病。头晕头重，身重倦怠，心悸亢进，失眠健忘。

处方七　十全大补汤（《太平惠民和剂局方》）

党参9克，白术6克，茯苓9克，当归9克，川芎6克，芍药9克，地黄9克，黄芪9克，肉桂3克，甘草6克，水煎服。

【适应证】帕金森病。经久不愈，身体虚弱，食欲不振。形体消瘦，面色萎黄，皮肤枯燥，腹泻便血，贫血乏力。气短心悸，头晕自汗，口腔干燥，四肢不温。舌质淡，苔薄白，脉细。

处方八　身痛逐瘀汤（《医林改错》）

秦艽3克，川芎6克，桃仁9克，红花6克，甘草6克，羌活9克，没药9克，当归9克，五灵脂9克，香附6克，牛膝9克，地龙9克，水煎服。

【适应证】帕金森病。经久不愈，肩痛，臂痛，腰腿痛，脚痛，或周身疼痛。

处方九　半夏厚朴汤（《金匮要略》）

半夏9克，茯苓9克，厚朴6克，紫苏叶6克，生姜3片，水煎服。

【适应证】帕金森病。体力相对低下，颜面少华，情绪紧张，精神不安，失眠多梦，心悸亢进，咽喉及食管内似有异物堵塞。或伴有呼吸困难，频频咳嗽，胸部疼痛。腹诊可闻及心窝部有振水音。

处方十　醒脾汤（《外科正宗》）

白术9克，黄芪9克，人参6克，茯神9克，酸枣仁9克，地骨皮9克，远志6克，柴胡6克，桔梗9克，黄连3克，木香6克，香附6克，龙眼肉6个，甘草3克，大枣2枚，生姜3片，水煎服。

【适应证】帕金森病。行走时两上肢协同摆动减少，说话次数亦减少，颜面如同"面具脸"。食欲不振，肢体浮肿，失眠多梦，心烦不安，神气不清。

七、重症肌无力（中医称痿证，肌痿）

重症肌无力是一种由神经－肌肉接头传递异常所引起的自身免疫

性疾病。其主要特征为起病比较缓慢，一部分或全身骨骼肌出现病态性疲劳，朝轻暮重。常累及眼外肌、咀嚼肌、吞咽肌和呼吸肌。通常在运动后加剧，休息或使用抗胆碱酯酶药物后症状可以得到缓解。

重症肌无力患者在临床中常见如下症状：（一）面部表情较少，说话结巴，多伴有鼻音。（二）颈部发软，无法做转颈、抬头、耸肩等动作。（三）眼睑下垂，眼球活动障碍。（四）咀嚼困难，饮水反呛，吞咽动作亦出现障碍。（五）呼吸肌无力，以致不能维持功能。（六）肢体软弱无力，步态不稳，甚欲倒地。

重症肌无力的病因及发病机制尚未完全阐明，目前认为是由于病毒感染、药物、环境等因素激活了体内自身免疫系统，使得骨骼肌突触后膜上的乙酰胆碱受体数目显著减少，因而造成了神经 – 肌肉接头处不能进行正常的传递。

临床查体和实验室检查提示：疲劳试验阳性，肌肉注射新斯的明药物后症状有明显改善。血清抗乙酰胆碱受体抗体检查阳性。胸部 CT 扫描可以发现胸腺肿大或胸腺瘤。

本病属于中医学中的"痿证""肌痿"之范畴。

重症肌无力处方

处方一　重症肌无力方 1（叶氏经验方）

刺五加 15 克，东北人参 9 克，黄芪 12 克，柴胡 6 克，当归 6 克，升麻 12 克，肉桂 3 克，白术 9 克，陈皮 6 克，甘草 3 克，生姜 3 片，大枣 3 枚，水煎服。

【适应证】重症肌无力。面色㿠白，眼睑下垂，畏寒喜暖，少气懒言。头晕目眩，肢软无力，步态不稳，甚欲倒地，朝轻暮重。舌质偏淡，苔薄白，脉细或细缓。

处方二　重症肌无力方 2（叶氏经验方）

杜仲叶 9 克，鹿角胶 12 克，制附片 9 克，黄芪 12 克，熟地黄 12 克，山药 12 克，菟丝子 9 克，升麻 12 克，肉桂 3 克，淫羊藿 9 克，当

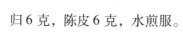
归 6 克，陈皮 6 克，水煎服。

【适应证】重症肌无力。面色㿠白，眼睑下垂，肢软无力，腰重背痛，难于行走。两耳鸣响，形寒肢冷，咀嚼困难，饮水反呛。舌质淡，舌体胖，苔薄白，脉细或细弱。

处方三　重症肌无力方 3（叶氏经验方）

黄药子 9 克，半夏 9 克，制天南星 9 克，茯苓 9 克，前胡 12 克，枳实 9 克，川贝母 6 克，全瓜蒌 12 克，升麻 12 克，白术 9 克，陈皮 6 克，水煎服。

【适应证】重症肌无力。眼睑下垂，头晕目眩，身重乏力。脘腹满闷，食欲不振，恶心欲吐，时而咳吐黏痰。舌质偏淡，苔白腻或白厚腻，脉弦滑。

处方四　重症肌无力方 4（叶氏经验方）

鬼箭羽 12 克，刘寄奴 9 克，急性子 9 克，石见穿 12 克，水红花子 6 克，延胡索 9 克，丹参 9 克，升麻 12 克，桃仁 9 克，红花 6 克，陈皮 6 克，月季花 3 克，水煎服。

【适应证】久治不愈之重症肌无力。眼睑下垂，眼球活动障碍，咀嚼略感困难，肢体软弱无力。时而肢体呈针刺般疼痛。面色发暗，口唇爪甲发紫。舌质紫暗，苔薄或苔少，脉弦或弦紧。

处方五　五积散（《太平惠民和剂局方》）

当归、肉桂、芍药、白芷、川芎、甘草、茯苓、半夏各 90 克，陈皮、枳壳、麻黄各 180 克，茅术 720 克，干姜 120 克，桔梗 360 克，厚朴 120 克。以上 15 味共研细末后拌匀，每次 6 克，一日 2~3 次，温开水送服。

【适应证】重症肌无力。体力中等度之患者，感受寒冷与湿气引起腰腿疼痛以及下腹部疼痛。贫血倾向，上半身发热，下半身冷感。女性患者同时伴有月经不调或月经困难。

处方六　十全大补汤（《太平惠民和剂局方》）

党参 9 克，白术 6 克，茯苓 9 克，当归 9 克，川芎 6 克，芍药 9

克，地黄9克，黄芪9克，肉桂3克，甘草6克，水煎服。

【适应证】重症肌无力。经久不愈，身体虚弱，食欲不振，腹泻便血。形体消瘦，面色萎黄，皮肤枯燥，贫血乏力。四肢不温，气短心悸，头晕自汗，口腔干燥。舌质淡，苔薄白，脉细。

处方七　补中益气汤（《内外伤辨惑论》）

人参9克，黄芪9克，白术9克，当归6克，柴胡6克，升麻6克，陈皮6克，甘草3克，生姜3片，大枣3枚，水煎服。

【适应证】重症肌无力。体力相对较虚弱，排尿不畅，经久不愈。中气下陷，全身倦怠。盗汗动悸，内脏下垂。食欲不振，味同嚼蜡。皮肤与黏膜呈散在性瘀点或瘀斑。舌质淡，苔薄白，脉细。

处方八　升阳益胃汤（《内外伤辨惑论》）

黄芪60克，人参30克，半夏30克，甘草30克，羌活15克，独活15克，防风15克，芍药15克，陈皮12克，白术9克，茯苓9克，泽泻9克，柴胡9克，黄连3克。以上14味共研粗末后拌匀，每次15克，加生姜5片，大枣2枚，水煎服。

【适应证】重症肌无力。肢体无力，酸重疼痛。口苦咽干，饮食无味。大便偏干，小便频数。

处方九　右归饮（《景岳全书》）

地黄9克，山药12克，山萸肉9克，枸杞子9克，杜仲9克，肉桂3克，制附子6克，甘草6克，水煎服。

【适应证】重症肌无力。体重倦怠，前胸部疼痛，时而咳喘。腰腿酸痛，四肢发凉，脐腹冷痛，腹胀泄泻。舌质偏淡，苔薄白，脉细数。

处方十　左归饮（《景岳全书》）

地黄9克，山药12克，枸杞9克，茯苓9克，山萸肉9克，甘草3克，水煎服。

【适应证】重症肌无力。腰膝酸软，男子遗精，夜间盗汗。口干咽燥，口渴欲饮。舌质偏红，苔少，脉细数。

处方十一　升陷汤（《医学衷中参西录》）

黄芪 18 克，知母 9 克，柴胡 4.5 克，桔梗 4.5 克，升麻 6 克，水煎服。

【适应证】重症肌无力。呼吸急迫，气喘不停，口渴欲饮，胸闷怔忡。神昏健忘，寒热往来。脉沉迟。

处方十二　导痰汤（《济生方》）

制半夏 120 克，炮天南星 30 克，橘红 30 克，炒枳实 30 克，赤茯苓 30 克，炙甘草 15 克。以上 6 味共研细末后拌匀，每次 12 克，加生姜 3 片，水煎服。

【适应证】重症肌无力。头晕目眩，胸膈痞塞，胁肋胀满。头痛头重，恶心欲吐，气急喘息。睡眠多梦，食欲不振。咳嗽咳痰，痰涕黏稠。

八、坐骨神经痛（中医称痹证、腰腿痛）

坐骨神经痛是以坐骨神经通路及其分布区域（臀部、大腿后侧、小腿后外侧、足背）发生疼痛的一种综合征。

本病分为原发性和继发性两大类。临床上，原发性坐骨神经痛较为少见，绝大多数患者属于继发性坐骨神经痛，其中最常见的原因为腰椎间盘突出，使坐骨神经受到刺激、压迫、甚至损伤而引起一系列的症状。

该病多发生于成年男性。患者经常在外伤、重体力劳动或受寒后起病，往往主诉在数周或数月前曾罹患一侧腰背部疼痛或僵硬感，接着又出现同侧臀部、大腿后部、小腿后外侧和足背疼痛，有时呈放射样疼痛，走路或改变体位时疼痛加剧。如果病变影响到神经根时，椎管内压力增加，当患者在咳嗽或用力时，都会使坐骨神经痛的程度加剧。

除此以外，梨状肌综合征、骶髂关节炎、腰椎结核、腰椎管狭窄、椎管内肿瘤等疾病也可以引起坐骨神经痛。

体检时可发现坐骨神经支配范围内有压痛点，并有不同程度的运动、感觉、反射功能障碍，致患侧脚趾背屈力弱，小腿外侧皮肤痛觉减退，跟腱反射减弱，臀部肌张力降低，坐骨神经牵拉征与 Lasegue 征均呈阳性。

本病属于中医学中的"痹证""腰腿痛"之范畴。

坐骨神经痛处方

处方一　坐骨神经痛方 1（叶氏经验方）

海风藤 12 克，独活 9 克，威灵仙 6 克，苍术 12 克，桑寄生 12 克，当归 9 克，防风 9 克，川芎 6 克，桂枝 6 克，杜仲叶 9 克，细辛 3 克，甘草 6 克，水煎服。

【适应证】坐骨神经痛。腰腿疼痛，活动不便。腰腿剧痛，发作时下肢僵直或拘挛不易屈伸，早晨起床活动后疼痛可减轻，同时伴有恶风发热，身重自汗。舌质偏红，苔薄白，脉浮弦。

处方二　坐骨神经痛方 2（叶氏经验方）

制川乌 9 克，制草乌 9 克，桑枝 15 克，桂枝 6 克，宣木瓜 12 克，牛膝 12 克，苍术 9 克，续断 12 克，姜黄 9 克，路路通 9 克，威灵仙 6 克，干姜 3 克，水煎服。

【适应证】坐骨神经痛。腰腿冷痛且沉重，梅雨季节症状加重，患部热敷后则舒。早晨起床或卧床休息后症状并无减轻。舌质偏淡，苔白腻，脉沉紧。

处方三　坐骨神经痛方 3（叶氏经验方）

石见穿 12 克，参三七 12 克，丹参 12 克，五灵脂 9 克，川芎 6 克，赤芍 9 克，红花 3 克，桃仁 12 克，乳香 9 克，没药 9 克，土鳖虫 9 克，威灵仙 6 克，水煎服。

【适应证】坐骨神经痛。经久不愈，面色晦滞。腰腿痛如针扎锥刺，疼痛有定处，压迫患部或改变体位时疼痛更甚。白天疼痛减轻，夜间疼痛会加重。舌质紫暗，伴有瘀点瘀斑，苔少，脉弦涩。

处方四 坐骨神经痛方 4（叶氏经验方）

红景天 9 克，刺五加 15 克，黄芪 12 克，灵芝 9 克，桂枝 6 克，芍药 9 克，枸杞子 12 克，当归 6 克，白术 9 克，茯苓 9 克，威灵仙 6 克，甘草 3 克，水煎服。

【适应证】坐骨神经痛。颜面少华，自汗倦怠，气短懒言。时有低热，食欲不振。腰腿疼痛酸重，活动劳累后更甚。充分休养或推拿按摩后疼痛有明显缓解。舌质淡红，苔薄白，脉细或细缓。

处方五 坐骨神经痛方 5（叶氏经验方）

制附子 6 克，熟地黄 9 克，山药 12 克，山萸肉 9 克，枸杞子 9 克，杜仲叶 6 克，肉桂 3 克，补骨脂 12 克，金毛狗脊 9 克，楮实子 6 克，威灵仙 6 克，甘草 3 克，水煎服。

【适应证】慢性坐骨神经痛。颜面浮肿㿠白，神疲倦怠，两耳鸣响。腰腿沉重乏力，时而隐隐作痛，劳累后疼痛加剧。形寒肢冷，小便频数。男子阳痿滑精，女子月经困难。舌质偏淡，苔薄白，脉细或沉细。

处方六 疏经活血汤（《万病回春》）

地黄 12 克，牛膝 9 克，芍药 9 克，川芎 9 克，茯苓 9 克，白术 9 克，当归 9 克，桃仁 6 克，防己 6 克，防风 12 克，龙胆草 6 克，白芷 6 克，威灵仙 9 克，羌活 9 克，甘草 6 克，陈皮 6 克，生姜 3 片，水煎服。

【适应证】坐骨神经痛。体力中等度之患者，四肢至腰部的肌肉、关节以及神经等部位出现疼痛，受寒后更甚。患部有僵硬或麻木感，时有针刺般疼痛。舌质偏暗，苔薄或苔少，脉涩或弦涩。

处方七 牛车肾气丸（《济生方》）

地黄 12 克，牛膝 9 克，车前子 9 克，山萸肉 9 克，茯苓 9 克，山药 9 克，泽泻 9 克，丹皮 6 克，桂枝 6 克，制附片 3 克，水煎服。

【适应证】坐骨神经痛。体力相对低下之高龄者，尿频，尿量较少，排尿困难。腰部及下肢疼痛无力，神疲体倦相当显著。疼痛，冷感，麻木，浮肿，口渴欲饮。与上腹部相比下腹部显得更加软弱无力。

处方八　苓姜术甘汤（《金匮要略》）

茯苓 15 克，白术 9 克，甘草 6 克，干姜 9 克，水煎服。

【适应证】坐骨神经痛。体力相对低下之患者，平素腰部和下肢呈明显冷感，受凉后疼痛加剧。小便频数，尿量亦多。

处方九　五积散（《太平惠民和剂局方》）

当归、肉桂、芍药、白芷、川芎、甘草、茯苓、半夏各 90 克，陈皮、枳壳、麻黄各 180 克，茅术 720 克，干姜 120 克，桔梗 360 克，厚朴 120 克。以上 15 味共研细末后拌匀，每次 6 克，一日 2～3 次，温开水送服。

【适应证】坐骨神经痛。体力中等度之患者，感受寒冷与湿气引起腰腿疼痛以及下腹部疼痛。贫血倾向，上半身发热，下半身冷感。女性患者同时伴有月经不调或月经困难。

处方十　大防风汤（《太平惠民和剂局方》）

黄芪 9 克，地黄 9 克，芍药 9 克，白术 9 克，防风 9 克，川芎 6 克，牛膝 6 克，当归 9 克，人参 6 克，羌活 6 克，杜仲 9 克，制附子 3 克，甘草 6 克，大枣 6 克，干姜 3 克，水煎服。

【适应证】经久不愈之坐骨神经痛。体力相对低下，颜面少华，关节肿胀，疼痛，运动功能障碍。本方也用于下肢慢性风湿性关节炎、慢性关节炎以及痛风等。

处方十一　右归饮（《景岳全书》）

地黄 9 克，山药 12 克，山萸肉 9 克，枸杞子 9 克，杜仲 9 克，肉桂 3 克，制附子 6 克，甘草 6 克，水煎服。

【适应证】坐骨神经痛。体重倦怠，腰腿酸痛，四肢发凉。脐腹冷痛，时而咳喘，腹胀泄泻。舌质偏淡，苔薄白，脉细数。

处方十二　薏苡仁汤（《奇效良方》）

薏苡仁 15 克，当归 9 克，芍药 9 克，麻黄 3 克，官桂 3 克，茅术 9 克，甘草 6 克，水煎服。

【适应证】坐骨神经痛。手足流注疼痛，重着冷感，麻木不仁，难以屈伸。

处方十三　身痛逐瘀汤（《医林改错》）

秦艽3克，川芎6克，桃仁9克，红花6克，甘草6克，羌活9克，没药9克，当归9克，五灵脂9克，香附6克，牛膝9克，地龙9克，水煎服。

【适应证】坐骨神经痛。经久不愈，肩痛，臂痛，腰腿痛，脚痛，或周身疼痛，患部时有针刺般疼痛。舌质紫暗，苔少，脉弦涩。

处方十四　桂枝加苓术附汤（日本吉益东洞医师经验方）（本方系将我国张仲景《伤寒论》之桂枝汤加白术、茯苓、附子而成）

桂皮4克，芍药4克，白术4克，茯苓4克，制附子0.5~1克，甘草2克，大枣4克，生姜4克，水煎服。

【适应证】坐骨神经痛。体力比较低下，平素畏寒，肢体冷感，神疲体倦，尿涩，尿频数。舌苔薄白或白腻，脉沉迟。

本方除用于坐骨神经痛以外，也用于四肢关节之沉重，疼痛，肿胀，拘挛，四肢运动障碍，遇寒症状恶化之患者。

处方十五　驱风丸（日本本间枣轩医师经验方）

松脂20克，薏苡仁5克，白术5克，甘草5克，水煎服。

【适应证】坐骨神经痛。一侧或双侧肢体大小关节疼痛酸楚，患部既红又肿，沉重拘挛，屈伸不利。梅雨季节或阴寒气候容易发作或症状加重。

第八章　精神系统疾病

一、神经衰弱（中医称脏躁，百合病）

神经衰弱是神经官能症中最常见的一种类型，是由于长期精神紧张、思想矛盾、过度疲劳、精神创伤等因素导致大脑皮质兴奋与抑制过程失调，引起自主神经功能紊乱，从而出现一系列的症状。

神经衰弱的临床症状为：注意力不易集中，容易兴奋也易疲倦，无法用脑。记忆力减退，失眠不安，不思饮食，腹部胀满，紧张性头痛或肌肉疼痛。大便溏薄或便秘。男子常有阳痿、早泄、遗精。女子可有月经不调、性欲减退。经各种临床体检和实验室检查提示无器质性精神障碍和内脏疾病。

神经衰弱多见于中青年脑力劳动者。部分患者平素体弱多病，性格内向，过于关注自身的不适感觉。

本病属于中医学中的"脏躁""百合病"之范畴。

神经衰弱处方

处方一　神经衰弱方 1（叶氏经验方）

刺五加 15 克，茯神 12 克，远志 6 克，酸枣仁 12 克，夜交藤 9 克，石菖蒲 12 克，朱砂 3 克，龙骨 12 克，牡蛎 12 克，浮小麦 15 克，甘草 9 克，大枣 6 枚，水煎服。

【适应证】神经衰弱。身重倦怠，胸脘胀闷，心悸亢进，胆怯善惊。疑心生鬼，健忘易泣，睡眠不安。舌质偏淡，苔薄，脉细或细弦。

处方二　神经衰弱方 2（叶氏经验方）

西洋参 9 克，酸枣仁 12 克，石决明 15 克，珍珠母 15 克，茯苓 9 克，芍药 9 克，黄连 3 克，地骨皮 9 克，玉竹 9 克，北沙参 12 克，大

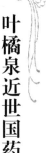
枣 3 枚，水煎服。

【适应证】神经衰弱。面部偏赤，焦虑不安，失眠多梦，头晕目眩，两耳鸣响。口干欲饮，五心烦热，午后低热，腰腿酸软。大便干结，小便短赤。舌质红，津液少，苔少或无苔，脉细或细数。

处方三　神经衰弱方 3（叶氏经验方）

刺五加 15 克，黄芪 9 克，茯神 9 克，白术 9 克，当归 6 克，夜交藤 9 克，灵芝 9 克，炒谷芽 12 克，炒神曲 9 克，陈皮 6 克，大枣 4 枚，水煎服。

【适应证】神经衰弱。面色萎黄，心悸不安，失眠多梦，头晕头重，耳鸣健忘。身重倦怠，不思饮食，脘腹胀满，大便溏薄。舌质偏淡，苔薄白或白腻，脉细。

处方四　神经衰弱方 4（叶氏经验方）

生地黄 12 克，山萸肉 9 克，茯苓 9 克，泽泻 9 克，丹皮 6 克，山药 12 克，酸枣仁 12 克，夜交藤 9 克，五味子 9 克，灯心草 6 克，磁石 24 克，合欢花 6 克，大枣 3 个，水煎服。

【适应证】神经衰弱。头晕头重，两耳鸣响，口咽干燥，心悸不眠。五心烦热，夜间盗汗，腰痛腿软，小便频数。男子阳痿、早泄，女子月经不调。舌质偏红，苔少或无苔，脉细数。

处方五　神经衰弱方 5（叶氏经验方）

龙胆草 6 克，柴胡 6 克，半夏 6 克，黄芩 9 克，珍珠母 24 克，鸭跖草 12 克，生地黄 15 克，泽泻 9 克，鲜车前草 30 克，黄柏 6 克，甘草 3 克，水煎服。

【适应证】神经衰弱。颜面升火，头痛头胀，颈项强直。两眼发红，口苦咽干，喜食冷饮，失眠多梦。胸胁胀满，饮食不香。大便偏干，小便黄赤。舌质红，苔黄腻，脉弦或弦数。

处方六　神经衰弱方 6（叶氏经验方）

瓜蒌皮 12 克，半夏 9 克，竹茹 12 克，黄连 3 克，胆南星 6 克，山栀子 9 克，莱菔子 9 克，茯苓 12 克，山楂肉 12 克，炒麦芽 12 克，陈皮6克，水煎服。

【适应证】神经衰弱。身重浮肿，头重项强，时常失眠。咳嗽痰多，胸脘满闷，恶心欲吐，口中黏滑，不思饮食。舌质偏红，苔腻，脉滑数。

处方七　归脾汤（《济生方》）

黄芪9克，茯苓9克，人参9克，白术9克，当归6克，木香6克，远志6克，酸枣仁9克，龙眼肉9克，甘草3克，大枣4枚，水煎服。

【适应证】神经衰弱。体质虚弱之人，颜面少华，全身倦怠，贫血，血压偏低。心悸亢进，精神不安，睡眠不佳，夜间盗汗。健忘乏力，食欲不振，或伴有吐血、便血等症状。

处方八　八珍汤（《瑞竹堂经验方》）

人参6克，白术9克，茯苓12克，当归9克，川芎6克，芍药9克，地黄9克，甘草6克，水煎服。

【适应证】神经衰弱。颜面少华，头晕目眩，两耳鸣响，神疲乏力。气短懒言，心悸亢进，饮食不振。舌质淡，苔薄白，脉细弱或虚大无力。

处方九　当归补血汤（《内外伤辨惑论》）

黄芪30克，当归6克，水煎服。

【适应证】神经衰弱。面红目赤，发热不退，肌肤发烫。口渴欲饮，心烦易怒。脉洪大而虚，重按无力。

处方十　酸枣仁汤（《金匮要略》）

酸枣仁18克，知母9克，茯苓12克，川芎6克，甘草3克，水煎服。

【适应证】神经衰弱。体力低下、神经过敏之患者，精神和躯体均感疲劳。睡眠不佳，心悸不安，头目眩晕，咽干口燥。舌红，脉弦细。

处方十一　知柏地黄丸（《医宗金鉴》）

地黄12克，知母9克，山萸肉9克，山药12克，黄柏6克，丹皮

6克，泽泻9克，茯苓9克，水煎服。

【适应证】神经衰弱。体力相对比较虚弱，午后低热，夜间盗汗。口干欲饮，咽部疼痛，头晕耳鸣。男子遗精阳痿，女子月经不调。大便偏干，小便短赤。舌质偏红，苔少，脉细弦。

处方十二　六味地黄丸（《小儿药证直诀》）

地黄12克，山萸肉9克，茯苓9克，山药9克，泽泻9克，丹皮9克，水煎服。

【适应证】神经衰弱。体型相对较为虚弱，全身疲劳。腹部疼痛，腰部和下肢有沉重或麻木感，小便频数，排尿时有不适感。腹诊可见下腹部比上腹部更加软弱无力。

处方十三　半夏厚朴汤（《金匮要略》）

半夏12克，茯苓12克，厚朴9克，紫苏叶6克，生姜3片，水煎服。

【适应证】神经衰弱。体力中等偏下，颜面少华，精神不安，烦躁易怒，失眠多梦，心悸亢进。气短少语，胸胁苦满，常觉咽喉及食管部位有异物阻塞感。腹肌挛急，腹部膨满或疼痛或腹泻。舌质淡红，苔薄，脉弦或细弦。

处方十四　柴胡疏肝散（《景岳全书》）

柴胡6克，芍药9克，枳壳9克，川芎9克，香附子9克，甘草3克，水煎服。

【适应证】神经衰弱。常有胸胁胀满，嗳气频频，食欲不振。每当情绪不佳，即会发生腹泻，泻后即舒适。舌质淡红，苔薄白，脉弦。

处方十五　四逆散（《伤寒论》）

柴胡180克，芍药150克，枳实90克，甘草60克，以上4味共研细末后拌匀，每次3克，一日3次，温开水送服。

【适应证】神经衰弱。体力中等或略为偏强，动悸不安，烦躁易怒，失眠多梦，气短少语。胸胁苦满，腹肌挛急，腹部膨满或疼痛或腹泻。脉弦或细弦。

处方十六　桂枝加龙骨牡蛎汤（《金匮要略》）

桂枝 9 克，芍药 9 克，龙骨 12 克，牡蛎 12 克，甘草 6 克，大枣 4 枚，生姜 3 片，水煎服。

【适应证】神经衰弱。神经较为过敏，体质较弱，体形较瘦。面色不佳，精神不安，神疲体倦，夜间盗汗，四肢发凉。腹诊可触及腹部软弱无力，脐旁大动脉有明显搏动。

处方十七　柴胡加龙骨牡蛎汤（《伤寒论》）

柴胡 6 克，黄芩 6 克，人参 6 克，桂枝 6 克，茯苓 9 克，半夏 6 克，大黄 3～6 克，龙骨 12 克，牡蛎 12 克，大枣 3 枚，生姜 3 片，水煎服。

【适应证】神经衰弱。多见于体力较强者。胸胁苦满，呼吸不畅，胸闷叹气。心烦易怒，精神不安，睡眠不佳，心悸多梦。时而腹部肌肉颤动，头痛头重，肩部发硬。腹诊可见两胁下有抵抗感。舌质红，苔薄黄或黄腻，脉弦或弦数。

处方十八　甘麦大枣汤（《金匮要略》）

甘草 9 克，小麦 15 克，大枣 5 枚，水煎服。

【适应证】神经衰弱。心烦不安，胸闷气短，时而悲伤欲泣，失眠多梦，呵欠频频。舌质淡红，苔少，脉细或细数。

二、抑郁症（中医称郁证，癫病）

抑郁症是一种常见的精神疾病。患者往往较长期地处于情绪低落的状态，于是会出现心境障碍的各种症状：轻度患者缺乏兴趣和快乐感，思维迟缓，话语与活动显著减少；较重的患者则会有自我评价过低，悲观，绝望，甚至厌世。部分患者因自身健康状况欠佳而产生疑病妄想，也有的患者会出现迫害妄想。此外，多数患者均有食欲不振、睡眠不安、体重减轻、性欲减退等症状。

大部分患者在发病前都受到不良的社会心理因素的刺激，例如生活、学习、工作中的异常压力，人事关系不和，环境适应不佳，在医院诊疗时医师不正确之暗示而导致患者对疾病的担忧，或者由于恋爱结婚和家庭生活发生挫折而遭受到的精神打击等。

抑郁症发病率很高，几乎每 5 个成年人中就有 1 个抑郁症患者。据统计，人生有三个时期最易罹患抑郁症，即青春期、中年危机期，以及老年期。不少研究数据还提示，通过合理的治疗，抑郁症是完全可以治愈的。

本病属于中医学中的"郁证""癫病"之范畴。

抑郁症处方

处方一　抑郁症方 1（叶氏经验方）

柴胡 6 克，钩藤 9 克（后下），香附子 9 克，川芎 6 克，茯苓 12 克，白术 9 克，当归 6 克，半夏 9 克，陈皮 6 克，浮小麦 12 克，甘草 3 克，大枣 4 枚，水煎服。

【适应证】抑郁症。精神抑郁，易怒善泣，气短少语，唉声叹气，胸胁痞闷，矢气频频，不思饮食，情绪不畅时更甚。舌质淡红，苔薄白或薄黄，脉弦或弦数。

处方二　抑郁症方 2（叶氏经验方）

鬼箭羽 12 克，瓜蒌皮 12 克，满山红 12 克，茅术 9 克，厚朴 9 克，山楂子 12 克，法半夏 9 克，茯苓 12 克，川芎 6 克，白芷 6 克，陈皮 6 克，甘草 3 克，水煎服。

【适应证】抑郁症。精神抑郁，表情淡漠，头痛头重，身重浮肿，脘腹胀闷。食欲不振，厌食油腻，恶心欲吐，有时咳吐黏痰。舌质偏淡，苔白腻或白厚腻，脉滑或弦滑。

处方三　抑郁症方 3（叶氏经验方）

刺五加 12 克，紫河车粉 6 克（另分 2 次吞服），夜交藤 9 克，合欢花 6 克，浮小麦 15 克，酸枣仁 9 克，郁金 6 克，龙骨 12 克，牡蛎 12 克，陈皮 6 克，甘草 3 克，大枣 4 枚，水煎服。

【适应证】抑郁症。精神抑郁，体质虚弱，面色苍白，身重倦怠。

神志恍惚，心惊肉跳，易悲欲泣，头晕目眩，失眠健忘，不思饮食。舌质偏淡，苔薄白或白腻，脉细或沉细。

处方四 抑郁症方4（叶氏经验方）

西洋参9克，石斛12克，女贞子12克，墨旱莲9克，麦门冬12克，天门冬9克，茯苓12克，地黄9克，鬼箭羽12克，五味子9克，酸枣仁12克，远志3克，水煎服。

【适应证】久治不愈之抑郁症。精神抑郁，形瘦面赤，心神不定，烦躁易惊。午后低热，五心烦热，夜不能眠。时有盗汗，口渴欲饮冷。舌质偏红，苔少或无苔，脉细或细数。

处方五 血府逐瘀汤（《医林改错》）

当归9克，生地9克，赤芍9克，川芎6克，柴胡6克，枳壳9克，桃仁12克，红花3克，桔梗9克，牛膝9克，甘草3克，水煎服。

【适应证】抑郁症。面色、口唇发暗或两眼眶暗黑，颈部或胸部时而有针刺般疼痛。胸闷呃逆，头痛失眠，心悸不安，体倦发热。舌质偏紫，舌边有瘀点或瘀斑，脉弦数或弦紧。

处方六 钩藤散（《本事方》）

人参6克，防风9克，钩藤9克（后下），麦门冬9克，石膏15克，半夏6克，茯苓9克，菊花9克，陈皮6克，甘草3克，生姜3片，水煎服。

【适应证】抑郁症。平时有慢性头痛，一觉醒来时，常感头痛头重。肩部发硬，颜面升火，眩晕耳鸣，睡眠不佳或伴有眼结膜充血。体力中等或略为偏弱的中高年者多见。

处方七 加味逍遥散（《太平惠民和剂局方》）

柴胡3克，当归9克，白芍9克，白术9克，茯苓9克，薄荷3克（后下），丹皮6克，山栀子9克，甘草6克，水煎服。

【适应证】抑郁症。头晕目眩，身重倦怠，郁闷不舒，胸胁胀痛。时有低热，夜间盗汗，食欲不振。女子月经不调，乳房作胀。舌质淡红，苔薄，脉弦或细弦。

处方八　柴胡疏肝散（《景岳全书》）

柴胡 6 克，芍药 9 克，枳壳 9 克，川芎 9 克，香附子 9 克，甘草 3 克，水煎服。

【适应证】抑郁症。常有胸胁胀满，嗳气频频，食欲不振。每当情绪不佳，即会发生腹泻，泻后即舒适。舌质淡红，苔薄白，脉弦。

处方九　归脾汤（《济生方》）

黄芪 9 克，茯苓 9 克，人参 9 克，白术 9 克，当归 6 克，木香 3 克，远志 6 克，酸枣仁 9 克，龙眼肉 9 克，甘草 3 克，大枣 4 枚，水煎服。

【适应证】抑郁症。体质虚弱之人，颜面少华，全身倦怠，贫血，血压偏低。心悸亢进，精神不安，睡眠不佳，夜间盗汗。健忘乏力，食欲不振，或伴有吐血，便血等症状。

处方十　天王补心丹（《校注妇人良方》）

人参、茯苓、玄参、丹参、桔梗、远志各 15 克，当归、五味子、麦门冬、天门冬、柏子仁、酸枣仁各 30 克，生地黄 120 克。以上 13 味共研细末后拌匀，炼蜜为丸如绿豆大，每次 3~6 克，一日 2 次，温开水送下。本方亦可改为汤剂，各药用量按原方比例酌减。

【适应证】抑郁症。心悸胸闷，烦躁不安，失眠多梦，倦怠健忘，五心烦热（胸部与两侧手足心等五处），口腔溃疡，大便偏干。舌质偏红，苔少，脉细或细数。

处方十一　抑肝散（《保婴撮要》）

柴胡 6 克，当归 9 克，白术 6 克，川芎 6 克，茯苓 9 克，钩藤 9 克（后下），甘草 6 克，水煎服。

【适应证】抑郁症。多见于中等体力之患者。过敏体质，容易兴奋，心烦易怒。头晕头胀，颜面升火，睡眠不安。眼睑痉挛，手足发抖，腹肌紧张。

处方十二　抑肝散加陈皮半夏（日本本朝经验方）（本方系将我国《保婴撮要》之抑肝散加陈皮、半夏而成）

柴胡 2 克，当归 3 克，川芎 3 克，伏苓 4 克，茅术 4 克，钩藤 3 克

（后下），半夏 5 克，陈皮 3 克，甘草 1.5 克，水煎服。

【适应证】抑郁症。体力较差，过敏体质，心烦易怒，容易兴奋，睡眠不安。眼睑痉挛，四肢发抖，腹肌紧张。

注：本方与前方《抑肝散》相比，更适用于体力较为虚弱，病程较为长久之患者。

处方十三　反鼻交感丹（日本汉方医师经验方）

反鼻末（腹蛇肉研粉）1 克，茯苓 4 克，香附子 2 克，干姜 2 克，水煎服。

【适应证】抑郁症。面无表情，气短少语，幻想幻觉，话语错乱，喃喃自语，哭笑无常，食欲不振，生活往往不能自理。

处方十四　针砂汤（日本原南阳医师经验方）

针砂 1 克，人参 3 克，茯苓 6 克，桂枝 4 克，白术 4 克，牡蛎 4 克，甘草 1 克，水煎服。

【适应证】抑郁症。面色萎黄，全身倦怠，心悸气短，耳鸣眩晕，睡眠不安，肢体浮肿。

三、精神分裂症（中医称癫证，狂证）

精神分裂症是最常见的一种精神疾病，目前病因尚未完全阐明，一般认为是由遗传、代谢、环境以及社会心理等因素相互作用所致。

本病患者中绝大多数人起病缓慢，早期表现为性格改变，如精神不振，生活散漫，不讲卫生，不愿与他人说话，对着镜子独笑，学习或工作成绩下降等。随着病情进展，患者思维出现紊乱，说话语无伦次。部分患者还出现幻想和妄想等症状，如以为自己是伟大人物或是举世无双的英雄。也有的患者总认为有人要伤害他，因而每天诚惶诚恐，不得安宁。更有一些患者由于病情恶化，出现神志紊乱，登高而歌，弃衣而走，越墙上屋，力倍常人，甚至骂詈叫号，毁物伤人。

精神分裂症有一定的家族史，多数为发作性，在缓解期里可能一切正常。2 次发作之间不留残余症状。本病可发生在各个年龄阶段，但以青壮年为多见，男女均可发病，反复发作可延续数年或数十年。

本病属于中医学中的"癫证""狂证"之范畴。

精神分裂症处方

处方一　精神分裂症方1（叶氏经验方）

马宝粉6克（另分2次冲服），石菖蒲9克，茯神9克，水牛角30克（先煎），辰砂6克，何首乌12克，竹茹9克，龙胆草6克，鬼箭羽15克，大黄6~9克，芒硝6~9克，水煎服。

【适应证】精神分裂症。面色偏红，两眼怒视，头痛头重，不食不眠。暴躁易怒，骂詈叫号，不避亲疏，甚至狂乱无知，毁物伤人，大便秘结。舌质红，苔黄腻，脉洪数。

处方二　精神分裂症方2（叶氏经验方）

鬼箭羽12克，西洋参9克，远志6克，石菖蒲9克，淡竹叶15克，生地黄9克，麦门冬6克，决明子15克，玄参9克，何首乌12克，马宝粉6克（另分2次冲服），大黄6~9克，生甘草3克，水煎服。

【适应证】精神分裂症。面赤形瘦，多语不眠，身重倦怠，心烦易怒，口渴欲饮，大便偏干。舌质偏红，苔薄黄，脉细数。

处方三　精神分裂症方3（叶氏经验方）

龙胆草6克，黄连3克，厚朴9克，枳实9克，海蛤壳12克，青礞石粉3克（另分2次冲服），马宝粉6克（另分2次冲服），鬼箭羽15克，大黄6~9克，芒硝6~9克，灯心草3克，水煎服。

【适应证】精神分裂症。体格壮实，颜面红赤，不食不眠，口臭异常。腹部特别以脐部为中心发硬伴有胀满感，或时感疼痛，大便秘结，手脚出汗，急躁易怒，骂詈叫号，不避亲疏。舌质偏红，苔黄厚腻，脉滑或滑数。

处方四　精神分裂症方4（叶氏经验方）

参三七9克，丹参12克，穿山甲9克，桃仁9克，木通9克，赤芍9克，水红花子12克，马宝粉6克（分2次冲服），凌霄花3克，鬼箭羽 12 克，青皮 9 克，陈皮 9 克，甘草 6 克，水煎服。

【适应证】精神分裂症。颜面晦滞，眼眶发黑，暴躁狂奔，兴奋叫嚷，行为紊乱，毁物伤人，幻觉妄想，头痛如针扎刀割。舌质紫暗，有散在之瘀点或瘀斑，苔薄，脉弦涩。

处方五　精神分裂症方 5（叶氏经验方）

红牛角粉 6 克（另分 2 次冲服），鬼箭羽 15 克，桃仁 9 克，柴胡 6 克，香附子 6 克，木通 9 克，赤芍 9 克，半夏 9 克，大腹皮 6 克，青皮 9 克，陈皮 9 克，桑白皮 9 克，紫苏子 9 克，甘草 6 克，水煎服。

【适应证】精神分裂症。精神上突受恶性刺激或突受惊恐后发病，证见精神不安，心惊肉跳，疑心生鬼，不思饮食，大便不调。舌质淡红，苔薄白或薄黄，脉弦。

处方六　大承气汤（《伤寒论》）

厚朴 9 克，枳实 9 克，大黄 6~9 克，芒硝 6~9 克，水煎服。

【适应证】精神分裂症。体格健壮，肥胖体质，上腹部疼痛，腹部特别以脐部为中心发硬伴有胀满感。大便秘结，手脚出汗，或伴有精神不安，睡眠不佳，过度兴奋等精神症状。

处方七　生铁落饮（《医学心悟》）

生铁落 15 克（先煎），天门冬 9 克，麦门冬 9 克，贝母 9 克，元参 5 克，钩藤 5 克（后下），丹参 5 克，胆星 3 克，橘红 3 克，远志 3 克，石菖蒲 3 克，连翘 3 克，茯苓 3 克，茯神 3 克，辰砂 1 克，水煎服。

【适应证】精神分裂症。颜面红赤，头痛且重，胸腹满闷，心烦易怒。咳嗽频频，痰黏如胶，不食不眠，大便偏干，小便黄赤。舌质红，苔黄腻或黄厚腻，脉弦数。

处方八　二阴煎（《景岳全书》）

淡竹叶 15 克，生地 9 克，麦门冬 6 克，酸枣仁 6 克，玄参 5 克，木通 5 克，茯苓 5 克，黄连 3 克，灯心草 2 克，生甘草 2 克，水煎服。

【适应证】精神分裂症。惊狂失志，哭笑不停，喜怒无常，不思饮食，不眠不休。

处方九　定志丸（《外台秘要》）

人参 500 克，石菖蒲 150 克，远志 150 克，茯苓 150 克，以上 4 味共研细末后拌匀，炼蜜为丸如绿豆大，每次 6 克，一日 2～3 次，温开水送服。

【适应证】精神分裂症。神志不定，终日忧愁，悲伤不乐，朝愈暮剧，或暮愈朝发，发则不食不眠，厌世寻短。

处方十　癫狂梦醒汤（《医林改错》）

桃仁 9 克，柴胡 6 克，香附子 9 克，木通 9 克，赤芍 9 克，半夏 9 克，大腹皮 6 克，青皮 9 克，陈皮 9 克，桑白皮 9 克，紫苏子 9 克，甘草 6 克，水煎服。

【适应证】精神分裂症。多言多笑，喜怒无常，登高而歌，弃衣而走，说话语无伦次，甚至毁物伤人。

处方十一　十味温胆汤（《证治准绳》）

人参 6 克，地黄 9 克，五味子 9 克，半夏 9 克，枳实 9 克，陈皮 6 克，茯苓 9 克，酸枣仁 9 克，远志 6 克，甘草 6 克，大枣 3 枚，生姜 3 片，水煎服。

【适应证】精神分裂症。颜面少华，身重倦怠，心胆虚怯，遇事易惊。脘腹胀闷，心悸亢进，烦躁不安，睡眠不佳，食欲不振，肢体浮肿。

处方十二　大柴胡汤（《伤寒论》）

柴胡 6 克，黄芩 6 克，芍药 6 克，半夏 9 克，枳实 6 克，大黄 6 克，生姜 3 片，大枣 3 枚，水煎服。

【适应证】精神分裂症。颜面潮热，心中烦躁，身热有汗，口苦咽干，恶心呕吐。平日畏热喜寒，胸胁苦满，大便干燥。腹诊可见腹肌紧张，轻者为抵抗感或不适感，重则上腹部有明显压痛。体格壮实，小便黄赤。舌质红，苔黄干燥，脉弦滑数。

处方十三　治狂一方（日本和田东郭医师经验方）

犀角粉 2～3 克（另分 2 次冲服，或用水牛角粉 9～15 克代替），黄连 1.5 克，黄芩 4 克，厚朴 2.5 克，枳实 4 克，大黄 1 克，芒硝 6 克，水煎服。

【适应证】精神分裂症。面部发赤，到处奔跑，狂乱叫嚷，毁物伤人。头痛如裂，夜不能眠，食欲全无，大便不通。舌质偏红，苔黄腻少津，脉洪实。

处方十四 治血狂一方（日本汉方医师经验方）

当归 4 克，芍药 4 克，川芎 4 克，地黄 4 克，桂枝 3 克，红花 2 克，大黄 1 克，干姜 2 克，水煎服。

【适应证】精神分裂症。面色晦滞，两眼眶暗黑，不避亲疏，骂詈叫号，甚至持刀执杖，弃衣裸体，越墙上屋，到处奔跑。大便秘结。舌质发紫，舌上有瘀点或瘀斑，脉涩或弦涩。

四、老年痴呆症（中医称痴呆，善忘）

老年痴呆症是发生于老年人的脑萎缩所致的慢性进行性脑器质性疾患。其中阿尔兹海默病及血管性痴呆约占 90% 以上。近年来，人口老龄化促使老年痴呆症患者人数迅速增加的同时，该病也逐步呈现出年轻化趋势。

老年痴呆症在早期表现为活动减少，兴趣及主动性下降等症状。中期则出现典型的痴呆症状，例如定向障碍（分不清时间、人物、地点），记忆障碍（瞬时记忆和近事记忆障碍以及远记忆力下降），智能障碍（计算力、理解力、判断力以及生活自理能力明显下降），精神症状（幻视、幻听、被窃妄想），行为障碍（冲动、漫游），以及人格改变等。晚期患者多为长期卧床，智能完全减退，对语言的理解和运用能力完全丧失，情感淡漠，四肢挛缩，大小便失禁。

老年痴呆症的特征性病理改变为大脑皮层萎缩，记忆性神经元数目大量减少，神经原纤维缠结，β - 淀粉样蛋白沉积，以及老年斑形成。

据统计，老年痴呆症多见于农村老年人和没有得到足够休息的都市白领。导致本病发生的原因有高龄、脑血管疾病、情绪抑郁、离群独居、不良饮食习惯，以及痴呆阳性家族史等。

尽管目前还没有治愈老年痴呆症的特效药，但只要在疾病早期采取合理的防治措施，彻底改善生活环境和饮食习惯，就可能减少患病率。部分早中期患者经合理治疗后已经达到了 10 年内不恶化之效果。

本病属于中医学中的"痴呆""善忘"之范畴。

老年痴呆症处方

处方一　老年痴呆症方 1（叶氏经验方）

竹节人参 15 克，鹿茸粉 3～6 克（另分 2 次冲服），神曲 9 克，石菖蒲 12 克，胆南星 6 克，半夏 9 克，茅术 6 克，远志 9 克，贝母 9 克，陈皮 6 克，甘草 3 克，水煎服。

【适应证】老年痴呆症。表情呆板，闭门独居，沉默寡言，拒见他人。胸脘痞闷，咳嗽气喘，痰黏似胶。舌质偏淡，苔白腻或白厚腻，脉滑或细滑。

处方二　老年痴呆症方 2（叶氏经验方）

鹿茸粉 3～6 克（另分 2 次冲服），刺五加 12 克，珍珠母 15 克，丹参 6 克，柴胡 6 克，当归 6 克，芍药 9 克，茯苓 9 克，白术 9 克，薄荷 3 克，浮小麦 30 克，甘草 9 克，大枣 6 枚，水煎服。

【适应证】老年痴呆症。神情恍惚，悲伤欲泣，不能自主。唉声叹气，心中烦乱，失眠多梦，言行失常。舌质淡红，苔薄白，脉细弦。

处方三　老年痴呆症方 3（叶氏经验方）

西洋参 12 克，水牛角 30 克（先煎），珍珠母 15 克，女贞子 12 克，墨旱莲 9 克，赤芍 9 克，枸杞子 12 克，当归 6 克，夜交藤 9 克，茯苓 9 克，甘草 3 克，水煎服。

【适应证】老年痴呆症。形瘦面赤，神志呆板，举止缓慢，反应迟钝。头晕目眩，两耳鸣响，盗汗倦怠，五心烦热，失眠多梦。舌质红，苔少，脉细数。

处方四 老年痴呆症方4（叶氏经验方）

东北人参9克，鹿茸粉3~6克（另分2次冲服），山药12克，白术9克，陈皮6克，半夏9克，茯苓9克，神曲12克，夜交藤9克，茯苓9克，甘草3克，水煎服。

【适应证】老年痴呆症。表情呆板，动作迟缓，智能低下。形寒肢冷，食欲不振，大便溏薄。舌质偏淡，苔薄，脉细或沉细。

处方五 补阳还五汤（《医林改错》）

生黄芪60克，归尾12克，赤芍9克，地龙12克，川芎6克，桃仁12克，红花6克，水煎服。

【适应证】老年痴呆症。半身不遂，口眼㖞斜，语言謇涩，口角流涎，筋脉拘急。大便偏干，小便频数或遗尿不禁。舌苔白，脉缓。

处方六 指迷汤（《辨证录》）

人参15克，白术30克，半夏9克，神曲9克，南星3克，甘草3克，陈皮1.5克，菖蒲1.5克，附子0.9克，肉豆蔻3克，水煎服。

【适应证】老年痴呆症。起居失节，胃气伤而痰迷于心脘之下，以致一时而成呆病者。

处方七 涤痰丸（《御药院方》）

木香120克，槟榔120克，青皮120克，陈皮120克，三棱120克，枳壳120克，大黄120克，半夏120克，黑牵牛子240克。以上9味共研细末后拌匀，水泛为丸如绿豆大，每次3~6克，一日2~3次，温开水送服。

【适应证】老年痴呆症。颜面热赤，胸膈痞满，咳嗽咳痰，痰黄稠浊。身重倦怠，饮食不振，大便偏干，小便短赤。舌质偏红，脉弦数。

处方八 甘麦大枣汤（《金匮要略》）

甘草9g，小麦30g，大枣6枚，水煎服。

【适应证】老年痴呆症。症见精神恍惚，常悲伤欲哭，不能自主，心中烦乱，睡眠不安。甚则言行失常，呵欠频作。舌淡红，苔少，脉细微数。

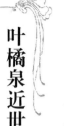

处方九　逍遥散（《太平惠民和剂局方》）

柴胡 100 克，当归 100 克，茯苓 100 克，芍药 100 克，白术 120 克，甘草 80 克，薄荷 20 克。以上 7 味共研细末后拌匀，每次 3~6 克，一日 2~3 次，温开水送服。

【适应证】中老年痴呆症。郁闷不舒，胸胁胀痛，头晕目眩，食欲不振。妇女月经不调，乳房胀满。舌质淡红，苔薄、脉弦而虚。

处方十　左归饮（《景岳全书》）

地黄 9 克，山药 12 克，枸杞 9 克，茯苓 9 克，山萸肉 9 克，甘草 3 克，水煎服。

【适应证】老年痴呆症。腰膝酸软，男子阳痿，女子提前闭经。夜间盗汗，口干咽燥，口渴欲饮。舌质偏红，苔少，脉细数。

第九章 外科常见疾病

一、颈椎病（中医称痹证，项强）

颈椎病是一种以退行性病理改变为基础的疾患，多见于中老年人。患者多为终日低头伏案工作者，长期睡觉姿势不妥，或有头部外伤史等，造成了颈椎劳损、骨刺形成、颈椎间盘突出、韧带肥厚、继发性椎管狭窄，从而刺激或压迫邻近的颈部神经根、脊髓神经、颈部的椎动脉以及颈部交感神经等组织，于是出现一系列的症状和体征。

颈椎病的常见症状为：颈部或肩背部疼痛，一侧或两侧上肢无力，酸重疼痛。手指麻木，头重眩晕，耳鸣倦怠，恶心呕吐，心悸亢进，甚至会出现视物不清或吞咽障碍。部分患者还可能有下肢乏力、行走不便等症状。

在给颈椎病患者作物理检查时可以发现，前屈旋颈试验、椎间孔挤压试验以及臂丛神经牵拉试验等均呈阳性。

本病属于中医学中的"痹证""项强"之范畴。

颈椎病处方

处方一　颈椎病方 1（叶氏经验方）

威灵仙末 6 克（另分 2 次冲服），葛根 9 克，桂枝 6 克，赤芍 9 克，黄芪 9 克，当归 6 克，陈皮 6 克，羌活 9 克，姜黄 6 克，大枣 3 枚，生姜 3 片，水煎服。

【适应证】颈椎病。颈项疼痛，头重眩晕，可能出现一侧手臂或手指麻木。恶寒轻度发热，全身肌肉亦痛，无汗倦怠。舌质淡红，苔薄白，脉浮紧。

处方二　颈椎病方 2（叶氏经验方）

胆南星 6 克，全瓜蒌 9 克，黄药子 9 克，半夏 6 克，葛根 9 克，满山红 12 克，枳实 9 克，白术 9 克，威灵仙末 6 克（另分 2 次冲服），陈皮 6 克，甘草 6 克，水煎服。

【适应证】颈椎病。颈项强直，头晕耳鸣，有时出现一侧手臂或手指麻木沉重。胸脘胀闷，恶心欲吐，头晕且重，倦怠乏力。舌质淡红，苔白腻或白厚腻，脉滑或弦滑。

处方三　颈椎病方 3（叶氏经验方）

刺五加 6 克，黄芪 9 克，党参 9 克，当归 6 克，茯苓 12 克，白术 9 克，羌活 9 克，木瓜 12 克，升麻 6 克，威灵仙末 6 克（另分 2 次冲服），甘草 6 克，水煎服。

【适应证】颈椎病。体型消瘦，内脏下垂，面色萎黄，气短少言，倦怠无力。头晕目眩，时现一侧手臂或手指麻木。两耳鸣响，失眠多梦。舌质偏淡，苔薄白，脉细或细弱。

处方四　颈椎病方 4（叶氏经验方）

鸡血藤 9 克，何首乌 12 克，熟地黄 9 克，当归 6 克，赤芍 9 克，川芎 6 克，木瓜 12 克，酸枣仁 6 克，枸杞子 9 克，丹参 9 克，威灵仙末 6 克（另分 2 次冲服），大枣 5 枚，水煎服。

【适应证】颈椎病。面色㿠白，颈项疼痛，头晕目眩，时有一侧手臂或手指麻木。心悸亢进，身重乏力，失眠多梦，唇指苍白。舌质淡，苔薄白，脉沉细。

处方五　颈椎病方 5（叶氏经验方）

珍珠母 30 克，石决明 24 克，徐长卿 6 克，钩藤 9 克（后下），葛根 9 克，天麻 9 克，羌活 9 克，姜黄 6 克，桑枝 15 克，威灵仙末 6 克（另分 2 次冲服），赤芍 9 克，甘草 6 克，水煎服。

【适应证】颈椎病。或许呈现一侧上臂及手指麻木，震颤抖动。颈项强直，头痛且胀，烦躁易怒，失眠多梦。舌质暗红，苔薄黄少津，脉弦。

处方六 颈椎病方6（叶氏经验方）

威灵仙500克，葛根200克，杜仲叶100克，以上3味共研细末后拌匀，水泛为丸如绿豆大，每次6克，一日3次，温开水或黄酒送服。

【适应证】颈椎病。颈部或肩部疼痛，一侧或双侧上肢无力酸重，手指麻木，头重头晕，甚至还有耳鸣乏力，恶心欲吐，胸闷心悸等症状。

处方七 麻黄附子细辛汤（《伤寒论》）

麻黄6克，附子9克，细辛3克，水煎服。

【适应证】颈椎病。体格健壮，恶寒无汗，颈项疼痛牵连头部。上肢麻木，四肢冷感，脊背冷痛。胸胁痞满，身重倦怠，咳嗽频频，有痰。舌质偏淡，苔润或白腻，脉沉或沉紧。

处方八 天麻钩藤饮（《杂病证治新义》）

天麻12克，钩藤9克（后下），石决明30克，夜交藤15克，益母草9克，桑寄生9克，杜仲9克，黄芩9克，山栀子9克，牛膝12克，茯神9克，水煎服。

【适应证】颈椎病。头痛头胀，耳鸣目眩，少寐多梦，或半身不遂，口眼㖞斜。舌质红，苔薄，脉弦数。

处方九 疏经活血汤（《万病回春》）

地黄12克，牛膝9克，芍药9克，川芎9克，茯苓9克，白术9克，当归9克，桃仁9克，防己9克，防风12克，龙胆草6克，白芷9克，威灵仙9克，羌活9克，甘草6克，陈皮6克，生姜3片，水煎服。

【适应证】颈椎病。体力中等度之患者，四肢至腰部的肌肉、关节以及神经等部位出现疼痛，受寒后更甚。患部有僵硬或麻木感，时有针刺般疼痛。舌质偏暗，苔薄或苔少，脉涩或弦涩。

处方十 神效黄芪汤（《兰室秘藏》）

黄芪15克，人参9克，蔓荆子9克，芍药12克，陈皮9克，甘草6克，水煎服。

【适应证】颈椎病。时有一侧或两侧上肢麻木不仁，两眼紧急缩小，羞明畏日，隐涩难开，或视物无力，睛痛昏花，手不能近，或目少睛光，或目中热如火者。

处方十一　补阳还五汤（《医林改错》）

生黄芪30克，当归尾12克，赤芍9克，地龙12克，川芎6克，桃仁12克，红花6克，水煎服。

【适应证】颈椎病。一侧上臂手指麻木，痿软无力，或针刺般疼痛。颈痛头痛，口角流涎，筋脉拘急。大便偏干，小便频数或遗尿不禁。舌苔白，脉缓。

处方十二　半夏白术天麻汤（《医学心悟》）

半夏6克，天麻9克，白术9克，茯苓9克，橘红6克，甘草3克，大枣3枚，生姜3片，水煎服。

【适应证】颈椎病。一侧上臂或手指发麻，耳部周围发胀疼痛，头晕目眩。体寒肢冷，胸脘胀闷，不思饮食，恶心呕吐。痰唾黏稠，气短少言。舌苔白腻，脉滑数。

处方十三　指迷茯苓丸（《丹溪心法》）

茯苓150克，半夏100克，枳壳100克，风化硝100克。以上4味共研细末后拌匀，水泛为丸如绿豆大，每次6克，一日2～3次，温姜汤或温开水送服。（或：茯苓15克，半夏9克，枳壳9克，风化硝9克，水煎服）

【适应证】颈椎病。颈项或肩关节疼痛，手不得上抬。或左右颈项反复发作，或上臂酸软无力，或出现浮肿，肩背部畏寒。舌苔白腻，脉沉细或细滑。

处方十四　葛根汤（《伤寒论》）

葛根9克，麻黄6克，桂枝3克，芍药9克，甘草3克，生姜3片，大枣3枚，水煎服。

【适应证】颈椎病。体力相对较强者，颈部与肩背部发硬，恶寒发热，头痛无汗。

处方十五　黄芪桂枝五物汤（《金匮要略》）

黄芪9克，桂枝9克，芍药9克，生姜5片，大枣4枚，水煎服。

【适应证】颈椎病。时现一侧或两侧肩部麻木疼痛，出汗较多，脉微而涩紧。本方亦可用于体质虚弱者的风湿性肌肉痛或关节痛。

处方十六　桂枝加苓术附汤（日本吉益东洞医师经验方）（本方系将我国张仲景《伤寒论》之桂枝汤加白术、茯苓、附子而成）

桂皮4克，芍药4克，茯苓4克，白术4克，制附子0.5～1克，甘草2克，大枣4枚，生姜4克，水煎服。

【适应证】颈椎病。体力比较低下，形寒肢冷，喜食热饮，神疲体倦，尿频且涩。舌苔薄白或白腻，脉沉迟。本方除用于颈椎病以外，也用于四肢关节之沉重且痛，肿胀拘挛，运动障碍，遇寒更甚之患者。

二、肩关节周围炎（中医称漏肩风，冻结肩）

肩关节周围炎（简称肩周炎），是以肩关节疼痛和活动功能受限为主要症状的常见病症。

本病主要原因为肩关节老化导致软组织退行性病变，肩部过度活动及受寒所致。另外，颈椎病、心脏及胆道等疾病所引起的肩部牵涉痛，也可因肌肉持续性痉挛、缺血而形成肩周炎。

本病大多数患者初期发病缓慢，一侧或两侧肩部逐渐出现隐痛或剧痛，夜间更甚。同时肩关节活动功能受限日趋严重，患部怕冷，广泛性压痛，时而向颈部及肘部放射，重症者可有肌肉痉挛或萎缩。

本病多见于40岁以上的中老年者，女性发病率略高于男性，体力劳动者占多数。有些患者不经治疗也能自然痊愈，但有些患者因未得到及时有效的治疗而留下肩关节功能障碍的后遗症。

本病属于中医学中的"漏肩风""冻结肩"之范畴。

肩关节周围炎处方

处方一　肩关节周围炎方1（叶氏经验方）

接骨木12克，防己12克，胆南星9克，羌活9克，白附子9克，葛根 12 克，茯苓 9 克，茅术 9 克，半夏 9 克，细辛 3 克，陈皮 6 克，水煎服。

【适应证】肩关节周围炎。久治不愈，上肢麻木，肩部疼痛，酸重无力，活动受限。头重眩晕，耳鸣倦怠，恶心呕吐。舌质偏淡，苔白腻，脉弦滑。

处方二　肩关节周围炎方 2（叶氏经验方）

当归尾 12 克，伸筋草 9 克，丹参 9 克，延胡索 9 克，桃仁 12 克，红花 6 克，炮穿山甲 30 克，川芎 6 克，海桐皮 12 克，参三七粉 6 克（另分 2 次冲服），葛根 12 克，陈皮 6 克，水煎服。

【适应证】肩关节周围炎。反复发作，肩部肌肉有明显萎缩，患部疼痛似针刺或锥扎，局部有出血点或瘀斑，夜不能寐。舌质紫暗或伴有瘀点瘀斑，苔薄黄，脉弦涩。

处方三　肩关节周围炎方 3（叶氏经验方）

刺五加 15 克，鹿衔草 9 克，当归 9 克，黄芪 9 克，鸡血藤 9 克，葛根 12 克，威灵仙 6 克，川芎 6 克，乳香 9 克，没药 9 克，赤芍 12 克，甘草 6 克，水煎服。

【适应证】肩关节周围炎。上肢麻木，肩部疼痛，活动受限，疲劳后疼痛加剧，局部不红不肿。舌质偏淡，苔薄白，脉细或细弦。

处方四　肩关节周围炎方 4（叶氏经验方）

徐长卿 6 克，桂枝 6 克，葛根 9 克，制川乌 9 克，制草乌 9 克，威灵仙 6 克，羌活 9 克，姜黄 9 克，防风 9 克，赤芍 12 克，甘草 6 克，干姜 3 克，水煎服。

【适应证】肩关节周围炎。肩部疼痛，受凉后更甚，活动大幅度受限。患部有广泛性压痛，怕冷，时而向颈部及前臂放射，时而有肌肉痉挛，肩部三角肌等有明显萎缩，僵硬。舌质偏淡，苔薄，脉细或细弦。

处方五　羌活散（《太平惠民和剂局方》）

前胡、羌活、麻黄、茯苓、川芎、黄芩、甘草、蔓荆子、枳壳、细辛、石膏、菊花、防风各 30 克。以上 13 味共研细末后拌匀，每次 3~6 克，一日 2 次，温开水送服。

【适应证】肩关节周围炎。颈项发硬，头痛头重，四肢关节烦疼，阴天或风雨天症状恶化。

处方六　羌活胜湿汤（《内外伤辨惑论》）

羌活 9 克，防风 9 克，独活 9 克，藁本 6 克，蔓荆子 6 克，川芎 6 克，甘草 3 克，以上 7 味研末，水煎服。

【适应证】肩关节周围炎。外受风湿所致的肩关节及其他筋骨疼痛，头痛头重，一身尽痛，难以转侧，恶寒微热。无汗脉浮。

处方七　宣痹汤（《温病条辨》）

防己 12 克，薏苡仁 12 克，滑石 15 克，杏仁 12 克，连翘 9 克，山栀子 9 克，半夏 9 克，晚蚕砂 12 克，赤小豆 9 克，水煎服。

【适应证】肩关节周围炎。寒战热炽，骨骼烦痛，面色萎黄，小便短赤。舌色灰滞。

处方八　三痹汤（《妇人良方》）

黄芪 9 克，牛膝 9 克，续断 9 克，人参 6 克，秦艽 3 克，芍药 9 克，肉桂 3 克，茯苓 9 克，防风 9 克，细辛 3 克，当归 6 克，杜仲 9 克，地黄 9 克，川芎 6 克，独活 3 克，甘草 3 克，生姜 3 片，大枣 3 枚，水煎服。

【适应证】肩关节周围炎。肩部疼痛，沉重拘挛，受风寒后更甚。面色㿠白，头晕耳鸣，身重倦怠。舌质偏淡，苔薄，脉细弦。

处方九　疏经活血汤（《万病回春》）

地黄 12 克，牛膝 9 克，芍药 9 克，川芎 6 克，茯苓 9 克，白术 9 克，当归 9 克，桃仁 6 克，防己 6 克，防风 12 克，龙胆草 6 克，白芷 9 克，威灵仙 6 克，羌活 9 克，甘草 6 克，陈皮 3 克，生姜 3 片，水煎服。

【适应证】肩关节周围炎。体力中等度之患者，四肢至腰部的肌肉、关节以及神经等部位出现疼痛，受寒后更甚。患部有僵硬或麻木感，时有针刺般疼痛。舌质偏暗，苔薄或苔少，脉涩或弦涩。

处方十　蠲痹汤（《杨氏家藏方》）

当归9克，羌活12克，姜黄9克，芍药9克，黄芪12克，防风9克，甘草6克，生姜5片，水煎服。

【适应证】肩关节周围炎。身体烦疼，颈项及上臂疼痛且重，不能上举，活动艰难。

处方十一　指迷茯苓丸（《丹溪心法》）

茯苓150克，半夏100克，枳壳100克，风化硝100克。以上4味共研细末后拌匀，水泛为丸如绿豆大，每次6克，一日2～3次，温姜汤或温开水送服。（或：茯苓15克，半夏9克，枳壳9克，风化硝9克，水煎服）

【适应证】肩关节周围炎。颈项或肩关节疼痛，手不得上抬，或左右颈项反复发作，或上臂酸软无力，或出现浮肿，肩背部畏寒。舌苔白腻，脉沉细或细滑。

处方十二　治肩背拘急方（日本中山摄州医师经验方）

莪术3克，茯苓4克，乌药3克，香附3克，青皮4克，甘草1克，水煎服。

【适应证】肩关节周围炎。肩背部及上臂肌肉发硬，疼痛且感沉重，精神不舒时更甚。

三、肋间神经痛（中医称胁痛，肋胠痛）

肋间神经痛是指在肋间神经支配区域发生的疼痛。临床上原发性肋间神经痛比较少见，继发性肋间神经痛多由邻近组织或脏器的病变所引起，例如胸椎结核、胸膜炎、胸椎退行性病变、胸椎硬脊膜炎、脊椎或脊髓肿瘤、强直性脊柱炎等疾病，以及肋骨、纵膈、胸膜病变等，压迫刺激了肋间神经而导致炎症反应，因而出现胸部肋间疼痛或腹部呈带状疼痛的综合征。

肋间神经痛的临床表现为：一处或几处肋间部位呈阵发性刺痛或

灼痛，有时从背部沿肋间向胸腹前壁放射。在深呼吸、咳嗽或打喷嚏时往往会使疼痛加剧。

检查时可发现胸椎棘突、棘突间或椎旁有压痛和叩痛，部分患者沿肋间有明显压痛，受累神经支配区可有感觉异常。

本病属于中医学中的"胁痛""肋胠痛"之范畴。

处方一　肋间神经痛1（叶氏经验方）

柴胡6克，香附子12克，郁金9克，板蓝根12克，川楝子12克，川芎6克，赤芍9克，枳壳9克，延胡索9克，丝瓜络12克，甘草6克，绿萼梅3克，水煎服。

【适应证】肋间神经痛。胁肋疼痛，胸闷不适，嗳气频频。心情烦躁，食欲不振，睡眠不安，情绪不佳时症状更甚。舌质淡红，苔薄，脉弦。

处方二　肋间神经痛2（叶氏经验方）

柴胡6克，参三七9克，丹参9克，大青叶12克，五灵脂9克，川芎6克，赤芍9克，红花3克，桃仁12克，路路通9克，延胡索9克，橘络9克，甘草6克，水煎服。

【适应证】经久不愈之肋间神经痛。面色晦滞，体型消瘦，胁肋疼痛如针扎锥刺。疼痛有定处，入夜疼痛更甚。患部拒按。舌质紫暗，伴有瘀点瘀斑，苔少，脉弦涩。

处方三　肋间神经痛3（叶氏经验方）

蒲公英根15克，龙胆草3克，板蓝根12克，延胡索9克，黄芩9克，木通6克，车前草9克，泽泻9克，丝瓜络12克，大黄6～9克，芒硝6～9克，水煎服。

【适应证】肋间神经痛。面红目赤，胁肋疼痛，患部热感。口苦咽干，欲食冷饮，烦躁易怒。大便秘结，小便色黄。舌质偏红，苔黄腻，脉弦滑或弦数。

第九章　外科常见疾病

处方四 肋间神经痛4（叶氏经验方）

石斛15克，知母9克，生地黄12克，沙参9克，黄芩6克，夏枯草9克，山栀子9克，天花粉12克，麦门冬9克，乌蔹莓9克，野菊花3克，水煎服。

【适应证】肋间神经痛。胁肋隐痛，劳累更甚，久治不愈。口渴欲饮，身重倦怠，头晕目眩，五心烦热，失眠多梦。舌质偏红，苔少，脉细数。

处方五 柴胡疏肝散（《景岳全书》）

柴胡6克，芍药9克，枳壳9克，川芎9克，香附子9克，甘草3克，水煎服。

【适应证】肋间神经痛。胸胁胀满，嗳气频频，食欲不振。每当情绪不佳即会发生腹泻，泻后即舒适。舌质淡红，苔薄白，脉弦。

处方六 复元活血汤（《医学发明》）

当归9克，柴胡6克，瓜蒌根12克，红花6克，炮山甲12克，桃仁12克，大黄6~9克，甘草6克，水煎服。

【适应证】肋间神经痛。胁肋疼痛，痛不可忍，属瘀血阻滞者。

处方七 龙胆泻肝汤（《薛氏十六种》）

龙胆草6克，地黄9克，当归9克，木通9克，车前子9克，黄芩6克，泽泻12克，山栀子6克，甘草3克，水煎服。

【适应证】肋间神经痛。体力相对较强，胁痛口苦，头痛目赤，耳聋耳肿。腹诊可见下腹部肌肉较为紧张。舌质红，苔薄黄或黄腻，脉弦或弦细。

处方八 一贯煎（《续名医类案》）

北沙参12克，麦冬9克，当归身9克，生地黄12克，枸杞子9克，川楝子6克，水煎服。

【适应证】肋间神经痛。胁肋疼痛，胸脘胀满，唉声叹气。吞酸吐苦，口干欲饮，五心烦热。舌质红，苔少，津液亦少，脉细弦。

处方九　逍遥散（《太平惠民和剂局方》）

柴胡 100 克，当归 100 克，茯苓 100 克，芍药 100 克，白术 120 克，甘草 80 克，薄荷 20 克，生姜 100 克。以上 8 味共研细末后拌匀，每次 3～6 克，一日 2～3 次，温开水送服。

【适应证】肋间神经痛。郁闷不舒，胸胁胀痛，头晕目眩，食欲不振。妇女月经不调，乳房胀满。舌质淡红，苔薄，脉弦而虚。

处方十　八珍汤（《瑞竹堂经验方》）

人参 6 克，白术 9 克，茯苓 12 克，当归 9 克，川芎 6 克，芍药 9 克，地黄 9 克，甘草 6 克，水煎服。

【适应证】肋间神经痛。颜面少华，头晕目眩，两耳鸣响。神疲乏力，气短懒言，心悸亢进，饮食不振。舌淡苔薄白，脉细弱或虚大无力。

处方十一　葶苈大枣泻肺汤（《金匮要略》）

葶苈子 9 克，大枣 12 枚。以上 2 味，先煎大枣，入水 200mL，后入葶苈子，煎至 100mL，去渣。一日分 3 次温服。

【适应证】肋间神经痛。身体壮实者，颜面浮肿，胸胁胀满，咳逆上气，喘鸣迫塞，鼻塞流涕，呼吸困难。

处方十二　芍药散（日本永田德本医师经验方）

芍药 9 克，厚朴 6 克，白术 6 克，香附子 9 克，甘草 6 克，水煎服。

【适应证】肋间神经痛。一侧或两侧胁肋疼痛，胸脘胀闷，心烦易怒，腹痛拘挛。大便溏薄，妇女痛经等。舌质偏淡，苔白，脉弦。

四、疖肿，瘰疽（中医称疔疮，痈疽）

疖肿和瘰疽属于感染性疾病，常发生于机体各个部位，其特点是起病急，进展快，并且具有危险性。临床中常见的疖肿和瘰疽有以下两种。

1、颜面部疖肿：这是常发生在颜面部的急性化脓性疾患。初期患部较小且硬，肿势逐渐扩大，疼痛加剧，伴有畏寒发热，头痛肢软，血象中白细胞及中性粒细胞计数偏高。位于鼻周三角区的疔疮，因血管与颅底相通，严重者可能引起败血症（中医称疔疮走黄）。

2、四肢部瘰疽：这是发生在四肢的急性化脓性疾患。患在指（趾）顶端的称蛇头疔，患在指（趾）甲旁的称蛇眼疔，患在手脚掌部的称为托盘疔。这类瘰疽的初期多有患部发痒，后有疼痛肿胀，局部热感且化脓，接着肿势扩大，疼痛更甚，不思饮食，睡眠不安。严重者可能并发指（趾）骨髓炎。

本病属于中医学中的"疔疮""痈疽"之范畴。

疖肿，瘰疽处方

处方一　疖肿，瘰疽方1（叶氏经验方）

韩信草（唇形科植物牙刷草）15克，蒲公英根12克，忍冬藤9克，野菊花9克，黄芩9克，板蓝根15克，紫花地丁9克，荆芥6克，葛根9克，大黄6～9克，绿豆衣12克，甘草6克，水煎服。

【适应证】疖肿，瘰疽。初期患部形小坚硬，接着畏寒发热，病灶扩大，疼痛发痒，既红又肿。颜面疖肿可侵及口唇面颊，若为手足之瘰疽，则患部肿胀剧痛，夜不能寐，大便偏干。舌质偏红，苔黄腻，脉数或滑数。

处方二　疖肿，瘰疽方2（叶氏经验方）

水牛角50克（先煎），半边莲12克，白蔹12克，金银花9克，黄连6克，连翘9克，大青叶12克，丹皮9克，赤芍9克，生地黄15克，大黄6～9克，芒硝6～9克，水煎服。

【适应证】疖肿，瘰疽。颜面疖肿波及口唇面颊，甚者延及耳下颈项。患部化脓，热感且痛，高热不解，口渴欲饮冷。大便干结，小便色黄。手足之瘰疽积脓较多，疼痛连心，彻夜不寐。面红壮热，心烦易怒，恶心呕吐，便秘溲赤。舌质红，苔黄腻或黄厚腻，脉弦数或弦滑数。

处方三　疖肿，瘰疽方3（叶氏经验方）

生黄芪15克，刺五加15克，益母草12克，当归9克，川芎6克，白术9克，白芷6克，炮山甲15克，皂刺6克，陈皮6克，甘草3克，水煎服。

【适应证】疖肿，瘰疽。体型瘦弱，身重倦怠，患部脓成不易外溃，或正气不足，不能化毒成脓，消之不去者。舌质偏淡，苔薄，脉细或沉细。

处方四　五味消毒饮（《医宗金鉴》）

金银花15克，野菊花9克，蒲公英9克，紫花地丁9克，紫背天葵子9克，水煎服。

【适应证】初起之疖肿，瘰疽。发热恶寒，疮形如粟，坚硬根深如钉，患部红肿热痛。舌质红，苔黄腻，脉数。

处方五　犀角地黄汤（《外台秘要》）

犀角3克（或用水牛角30克代替），生地24克，芍药9克，丹皮6克，水煎服。

【适应证】疖肿，瘰疽。患部疼痛剧烈，神昏谵语，高热不解，口渴欲饮冷。大便干结，小便色黄。舌绛起刺，苔黄，脉细数。

处方六　托里定痛散（《外科正宗》）

熟地黄9克，当归身9克，川芎6克，芍药9克，肉桂3克，乳香9克，没药9克，炙罂粟6克，水煎服。

【适应证】疖肿，瘰疽。体质偏虚，疖肿或瘰疽破溃后，血虚疼痛。

处方七　防风通圣丸（《宣明论》）

当归180克，黄芩90克，桔梗180克，石膏450克，白术180克，荆芥90克，山栀子180克，芍药180克，川芎180克，薄荷90克（后下），防风180克，麻黄90克，连翘180克，滑石600克，大黄180克，芒硝180克，甘草90克，生姜30片。以上18味共研细末后拌匀，水泛为丸如绿豆大，每次6克，一日2~3次，温开水送服。

【适应证】疖肿，瘰疽。颜面升火，口苦咽干，肩部发硬，胸闷动悸。腹部膨满，大便秘结，浮肿尿少，小便色黄。舌质偏红，苔薄黄或黄腻，脉滑数。

处方八　中和汤（《外台秘要》）

人参 6 克，黄芪 6 克，当归 6 克，白术 6 克，白芷 6 克，茯苓 3 克，川芎 3 克，炒皂角刺 3 克，乳香 3 克，没药 3 克，金银花 3 克，陈皮 6 克，甘草 3 克，水煎服。

【适应证】疖肿，瘰疬。属于半阴半阳证，一般症状较差之患者。患部似溃非溃，漫肿无头，微痛低热。

处方九　黄连解毒汤（《证治准绳》）

黄连 6 克，黄芩 9 克，黄柏 6 克，山栀子 9 克，水煎服。

【适应证】疖肿，瘰疬。体力中等或较强，颜面红赤，头胀升火，心神不宁，烦躁易怒。睡眠不安，心窝部胀满，口干舌燥，小便黄赤。舌质红，苔黄腻，脉弦数。

处方十　沉香解毒汤（日本华冈青洲医师经验方）

樱茹（蔷薇科植物日本晚樱）6 克，沉香 6 克，藿香 3 克，连翘 6 克，黄连 3 克，青木香 6 克，黄芩 6 克，木通 6 克，水煎服。

【适应证】各种疖肿，瘰疬初起之症。

处方十一　疮疡解毒汤（日本福井贤二医师经验方）

忍冬藤 3 克，连翘 6 克，郁金 3 克，沉香 3 克，青木香 3 克，槟榔 6 克，桔梗 3 克，红花 3 克，丁香 1 克，甘草 3 克，水煎服。

【适应证】一切由热毒壅滞所致的疖肿，瘰疬。患部红肿或伴有热痛，发热不退。大便秘结，小便黄赤。舌质偏红，苔黄腻，脉滑数。

处方十二　樱皮汤（日本中川成章医师经验方）

樱树皮 15 克，桃仁 6 克，朴樕 15 克，水煎服。

【适应证】用于疖肿，瘰疬溃后，疮口不易愈合。（本方不宜用于疖肿或瘰疬未溃者）

处方十三　中黄膏（日本华冈青洲医师经验方）

黄柏末 20 克，郁金末 40 克，芝麻油 100 毫升，黄蜡 400 克。先将芝麻油煮开去除水分，然后加入黄蜡溶化，用纱布过滤，接着放进郁金末与黄柏末拌匀，冷却后即可外涂患部。

【适应证】疖肿，瘰疬之初期。也可用于挫伤、扭伤、撞伤等各种损伤。

五、关节炎（痹证，历节风）

关节炎是以关节疼痛及活动功能障碍为主要症状的一种疾病。临床上关节炎分为以下几类：因变态反应或自身免疫所致的风湿性关节炎及类风湿性关节炎；由细菌感染引起的化脓性关节炎；因代谢异常导致的痛风性关节炎；还有因高龄导致老化的关节产生退行性变化而出现的退化性关节炎；以及因外部各种原因造成的外伤性关节炎。其中，风湿性关节炎及类风湿性关节炎为临床中所常见。

1. 风湿性关节炎：是以结缔组织炎症为主要病理特征的一种变态反应性疾病。主要临床表现为：四肢大关节呈游走性酸楚、疼痛、重着、不规则发热，极少出现关节畸形。发病前数周常有咽痛等溶血性链球菌感染症状，游走性关节疼痛，伴有心肌炎，血清中抗链球菌溶血素"O"凝集效价明显升高等。病因及发病机制与人体溶血性链球菌及病毒感染有关。

2. 类风湿性关节炎：是以小关节滑膜炎为主要病理特征的一种慢性自身免疫性疾病。主要临床表现为：反复发作、慢性、对称性、进行性多关节炎，晚期由于骨质破坏，关节间隙变窄，部分患者最终可能导致不可逆的关节强直、畸形及功能严重受损。类风湿性关节炎任何年龄均可发病，但以青壮年为多。病因及发病机制与遗传、感染、内分泌、免疫等因素有关。

本病属于中医学中的"痹证""历节风"之范畴。

关节炎处方

处方一　关节炎方1（叶氏经验方）

老鹳草9克，络石藤9克，桂枝6克，葛根9克，羌活9克，独活

9克，桑枝15克，防风9克，秦艽6克，当归6克，芍药9克，甘草6克，水煎服。

【适应证】风湿性关节炎。恶寒发热，各处关节游走性疼痛，四肢大关节为多见，关节屈伸障碍。舌质偏红，苔薄，脉浮弦。

处方二　关节炎方2（叶氏经验方）

制川乌9克，制草乌9克，威灵仙6克，桂枝6克，麻黄6克，黄芪9克，伸筋草12克，防风9克，千年健9克，松节12克，干姜3克，水煎服。

【适应证】风湿、类风湿性关节炎。关节疼痛，活动受限，痛处相对固定。患部受寒后疼痛加剧，热敷后疼痛缓解。局部不红不肿。舌质偏淡，苔薄白，脉弦或弦紧。

处方三　关节炎方3（叶氏经验方）

茅术12克，制川乌9克，薏苡仁15克，防风9克，当归6克，桂枝6克，麻黄6克，羌活9克，独活9克，茯苓12克，防风9克，甘草6克，生姜3片，水煎服。

【适应证】风湿、类风湿性关节炎。关节疼痛，肿胀困重，酸楚麻木，运动不便，阴雨季节症状更甚。伴有肢体冷重，胸脘痞闷，恶心欲吐，食欲不振，大便不调。舌质偏淡，苔白腻或白厚腻，脉濡或濡缓。

处方四　关节炎方4（叶氏经验方）

虎杖12克，防己12克，生石膏30克，知母12克，桑枝24克，秦艽6克，海桐皮9克，连翘9克，穿山龙9克，薏苡仁15克，晚蚕砂15克，豨莶草9克，水煎服。

【适应证】风湿、类风湿性关节炎。关节肌肉红肿热痛，活动受限，得凉则缓，夜间更甚。伴有发热，口渴欲饮，烦躁不安。舌质偏红，苔黄少津，脉弦数。

处方五　关节炎方5（叶氏经验方）

桑枝15克，威灵仙9克，虎杖15克，丹参12克，参三七9克，川牛膝 9 克，当归 9 克，川芎 6 克，赤芍 9 克，桃仁 12 克，红花 6 克，水煎服。

【适应证】风湿、类风湿性关节炎。四肢关节及周围肌肉疼痛，时有针刺锥扎般疼痛，疼痛部位相对固定。患部拒按，可现瘀斑。舌质发紫，两侧及舌尖有瘀点。苔薄，脉弦或弦涩。

处方六　关节炎方 6（叶氏经验方）

木棉皮（木棉科植物木棉之树皮）200 克，虎杖 150 克，接骨木 150 克，桑枝 150 克。水煎，熏洗患部一日 2 次，每日 1 剂。

【适应证】风湿、类风湿性关节炎。关节疼痛及活动功能障碍。

处方七　大防风汤（《太平惠民和剂局方》）

黄芪 9 克，地黄 9 克，芍药 9 克，白术 9 克，防风 9 克，川芎 6 克，牛膝 6 克，当归 9 克，人参 6 克，羌活 6 克，杜仲 9 克，制附子 3 克，甘草 6 克，大枣 6 枚，干姜 3 克，水煎服。

【适应证】经久不愈之慢性风湿性关节炎。体力相对低下，颜面少华，关节肿胀疼痛，运动功能障碍。

处方八　越婢加术汤（《金匮要略》）

麻黄 6 克，茅术 9 克，石膏 15 克，甘草 6 克，大枣 4 枚，生姜 3 片，水煎服。

【适应证】风湿、类风湿性关节炎。比较有体力的人，四肢关节肿胀疼痛，局部有热感。浮肿，有出汗倾向，口渴，尿量减少。

处方九　桂枝芍药知母汤（《金匮要略》）

桂枝 12 克，芍药 9 克，知母 12 克，麻黄 6 克，白术 12 克，防风 12 克，制附片 6 克，甘草 6 克，生姜 6 片，水煎服。

【适应证】风湿、类风湿性关节炎。全身关节疼痛，久治不愈。关节肢体僵硬变形，不能伸屈，脚肿如脱，头眩短气，温温欲吐者。

处方十　白虎加桂枝汤（《金匮要略》）

生石膏 30 克，知母 12 克，粳米 12 克，桂枝 6 克，甘草 6 克，水煎服。

【适应证】风湿性关节炎。全身关节红肿作痛，属于热痹者。

处方十一 桃红饮（《类证治裁》）

当归尾9克，桃仁12克，红花9克，川芎9克，威灵仙9克，水煎服。

【适应证】风湿、类风湿性关节炎。久治不愈，患部肌肉有不同程度萎缩，疼痛似针扎，夜不能寐。舌质偏紫暗或伴有瘀点瘀斑，苔薄黄，脉弦涩。

处方十二 黄芪桂枝五物汤（《金匮要略》）

黄芪9克，桂枝9克，芍药9克，生姜5片，大枣4枚，水煎服。

【适应证】体质虚弱者的风湿性肌肉痛或关节痛，患部麻木，出汗较多。脉微而涩紧。

处方十三 独活寄生汤（《千金要方》）

独活9克，桑寄生6克，人参6克，秦艽6克，防风6克，细辛3克，当归6克，芍药6克，川芎6克，地黄6克，杜仲6克，牛膝6克，茯苓6克，桂心3克，甘草6克，水煎服。

【适应证】慢性风湿性关节炎。四肢及腰膝冷痛，关节麻木不仁，屈伸不利，畏寒喜温。舌质偏淡，苔白，脉细弱。

处方十四 宣痹汤（《温病条辨》）

防己12克，杏仁12克，滑石15克，连翘9克，山栀子9克，薏苡仁15克，半夏9克，晚蚕砂9克，赤小豆皮9克，水煎服。

【适应证】风湿、类风湿性关节炎。面色萎黄，寒战发热，骨节烦疼，小便短赤。舌苔黄腻或灰滞。

处方十五 独活汤（日本汉方医师经验方）

独活2克，防风2克，当归3克，桂枝2克，连翘3克，泽泻2克，桃仁3克，羌活2克，防己5克，黄柏5克，大黄2克，甘草1.5克，水煎服。

【适应证】风湿、类风湿性关节炎。关节疼痛，屈伸不利，行走障碍，患部时有轻度红肿。临床多用于久治不愈之慢性风寒湿痹，经久化热，但热象轻微者。

六、痔疮（中医称肠风，便血）

痔（俗称痔疮）是发生在肛门内外的常见病之一。痔是指人体直肠末端黏膜下和肛管及肛缘皮下静脉丛发生淤血、扩张和屈曲而形成的一个或多个柔软的类似瘤样的静脉团。痔的一般症状有大便出血、疼痛坠胀、脱肛及异物感。本病多见于 20 岁以上成年人，一般无癌变倾向。

痔形成的原因有多种。从解剖学上可以看到痔上静脉内没有瓣膜，静脉壁较薄，其四周的支持组织又较少，因此任何能增高腹内压力的因素（例如慢性顽固性便秘、妇女怀孕、盆腔肿瘤，以及每天长时间久坐等）都可使静脉回流受到障碍，导致直肠静脉丛发生淤血、扩张和屈曲而形成痔。痔的分类以肛门齿状线为界限，可分为内痔、外痔及混合痔三种。

1. 内痔：位于肛门齿状线以上，主要症状是解大便时出现无痛性出血，血色鲜红。每逢便秘，饮烈酒或大量食用刺激性食品时，出血和疼痛加剧。

2. 外痔：位于肛门齿状线以下，肛门的外部。平时无特殊症状，发生血栓及炎症时可有肿胀、疼痛。

3. 混合痔：在同一部位，内外痔互相沟通，肛门齿状线消失，兼有内外痔的出血、脱肛、异物感，以及血栓形成等症状。

本病属于中医学中的"肠风""便血"之范畴。

痔处方

处方一　痔方1（叶氏经验方）

墓头回15克，麒麟菜（红翎菜科植物）15克，当归9克，黄连6克，黄柏6克，侧柏叶9克，槐花15克，大黄6~9克，芒硝6~9克，甘草6克，水煎服。

【适应证】痔。便秘体质，体格健壮，颜面发红，烦躁易怒，睡眠

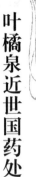

不安。胸脘胀满，痔出血，患部肿痛或脱肛。舌质暗，苔薄黄或黄腻，脉弦。

处方二　痔方 2（叶氏经验方）

桂枝 9 克，葛根 12 克，茯苓 9 克，当归 6 克，赤芍 12 克，桃仁 12 克，红花 6 克，防风 9 克，丹皮 9 克，参三七 9 克，大黄 6～9 克，甘草 6 克，水煎服。

【适应证】痔。头痛头胀，肩部凝痛，便秘较重，肛门患部肿胀发紫，时有针扎般疼痛。妇人无月经，或月经过多，或月经困难等症状。舌质紫暗，苔薄，脉弦涩。

处方三　痔方 3（叶氏经验方）

别直参 9 克，黄芪 9 克，白术 9 克，当归 6 克，柴胡 6 克，仙鹤草 15 克，白芍 12 克，升麻 3 克，陈皮 6 克，炮姜 6 克，甘草 6 克，大枣 3 枚，水煎服。

【适应证】痔。痔核频繁脱出肛门外部，大便血色偏淡。体型消瘦，倦怠乏力，面色苍白，头晕心悸，气喘少言。形寒肢冷，食欲不振，自汗失眠，脘腹拘急。舌质偏淡，苔薄白，脉细或沉细。

处方四　痔方 4（叶氏经验方）

白鲜皮 50 克，苦参 50 克，仙鹤草 50 克，羊角菜 50 克，麒麟菜 50 克。水煎熏洗患部，一日 2～3 次，每日 1 剂。

【适应证】外痔，混合痔，或内痔之痔核脱出肛门外部，自行回纳或难以回纳。患部肿胀疼痛，出血频繁。

处方五　大柴胡汤（《伤寒论》）

柴胡 6 克，黄芩 6 克，芍药 6 克，半夏 9 克，枳实 6 克，大黄 6 克，生姜 3 片，大枣 3 枚，水煎服。

【适应证】痔。体格壮实者多见。心中烦躁，身热有汗，口苦咽干，恶心呕吐。平日畏热喜寒，颜面潮热，胸胁苦满，大便干燥。腹诊可见腹肌紧张，轻者为抵抗感或不适感，重则上腹部有明显压痛，小便黄赤。舌质红，苔黄干燥，脉弦滑数。

处方六　桂枝茯苓丸（《金匮要略》）

桂枝9克，茯苓9克，芍药9克，桃仁9克，丹皮9克，水煎服。

【适应证】痔。多见于体力中等或中等以上的患者，常有头痛，肩部发硬，眩晕，颜面发赤，两脚冷感。腹诊可见下腹部有抵抗与压痛感，并且伴有瘀血之各种症状。妇人无月经，或月经过多，或月经困难等症状。

处方七　大黄牡丹皮汤（《金匮要略》）

大黄6~9克，芒硝6~9克，丹皮12克，桃仁12克，冬瓜仁18克，水煎服。

【适应证】痔。体格壮实者多见。痔疮患部肿胀呈紫色或紫红色，时有针刺般疼痛，便血频频，大便干结。腹诊可见下腹部有紧张感，按之有抵抗感和压痛。舌质暗或偏紫，伴有瘀点瘀斑，苔少，脉弦涩。

处方八　三黄泻心汤（《金匮要略》）

黄连9克，黄芩9克，大黄6~9克，水煎服。

【适应证】痔。颜面升火，面部发赤，大便干结，心烦易怒，精神不安，难以入眠。心窝部有膨满感，时而出现鼻血或便血，但症状不甚严重。多见于体格与体力较强者。

处方九　补中益气汤（《内外伤辨惑论》）

人参9克，黄芪9克，白术9克，当归6克，柴胡3克，升麻3克，陈皮6克，甘草3克，生姜3片，大枣3枚，水煎服。

【适应证】痔。相对来说体力比较虚弱，久泄不止，经久不愈，中气下陷，全身倦怠，内脏下垂。食欲不振，味同嚼蜡，盗汗动悸等。舌质淡，苔薄白，脉细。

处方十　当归建中汤（《金匮要略》）

当归12克，桂枝9克，芍药15克，甘草6克，大枣6枚，生姜4片，水煎服。

【适应证】痔。体虚倦怠，颜面少华，气短少言，痔疮出血。手脚冷感，食欲不振，下腹及腰背部疼痛。腹诊可见腹部拘急软弱，两侧

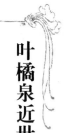

腹肌挛急。舌质淡，苔薄白，脉细。

处方十一　芎归胶艾汤（《金匮要略》）

川芎9克，当归12克，阿胶9克（后下），艾叶9克，地黄15克，芍药12克，甘草6克，水煎服。

【适应证】痔。长期慢性痔疮出血，体力相对低下，面色苍白，贫血倦怠，头晕目眩，唇指苍白，四肢冷感。舌质偏淡，苔薄白，脉细或沉细。

处方十二　乙字汤（日本原南阳医师经验方）

柴胡6克，当归6克，黄芩3克，升麻3克，甘草3克，大黄0.5~1.5克，水煎服。

【适应证】痔疮，痔瘘。脱肛或患部疼痛，出血，或伴有阴部瘙痒疼痛。患者体力中等，出血不多，虚弱也不明显。

处方十三　腾龙汤（日本竹中文辅医师经验方）

茅术6克，桃仁6克，丹皮6克，瓜子仁6克，薏苡仁9克，甘草3克，大黄3~6克，芒硝3~6克，水煎服。

【适应证】痔。患部肿胀疼痛，炎症和充血特别显著者。

处方十四　紫云膏（日本华冈青洲医师经验方）

紫草根100克，当归100克，芝麻油1000克，黄蜡400克，猪油25克。先将芝麻油熬开后，加入黄蜡和猪油，待溶化后，再放进当归，等当归色焦时，加大火势投入紫草根二三沸，迅速离火，用纱布过滤，冷却后即可外涂患部。

【适应证】痔。患部肿胀疼痛，干燥色紫，溃破出血等。

第十章 妇产科常见疾病

一、乳腺增生病（中医称乳癖）

乳腺增生病是常见的乳腺疾病之一，其病理特征为乳腺导管、乳腺小叶、腺泡上皮、纤维组织的单项或多项良性增生。临床主要表现为一侧或两侧乳房出现单个或多个肿块，伴有周期性乳房胀痛，即月经来潮前或月经期乳房胀痛，月经后疼痛减轻或消失。情绪不佳或劳累过度时疼痛症状会加剧。乳腺增生一般病程较长，部分患者可长达数年。

本病多发于 30~50 岁之女性，男性也偶有发生。目前认为病因和发病机制与人体内分泌功能紊乱有关，尤其是与女性的卵巢功能失调有关。精神因素、催乳素水平升高以及激素受体在发病过程中也起到重要作用。

临床体检时可触及乳房内有单一的或散在的肿块，呈片块状、结节状、条索状、颗粒状等各种形状。肿块质地韧而不硬，大小不一，小者如粟粒，大者直径可超过 4cm，其位置多数处于乳房之外上侧，肿块边界不明显，可以推动，与周围组织无粘连，按之有轻度或中度触痛，腋下淋巴结不肿大。

本病属于中医学中的"乳癖"之范畴。

乳腺增生病处方

处方一　乳腺增生病方1（叶氏经验方）

柴胡6克，橘络9克，川楝子9克，香附子9克，皂角刺6克，香橼12克，白术9克，当归6克，路路通9克，郁金9克，甘草3克，绿萼梅3克，水煎服。

239

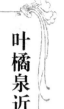

【适应证】乳腺增生病。乳房一侧或两侧能触及肿块，肿块呈片块状、结节状、条索状，与周围组织无粘连，可以推动。月经来潮前肿块增大，按之疼痛。伴有胸胁痞闷，易怒哭泣，唉声叹气，食欲不振。舌质淡红，苔薄白或薄黄，脉弦或弦数。

处方二　乳腺增生病方 2（叶氏经验方）

鹿角片 30 克，黄芪 12 克，益母草 12 克，当归 9 克，白芍 9 克，熟地黄 12 克，杜仲叶 9 克，补骨脂 12 克，淫羊藿 12 克，香附子 12 克，青皮 9 克，水煎服。

【适应证】乳腺增生病。乳房肿块，触之疼痛。月经不调，月经量少，质稀色淡。头晕目眩，两耳鸣响，身重倦怠，腰腿酸软。舌质偏淡，苔薄体胖，舌边有齿痕，脉细。

处方三　乳腺增生病方 3（叶氏经验方）

丹参 12 克，参三七 9 克，鸡血藤 12 克，山楂子 12 克，王不留行 12 克，土贝母 9 克，橘叶 12 克，马鞭草 9 克，当归 9 克，赤芍 9 克，青皮 6 克，侧柏叶 9 克，水煎服。

【适应证】乳腺增生病。乳房胀痛，乳房一侧或两侧能触及肿块，触之有刺痛感。月经量少，色紫成块，或呈黑色块状。舌质紫暗或有瘀斑，苔薄，脉弦涩。

处方四　柴胡桂枝干姜汤（《伤寒论》）

柴胡 9 克，桂枝 9 克，黄芩 9 克，瓜蒌根 9 克，牡蛎 9 克，甘草 6 克，干姜 6 克，水煎服。

【适应证】乳腺增生病。体力比较低下，颜面少华，身重倦怠，心悸不眠，胸胁苦满，或伴有恶寒、低热、口渴、盗汗等症状。

处方五　柴胡疏肝散（《景岳全书》）

柴胡 6 克，芍药 9 克，枳壳 9 克，川芎 9 克，香附子 9 克，甘草 3 克，水煎服。

【适应证】乳腺增生病。常有胸胁胀满，嗳气频频，食欲不振。每当情绪不佳，即会发生腹泻，泻后即舒适。舌质淡红，苔薄白，脉弦。

处方六　抑肝散（《保婴撮要》）

柴胡 6 克，当归 9 克，白术 9 克，川芎 6 克，茯苓 9 克，钩藤 9 克（后下），甘草 6 克，水煎服。

【适应证】乳腺增生病。多见于中等体力之患者，过敏体质，容易兴奋，心烦易怒。颜面升火，头晕头胀，睡眠不安。眼睑痉挛，手足发抖，腹肌紧张。

处方七　加味逍遥散（《太平惠民和剂局方》）

柴胡 6 克，当归 9 克，白芍 9 克，白术 9 克，茯苓 9 克，薄荷 3 克（后下），丹皮 6 克，山栀子 9 克，甘草 6 克，水煎服。

【适应证】乳腺增生病。头晕目眩，身重倦怠，郁闷不舒，胸胁胀痛。时有低热，夜间盗汗，食欲不振。女子月经不调，乳房作胀。舌质淡红，苔薄，脉弦或细弦。

处方八　桃仁承气汤（《伤寒论》）

桃仁 9 克，桂枝 6 克，大黄 3～6 克，芒硝 3～6 克，甘草 3 克，水煎服。

【适应证】乳腺增生病。体格与体力都比较充实者。颜面升火，头痛眩晕，睡眠不佳，精神不安或有烦躁。四肢冷感，腹诊可见小腹急结（左下腹有抵抗、压痛感），大便秘结。舌质发暗或有紫斑，苔薄白或薄黄，脉沉涩而数或滑数。

处方九　血府逐瘀汤（《医林改错》）

当归 9 克，生地 9 克，赤芍 9 克，川芎 6 克，柴胡 6 克，枳壳 9 克，桃仁 12 克，红花 3 克，桔梗 9 克，牛膝 9 克，甘草 3 克，水煎服。

【适应证】乳腺增生病。面色暗紫，口唇发暗或两眼眶暗黑，颈部或胸部时而有针刺般疼痛。胸闷呃逆，头痛失眠，心悸不安，体倦发热。舌质偏紫，舌边有瘀点或瘀斑，脉弦数或弦紧。

处方十　抑肝散加陈皮半夏（日本本朝经验方）（本方系将我国《保婴撮要》抑肝散基础上加陈皮、半夏而成）

柴胡 2 克，当归 3 克，茅术 4 克，川芎 3 克，茯苓 4 克，钩藤 3 克

（后下），半夏 5 克，陈皮 3 克，甘草 1.5 克，水煎服。

【适应证】乳腺增生病。多见于体力比较虚弱者。过敏体质，容易兴奋，心烦易怒，睡眠不安。眼睑痉挛，手足发抖，腹肌紧张。

注：本方与《抑肝散》相比，更适用于体力较为虚弱、病程较为长久之患者。

二、乳腺癌（中医称乳岩，石痈候）

乳腺癌是发生于乳腺小叶和导管上皮的恶性肿瘤，多见于 45～55 岁绝经前后的女性，其中以独身、婚后未分娩或产后未哺乳者较为多见。本病也偶发于男性。

乳腺癌的主要临床表现为：一侧乳房里早期出现单发的无痛性小肿块，质地较硬，边缘不规则，表面欠光滑。随着症状加重，肿块逐渐增大，质地更加坚硬，按之疼痛。部分患者可能出现乳头回缩，乳头溢液或溢血。晚期患者在癌灶周围的皮肤形成散在分布的质硬结节，即所谓"皮肤卫星结节"，并可能出现溃烂，疼痛更剧，腋下淋巴结或锁骨上淋巴结肿大。同时还会向肺或其他远处脏器转移。

乳腺癌的病因与发病机制与内分泌、遗传、化学物质污染、精神上的恶性刺激以及不良生活习惯等有关联。临床上 B 型超声波、乳腺 X 线、以及乳腺核磁共振等检查都有助于乳腺癌的诊断。

本病属于中医学中的"乳岩""石痈候"之范畴。

乳腺癌处方

处方一 乳腺癌方 1（叶氏经验方）

八月札 15 克，橘络 9 克，郁金 9 克，香附子 9 克，柴胡 6 克，全瓜蒌 30 克，海藻 12 克，当归 6 克，青皮 9 克，七叶一枝花 15 克，山慈姑 15 克，绿萼梅 3 克，水煎服。

【适应证】乳腺癌。乳房肿块，质地较硬，高低不平，与周围组织无粘连，可以推动，表皮不热不红。情绪不畅，胸胁胀痛，嗳气频频，食欲不振，睡眠多梦。舌质淡红，苔薄白或薄黄，脉弦或弦细。

处方二 乳腺癌方 2（叶氏经验方）

蒲公英根 30 克，山栀子 12 克，金银花 9 克，黄芩 9 克，小蓟 9 克，柴胡 9 克，生地黄 12 克，土茯苓 12 克，紫花地丁 9 克，白花蛇舌草 15 克，大黄 3~6 克，水煎服。

【适应证】乳腺癌。乳房肿块，触之疼痛，肿块较硬，推之不移，表皮发红或呈暗紫色，有灼热感。头痛目赤，烦躁易怒。大便干结，小便黄赤，月经量多，经血鲜红。舌质偏红，苔薄黄或黄腻，脉弦数。

处方三 乳腺癌方 3（叶氏经验方）

皂荚树蕈 30 克，紫草 12 克，半枝莲 12 克，丹参 9 克，参三七 9 克，玄参 12 克，生地 15 克，地骨皮 12 克，丹皮 9 克，十大功劳叶 15 克，蒲公英根 15 克，生甘草 6 克，水煎服。

【适应证】乳腺癌。乳房肿块溃破，久不收口，流恶臭液。形瘦体弱，两颧发红，午后低热，五心烦热。心悸亢进，倦怠乏力，腰腿酸软。月经量少，伴有紫色血块，腹部时感刺痛。舌质紫伴有瘀点或瘀斑，苔薄，脉弦涩。

处方四 乳腺癌方 4（叶氏经验方）

别直参 15 克，当归 9 克，鸡血藤 12 克，刺五加 15 克，紫河车粉 6 克（另分 2 次冲服），蒲公英根 15 克，白芍 12 克，干地黄 12 克，白术 9 克，茯苓 12 克，川贝母 9 克，天门冬 15 克，蜀羊泉 15 克，水煎服。

【适应证】乳腺癌。癌细胞已转移至腋窝淋巴结或锁骨上淋巴结以及肺部，甚至出现胸腔积水。面色㿠白，头晕目眩，气短心悸，食欲全无，夜不入眠，自汗盗汗。体重倦怠，行走困难。大便偏溏，小便清长。舌质偏淡，苔薄白，脉细或沉细。

处方五 加味逍遥散（《太平惠民和剂局方》）

柴胡 6 克，当归 9 克，白芍 9 克，白术 9 克，茯苓 9 克，丹皮 6 克，山栀子 9 克，薄荷 3 克（后下），甘草 6 克，水煎服。

【适应证】乳腺癌。头晕目眩，身重倦怠，郁闷不舒，胸胁胀痛。时有低热，夜间盗汗，食欲不振。女子月经不调，乳房作胀。舌质淡

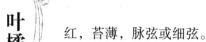

红，苔薄，脉弦或细弦。

处方六　海藻玉壶汤（《外科正宗》）

海藻 30 克，昆布 15 克，贝母 15 克，半夏 9 克，青皮 9 克，陈皮 6 克，当归 9 克，川芎 9 克，连翘 9 克，甘草 6 克，水煎服。

【适应证】初期乳腺癌。患部肿胀，触之坚硬，局部红或不红，未破溃。口干欲饮，大便秘结。

处方七　香砂六君子汤（《万病回春》）

太子参 9 克，茅术 9 克，茯苓 9 克，半夏 9 克，陈皮 9 克，木香 6 克，砂仁 6 克，甘草 3 克，水煎服。

【适应证】乳腺癌。平时胃肠功能虚弱，胃脘部时有轻度疼痛。畏寒乏力，食欲不振，饭后胃部不适或恶心呕吐，经常腹泻。

处方八　杞菊地黄汤（《小儿药证直诀》）

枸杞子 12 克，菊花 6 克，地黄 15 克，山萸肉 12 克，山药 12 克，丹皮 9 克，泽泻 9 克，茯苓 9 克，水煎服。

【适应证】乳腺癌。面部潮红，头晕目眩，两眼干涩，两耳鸣响。口干舌燥，腰酸背痛，失眠多梦，五心烦热。大便偏干，小便短赤。男子阳痿，女子月经不调。舌质偏红，苔少，脉细弦或细数。

处方九　桃红四物汤（《医宗金鉴》）

当归 9 克，川芎 9 克，赤芍 9 克，生地 9 克，桃仁 9 克，红花 6 克，水煎服。

【适应证】乳腺癌。胸部疼痛，面色苍白，头晕目眩，焦虑不安，甚至沮丧。女性可出现月经不调，乳房不适等症状。舌质偏暗，苔少，脉弦数。

处方十　香贝养荣汤（《医宗金鉴》）

白术 6 克，人参 3 克，茯苓 3 克，陈皮 3 克，熟地黄 3 克，川芎 3 克，当归 3 克，贝母 3 克，香附 3 克，白芍 3 克，桔梗 1.5 克，甘草 1.5 克，水煎服。

【适应证】乳腺癌。属气血两虚者，癌细胞已有转移。颜面少华，身重乏力，头晕眼花，心悸失眠，食欲不振。大便溏薄，小便清长。舌质淡，苔薄，脉细。

处方十一　太乙膏（《卫生宝鉴》）

玄参，白芷，归身，肉桂，赤芍，大黄，生地，土木鳖，阿魏，轻粉，柳槐枝，血余炭，铅丹，乳香，没药。以上15味等分，共研细末后拌匀，加入适量麻油调成软膏，调敷患部。

【适应证】乳腺癌。未溃的乳腺癌，伴有恶寒发热，口渴。舌白或黄，脉弦数。

处方十二　青黛散（《太平圣惠方》）

青黛9克，苦楝根30克，鹤虱9克，槟榔1枚。以上4味共研细末后拌匀，取适量调敷患部。

【适应证】乳腺癌。患侧乳头、乳晕有分泌物渗出。

处方十三　九黄丹（《药奁启秘》）

乳香6克，没药6克，川贝6克，雄黄6克，升丹9克，辰砂3克，月石6克，梅片0.9克，石膏（煅）18克。以上9味共研细末后拌匀，取适量调敷患部。

【适应证】已溃破之乳腺癌。

处方十四　桃花散（《普济方》）

寒水石250克（煅），龙骨30克，虎骨30克（用猫骨120克代替），乌鱼骨30克，白蔹15克，白石脂15克，赤石脂15克，白及15克，黄丹少许。以上9味共研细末后拌匀，取适量干掺或调敷患部。

【适应证】乳腺癌。患部溃烂，出血。

处方十五　紫根牡蛎汤（日本水户西山公经验方）

紫根3克，牡蛎4克，黄芪2克，当归5克，芍药3克，川芎3克，大黄1.5～6克，忍冬藤1.5克，升麻2克，甘草1克，水煎服。

【适应证】乳腺癌，大肠癌，肺癌，恶性淋巴瘤，黑色素瘤。病属晚期陷于虚证，形体消瘦，体重倦怠，贫血眩晕。舌质偏淡，苔薄白或薄黄，脉沉细。

三、围绝经期综合征（中医称脏躁）

围绝经期综合征（又称更年期综合征），是指 45～55 岁的妇女在绝经前后出现的以自主神经功能紊乱为主的一组症候群。其原因是女性由于年龄增高引起卵巢功能减退或衰竭，卵巢分泌的雌激素减少，导致相关组织和器官的退行性变化而出现一系列症状。此外，复杂的社会关系及各种环境因素也对本病的产生有较大的影响。

围绝经期综合征最早出现的临床症状为月经周期改变，如周期延长，经量减少；或周期不规则，经期延长，经量增多，甚至出现大出血，也有部分患者会出现月经突然停止的情况。

此类患者往往伴有颜面升火，潮热多汗，心悸亢进，情绪不稳，急躁易怒，多疑健忘，失眠多梦，血压上升，性欲减退，以及便秘尿频等症状。

围绝经期是妇女必须经历的一个时期，这一时期各人出现综合征的症状轻重程度不同，病程长短各异，轻者可能安然无恙，重者的症状则可能延续数年，严重影响日常生活。

实验室检查提示：促卵泡生成激素（FSH）升高。雌二醇（E2）与孕酮水平下降。

本病属于中医学中的"脏躁"之范畴。

围绝经期综合征处方

处方一　围绝经期综合征方 1（叶氏经验方）

珍珠母 15 克，桑寄生 12 克，何首乌 12 克，地骨皮 12 克，夜交藤 9 克，生地黄 12 克，女贞子 12 克，墨旱莲 9 克，山萸肉 12 克，白芍 9 克，丹皮 9 克，茯苓 9 克，水煎服。

【适应证】围绝经期综合征。形瘦颧红，头晕目眩，时而升火，烦躁不安。午后低热，失眠盗汗，健忘乏力，腰腿酸软。月经不调，淋漓不尽，颜色鲜红。舌质红，苔少，脉细或细数。

处方二 围绝经期综合征方 2（叶氏经验方）

灵磁石 15 克，酸枣仁 12 克，黄连 6 克，黄芩 9 克，甘草 6 克，白芍 9 克，百合 12 克，知母 9 克，龙骨 12 克，牡蛎 12 克，莲子心 6 克，水煎服。

【适应证】围绝经期综合征。心悸亢进，惊恐不安，夜眠易惊醒，健忘倦怠，咽干欲饮。大便偏干，小便黄赤。月经不调，色红量少。舌尖红，苔薄或少，脉细数。

处方三 围绝经期综合征方 3（叶氏经验方）

鲜荷叶 30 克，柴胡 6 克，黄芩 6 克，当归 9 克，白术 6 克，茯苓 9 克，钩藤 9 克（后下），半夏 6 克，陈皮 6 克，薄荷 3 克（后下），浮小麦 15 克，甘草 6 克，大枣 5 枚，水煎服。

【适应证】围绝经期综合征。头重头痛，颜面升火，胸胁痞闷。心烦易怒，精神抑郁，心悸多梦，睡眠不佳，不思饮食。四肢发抖，乳房胀痛，口干口苦，喜叹息。月经不调，小腹胀痛。舌质偏红，苔薄白或薄黄，脉弦或弦数。

处方四 围绝经期综合征方 4（叶氏经验方）

肉桂 3 克，炮附片 3 克，别直参 3 克，地黄 12 克，茯苓 12 克，白术 9 克，山药 9 克，扁豆 9 克，泽泻 9 克，炮干姜 6 克，甘草 6 克，水煎服。

【适应证】围绝经期综合征。颜面少华，形体瘦削，四肢厥冷，浮肿倦怠。腰腿酸软，脘腹胀满，大便溏薄，小便清长。月经不调，经量或多或少，颜色甚淡。舌质偏淡，苔薄，脉细。

处方五 围绝经期综合征方 5（叶氏经验方）

淫羊藿 12 克，巴戟天 9 克，明党参 9 克，补骨脂 9 克，金樱子 12 克，何首乌 12 克，熟地黄 12 克，女贞子 9 克，墨旱莲 9 克，地骨皮 9 克，百合 12 克，水煎服。

【适应证】围绝经期综合征。面色㿠白，形寒肢冷，头晕目眩，两耳鸣响。腰酸腿痛，自汗盗汗，五心烦热，闭经倦怠，性欲减退。舌质偏淡，苔薄或苔少，脉细或沉细。

处方六　桂枝加龙骨牡蛎汤（《金匮要略》）

桂枝9克，芍药9克，龙骨12克，牡蛎12克，甘草6克，大枣4枚，生姜3片，水煎服。

【适应证】围绝经期综合征。神经较为过敏，体质较弱，体形较瘦。面色不佳，精神不安，神疲体倦，夜间盗汗，四肢发凉。腹诊可触及腹部软弱无力，脐旁大动脉有明显搏动。

处方七　柴胡加龙骨牡蛎汤（《伤寒论》）

柴胡6克，黄芩6克，人参6克，桂枝6克，茯苓9克，半夏6克，大黄3~6克，龙骨12克，牡蛎12克，大枣3枚，生姜3片，水煎服。

【适应证】围绝经期综合征。多见于体力较强者。胸胁苦满，呼吸不畅，胸闷叹气。心烦易怒，精神不安，睡眠不佳，心悸多梦。头痛头重，肩部发硬，时而腹部肌肉颤动。腹诊可见两胁下有抵抗感。舌质红，苔薄黄或黄腻，脉弦或弦数。

处方八　抑肝散（《保婴撮要》）

柴胡6克，当归9克，白术6克，川芎6克，茯苓9克，钩藤9克（后下），甘草6克，水煎服。

【适应证】围绝经期综合征。多见于中等体力之患者。过敏体质，容易兴奋，心烦易怒。头晕头胀，颜面升火，睡眠不安。眼睑痉挛，手足发抖，腹肌紧张。

处方九　加味逍遥散（《太平惠民和剂局方》）

柴胡3克，当归9克，白芍9克，白术9克，茯苓9克，薄荷3克（后下），丹皮6克，山栀子9克，甘草6克，水煎服。

【适应证】围绝经期综合征。头晕目眩，身重倦怠，郁闷不舒，胸胁胀痛。时有低热，夜间盗汗，食欲不振。女子月经不调，乳房作胀。舌质淡红，苔薄，脉弦或细弦。

处方十　甘麦大枣汤（《金匮要略》）

甘草9克，小麦15克，大枣5枚，水煎服。

【适应证】围绝经期综合征。心烦不安，胸闷气短，时而悲伤欲泣，失眠多梦，呵欠频频。舌质淡红，苔少，脉细或细数。

处方十一　桂枝茯苓丸（《金匮要略》）

桂枝 6 克，茯苓 9 克，丹皮 6 克，桃仁 9 克，芍药 9 克，水煎服。

【适应证】围绝经期综合征。体力中等程度或中等以上的患者，诉有头痛眩晕，肩部发硬，颜面发赤，两脚冷感，腹诊可见下腹部有抵抗与压痛感，且伴有瘀血之各种症状。患者可能伴有无月经，月经过多或月经困难等症状。

处方十二　清心莲子饮（《太平惠民和剂局方》）

人参 9 克，黄芪 9 克，麦门冬 12 克，车前子 12 克，茯苓 12 克，黄芩 9 克，莲子肉 12 克，地骨皮 9 克，甘草 3 克，水煎服。

【适应证】围绝经期综合征。多见于体力与胃肠功能比较低下，偏于神经质之患者。全身倦怠，口干舌燥，形寒肢冷，尿频尿痛，有残尿感等。

处方十三　当归芍药散（《金匮要略》）

当归 9 克，芍药 9 克，白术 9 克，茯苓 12 克，泽泻 9 克，川芎 6 克，水煎服。

【适应证】围绝经期综合征。多用于体质比较虚弱的成年女子。头痛头重，眩晕耳鸣，心悸亢进。全身倦怠，四肢冷感，肩部发硬。浮肿腹痛，月经不调。

处方十四　五积散（《太平惠民和剂局方》）

白芷、川芎、甘草、茯苓、当归、肉桂、芍药、半夏各 90 克，陈皮、枳壳、麻黄各 180 克，茅术 720 克，干姜 120 克，桔梗 360 克，厚朴 120 克。以上 15 味共研细末后拌匀，每次 6 克，一日 2～3 次，温开水送服。

【适应证】围绝经期综合征。体力中等度之患者，感受寒冷与湿气引起腰腿疼痛以及下腹部疼痛。上半身发热，下半身冷感。贫血倾向。患者同时伴有月经不调或月经困难。

处方十五　三黄泻心汤（《金匮要略》）

大黄9克，黄连6克，黄芩6克，水煎服。

【适应证】围绝经期综合征。颜面偏红，眼目赤肿，口舌生疮。胸中烦热，脘腹痞满，大便秘结，小便黄赤。皮肤与黏膜呈散在性瘀点或瘀斑，或伴有吐血、衄血。舌质偏红，苔黄腻或黄厚腻，脉数或弦数。

处方十六　甲字汤（日本原南阳医师经验方）

桂枝4克，芍药4克，茯苓4克，桃仁4克，丹皮4克，甘草1.5克，干姜1克，水煎服。

【适应证】围绝经期综合征。体力中等，头重眩晕，肩部发硬。月经不调，下腹疼痛，白带清稀，四肢逆冷。

处方十七　桂枝茯苓丸加薏苡仁（日本汉方医师经验方）（本方系将我国《金匮要略》桂枝茯苓丸加薏苡仁而成）

桂枝4克，茯苓4克，桃仁4克，芍药4克，丹皮4克，薏苡仁20克，水煎服。

【适应证】围绝经期综合征。头重头痛，眩晕耳鸣，颈肩部发硬，或伴有疼痛，自觉有气上冲。月经不调，下腹疼痛，四肢冷感。腹诊可见下腹部有抵抗压痛，唇指紫色。

四、宫颈癌（中医称石瘕，五色带下）

宫颈癌是发生在子宫颈部的恶性肿瘤，是妇科最常见的恶性肿瘤之一，多见于30～55岁之女性。宫颈癌的发生与病毒或细菌等微生物感染、性行为和分娩次数、慢性宫颈炎以及免疫功能等因素有关。

早期宫颈癌患者可能没有临床症状或只有阴道接触性出血；中晚期患者常有不规则阴道出血；晚期患者因癌组织坏死伴有感染，排出米汤样或脓状的恶臭液体。同时，因癌组织增大影响周围器官而出现下腹胀痛，尿频尿急，血尿血便，大便秘结，下肢肿痛，贫血倦怠，甚至出现恶病质等全身衰弱症状。

宫颈癌的转移途径多为向邻近组织和器官直接蔓延及淋巴管内扩散，血行转移比较少见。通过妇科检查和阴道镜检查并进行宫颈组织活检可以确诊本病。近年，加上宫颈细胞学筛查的推广应用，使宫颈癌和癌前病变得以早期发现和治疗，宫颈癌的发病率和死亡率已有明显下降。

本病属于中医学中的"石瘕""五色带下"之范畴。

宫颈癌处方

处方一　宫颈癌方 1（叶氏经验方）

鲜胡桃枝 50 克，墓头回 30 克，钩藤 12 克（后下），柴胡 6 克，当归 6 克，青皮 9 克，丹参 9 克，桃仁 12 克，大腹皮 9 克，山楂肉 9 克，半枝莲 15 克，绿萼梅 3 克，水煎服。

【适应证】宫颈癌。胸胁胀闷，走窜疼痛，急躁易怒或精神抑郁。胁下痞块，时而刺痛，胀满拒按，不思饮食。患者可有月经不调或出现闭经，或剧烈痛经，经色发紫且有血块。舌质偏暗，或发紫，或见瘀斑、瘀点，脉涩。

处方二　宫颈癌方 2（叶氏经验方）

茅术 12 克，陈皮 6 克，半夏 9 克，茯苓 9 克，厚朴 6 克，莱菔子 9 克，侧柏叶 12 克，白扁豆 12 克，紫草根 9 克，薏苡仁 15 克，白花蛇舌草 15 克，蜀羊泉 15 克，水煎服。

【适应证】宫颈癌。胸闷痰多，腹胀胃满，时有恶心，不思饮食。面虚浮肿，身重困倦，阴道流血，并排出白色液体。舌体胖大，质暗淡，苔白腻或白厚腻。脉细弦或弦滑。

处方三　宫颈癌方 3（叶氏经验方）

野菱角 10 个，苦参 9 克，椿皮 9 克，黄柏 6 克，大蓟 12 克，小蓟 12 克，苎麻根 9 克，土茯苓 12 克，败酱草 15 克，草河车 15 克，白花蛇牛儿苗 15 克，炒麦芽 12 克，甘草 6 克，水煎服。

【适应证】宫颈癌。体重倦怠，脘腹痞胀，恶心欲吐，食欲不振，

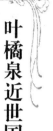

口苦不欲饮。下肢浮肿，大便时干时稀，小便黄赤。外阴部灼热，阴道流血，并排出米汤样或脓状的恶臭液体。舌质红或暗红，苔黄腻或黄厚腻，脉滑数或弦滑。

处方四　宫颈癌方4（叶氏经验方）

槐蕈（槐树上生长的香蕈）30克，刺五加15克，黄芪12克，白术9克，茯苓12克，何首乌12克，熟地黄12克，当归6克，白芍9克，阿胶15克（后下），升麻3克，酸枣仁12克，水煎服。

【适应证】宫颈癌。长时期阴道出血或大出血后，形体消瘦，面色㿠白，气短言少，呼吸短促微弱。自汗乏力，心悸失眠，头晕目眩，头发脱落，唇甲苍白。大便偏干，小便清长。舌质淡，苔少，脉细或沉细。

处方五　加味逍遥散（《太平惠民和剂局方》）

柴胡6克，当归9克，白芍9克，白术9克，茯苓9克，薄荷3克（后下），丹皮6克，山栀子9克，甘草6克，水煎服。

【适应证】宫颈癌。头晕目眩，身重倦怠，郁闷不舒，胸胁胀痛。时有低热，夜间盗汗，食欲不振。女子月经不调，乳房作胀。舌质淡红，苔薄，脉弦或细弦。

处方六　仙方活命饮（《校注妇人良方》）

炮山甲、天花粉、乳香、白芷、赤芍、贝母、防风、没药、炒皂角刺、当归尾各3克，陈皮、金银花各9克，酒与水各半煎服。

【适应证】宫颈癌之初期。身热微恶寒，舌苔薄白或微黄，脉数有力。

处方七　当归芍药散（《金匮要略》）

当归9克，芍药9克，白术9克，茯苓12克，泽泻9克，川芎6克，水煎服。

【适应证】宫颈癌。多用于体质比较虚弱的成年女子。头痛头重，眩晕耳鸣，心悸亢进。全身倦怠，四肢冷感，肩部发硬。浮肿腹痛，月经不调。

处方八 二陈汤（《太平惠民和剂局方》）

半夏9克，橘红9克，白茯苓12克，甘草6克，乌梅1个，生姜5片，水煎服

【适应证】宫颈癌。头晕目眩，呕吐恶心，时吐黏痰。心悸亢进，脘腹不快，食欲不振，大便溏薄，或发为寒热。舌质淡红，苔白腻或白厚腻，脉涩或弦涩。

处方九 龙胆泻肝汤（《薛氏十六种》）

龙胆草6克，地黄9克，当归9克，木通9克，车前子9克，黄芩9克，泽泻12克，山栀子9克，甘草3克，水煎服。

【适应证】宫颈癌。阴道排出脓状之液体。体力相对较强，胁痛口苦，头痛目赤，耳聋耳肿。腹诊可见下腹部肌肉较为紧张。舌质红，苔薄黄或黄腻，脉弦或弦细。

处方十 二妙散（《丹溪心法》）

黄柏150克，茅术150克。以上2味共研细末后拌匀，每次3～5克，一日2～3次，温开水送服。亦可作汤剂，水煎服。

【适应证】宫颈癌。阴道排出米汤样或脓状的恶臭液体。筋骨疼痛，两腿痿软，或足膝红肿疼痛，或湿热带下，或下部湿疮，湿疹，小便短赤。舌质偏红，苔黄腻或黄厚腻，脉弦或弦细。

处方十一 八珍汤（《瑞竹堂经验方》）

人参6克，白术9克，茯苓12克，当归9克，川芎6克，芍药9克，地黄12克，甘草6克，水煎服。

【适应证】宫颈癌。颜面少华，头晕目眩，两耳鸣响。神疲乏力，气短懒言，心悸亢进，饮食不振。舌质淡，苔薄白，脉细弱或虚大无力。

处方十二 人参养荣汤（《太平惠民和剂局方》）

人参6克，白术9克，茯苓12克，当归6克，芍药9克，地黄12克，桂枝3克，黄芪9克，远志6克，橘皮9克，五味子9克，甘草3克，干姜3片，大枣4枚，水煎服。

【适应证】宫颈癌。身体消瘦，倦怠无力，动则气喘。倏寒倏热，睡中盗汗。咳呛咳痰不松，或有咳血。贫血萎黄，食后痞胀，大便泄泻等。

五、子宫肌瘤（中医称石瘕）

子宫肌瘤是女性生殖器中最常见的良性肿瘤，又称为子宫平滑肌瘤（因其由增大的子宫平滑肌细胞与少量纤维组织而组成）。子宫肌瘤的病因迄今尚未完全搞清，目前认为该病的发生与女性激素的平衡，以及高级神经中枢的调节控制有着密切的关系。

本病多见于 30~50 岁之生育年龄妇女，据统计提示，35 岁以上妇女中约 20% 患有子宫肌瘤，青春期与绝经期后妇女则少见。临床上主要表现为月经改变，月经量多或经期延长，腹部肿块，腰腹压迫性疼痛，下腹坠胀，子宫出血，白带等分泌物增多，食欲不振，大便秘结，尿频尿急，不孕流产，贫血倦怠等。部分患者可能没有明显症状，只是在妇科普查时偶然被发现。

根据肌瘤生长部位的不同，子宫肌瘤分为子宫颈肌瘤与子宫体肌瘤。如果根据肌瘤与子宫壁的关系，则可分为黏膜下肌瘤、壁间肌瘤与浆膜下肌瘤。

子宫肌瘤患者在妇科临床检查时可以发现子宫有不同程度的增大，子宫的表面不太规则，可触及一个或数个结节状肿块，其大小不等，质地较硬，若有变性则质地较软。通过 B 型超声波、诊断性刮宫、宫腔镜以及腹腔镜等检查均有助于子宫肌瘤的诊断。

本病属于中医学中的"石瘕"之范畴。

子宫肌瘤处方

处方一　子宫肌瘤方 1（叶氏经验方）

益母草 15 克，柴胡 6 克，青皮 9 克，香附子 9 克，橘络 6 克，香橼 12 克，地榆 9 克，枳壳 12 克，参三七粉 6 克（另分 2 次冲服），花蕊石 12 克，代代花 3 克，水煎服。

【适应证】子宫肌瘤。月经不调，经量正常或略多，经期较长，淋漓不净。脘腹胀痛，有下坠感。乳房发胀，时有痛感。烦躁易怒，唉声叹气，睡眠不佳。舌质偏暗，苔薄白或薄黄，脉弦涩。

处方二　子宫肌瘤方 2（叶氏经验方）

茜草 12 克，丹参 15 克，参三七粉 6 克（另分 2 次冲服），三棱 9 克，莪术 9 克，土瓜根 9 克，当归 9 克，山楂肉 15 克，赤芍 9 克，茯苓 9 克，地榆 12 克，甘草 3 克，水煎服。

【适应证】子宫肌瘤。经期延长，月经量多，成块色紫。腹部疼痛，时有针刺感，下腹有肿块，按之坚硬。舌质紫暗，伴有瘀点、瘀斑，苔薄，脉涩或沉涩。

处方三　子宫肌瘤方 3（叶氏经验方）

刺五加 15 克，白术 9 克，茯苓 9 克，陈皮 6 克，半夏 9 克，大腹皮 12 克，当归 6 克，炒蒲黄 6 克，山楂肉 15 克，侧柏叶 9 克，参三七粉 6 克（另分 2 次冲服），甘草 3 克，水煎服。

【适应证】子宫肌瘤。颜面少华，月经不调，量多如注，色淡而紫。小腹坠胀，时感疼痛。头晕头重，体重倦怠，不思饮食。脘腹胀满，下肢浮肿，大便溏薄。舌体胖质偏紫，苔薄白或白腻，脉细涩。

处方四　子宫肌瘤方 4（叶氏经验方）

杜仲叶 15 克，续断 9 克，金毛狗脊 9 克，补骨脂 12 克，淫羊藿 12 克，益母草 12 克，当归 9 克，大蓟 9 克，侧柏叶 9 克，参三七粉 6 克（另分 2 次冲服），陈皮 6 克，水煎服。

【适应证】子宫肌瘤。月经量多，色紫成块，或呈黑色块状。头晕目眩，毛发脱落，两耳鸣响。少腹隐痛，腰腿酸重，性欲减退。舌淡伴有瘀斑或瘀点，苔薄，脉细涩。

处方五　桂枝茯苓丸（《金匮要略》）

桂枝 6 克，茯苓 9 克，丹皮 6 克，桃仁 9 克，芍药 9 克，水煎服。

【适应证】子宫肌瘤。体力中等程度或中等以上的患者，诉有头痛眩晕，肩部发硬，颜面发赤，两脚冷感，腹诊可见下腹部有抵抗与压痛感，且伴有瘀血之各种症状。患者可能伴有无月经，月经过多或月经困难等症状。

处方六　桃仁承气汤（《伤寒论》）

桃仁9克，桂枝6克，大黄3~6克，甘草3克，芒硝3~6克，水煎服。

【适应证】子宫肌瘤。体格与体力都比较充实者。头痛眩晕，睡眠不佳，颜面升火，精神不安或有烦躁。四肢冷感，腹诊可见小腹急结（左下腹有抵抗、压痛感），大便秘结。舌质发暗或有紫斑，苔薄白或薄黄，脉沉涩而数或滑数。

处方七　桃红四物汤（《医宗金鉴》）

当归9克，川芎9克，赤芍9克，生地9克，桃仁9克，红花6克，水煎服。

【适应证】子宫肌瘤。面色㿠白，头晕目眩。妇女经期超前，血多有块，色紫黏稠，腹痛较甚等。舌质偏暗，苔薄或苔少，脉弦紧。

处方八　大黄䗪虫丸（《金匮要略》）

大黄（蒸）300克，䗪虫30克，水蛭60克，虻虫45克，蛴螬45克，干漆30克，桃仁120克，苦杏仁120克，黄芩60克，地黄300克，芍药120克，甘草90克。以上12味共研细末后拌匀，炼蜜为丸如绿豆大，每次3~6克，一日1~2次，温开水送服。

【适应证】子宫肌瘤。体型消瘦，眼眶发黑，肌肤甲错，午后潮热。腹满食差，腹部肿块，时有针刺般疼痛。妇女闭经。

处方九　抵当汤（《伤寒论》）

水蛭12克，虻虫12克，桃仁12克，酒洗大黄9克，水煎服。

【适应证】子宫肌瘤。月经停止，少腹痞满且硬，时感疼痛，按之更甚。健忘不眠，烦躁易怒，或短气寡言。小便自利，大便色黑而易解，脉沉结。

处方十　下瘀血汤（《金匮要略》）

大黄9克，䗪虫9克，桃仁9克，水煎服。

【适应证】子宫肌瘤。月经不调，腹部肿块且痛，下腹坠胀，子宫出血，有血块色紫或黑。

处方十一　温经汤（《金匮要略》）

人参6克，桂枝6克，吴茱萸9克，麦冬12克，当归9克，芍药9克，川芎6克，阿胶9克（后下），丹皮9克，半夏9克，甘草6克，生姜3片，水煎服。

【适应证】子宫肌瘤。体质较弱，月经不调，经漏不止，色暗有块，淋漓不畅。唇口干燥，手心发烫。舌质暗红，苔薄，脉细涩。

处方十二　益阴煎（《医宗金鉴》）

生地9克，知母9克，黄柏6克，醋炙龟板12克，缩砂仁6克，炙甘草3克，水煎服。

【适应证】子宫肌瘤。腹部肿块，月经不调，经量或多或少，色红有块。两颧微红，午后低热，五心烦热。舌质偏红，苔少或无，脉细。

处方十三　安冲汤（《医学衷中参西录》）

白术9克，黄芪12克，龙骨12克，牡蛎12克，地黄12克，芍药9克，海螵蛸12克，茜草9克，川断12克，续断12克，水煎服。

【适应证】子宫肌瘤。下腹肿块，月经过多，淋漓不尽。颜面少华，体重倦怠。

六、子宫内膜异位症（中医称癥瘕，腹痛）

子宫内膜异位症是女性常见的良性疾患，主要病理特征为子宫体腔上皮化生。虽然这种子宫内膜组织与正常位置的子宫内膜相同，在月经周期中受卵巢激素影响，也会出现增生或分泌期改变，但是这种形体学上属于良性的内膜组织却能像恶性肿瘤那样通过输卵管向子宫以外的身体其他部位播散、种植或向远处转移。据临床统计，这种内膜组织的恶变是非常罕见的。

该病临床最常见的症状为痛经。疼痛部位多处于下腹部及腰骶部，可放射至阴部、大腿部或肛门部。痛经多于月经前2~3天发作，月经第 1～2 天疼痛最为剧烈，月经结束后疼痛亦逐渐缓解直至消失。部分患者由于病灶位于子宫骶骨韧带、子宫直肠凹陷或阴道直肠壁，性交时因受到牵扯而引起性交痛。另外，由于内膜异位处出现广范围的粘连，造成输卵管堵塞，使得输卵管蠕动减弱，因而不能让卵子顺利排出，这都是患者不孕的主要原因。本病多发生于 30～40 岁的妇女，近年发病率有明显上升趋势。

妇科临床检查时可以发现子宫内膜异位症患者的子宫多为后倾固定，下腹部可扪及触痛性结节。通过 B 型超声波，腹腔镜，测定血中 CA125 以及抗子宫内膜抗体等项目均有助于子宫内膜异位症的诊断和疗效观察。

本病属于中医学中的"癥瘕""腹痛"之范畴。

子宫内膜异位症处方

处方一　子宫内膜异位症方 1（叶氏经验方）

茜草 12 克，参三七粉 6 克（另分 2 次冲服），当归 9 克，赤芍 9 克，三棱 12 克，莪术 12 克，桃仁 12 克，红花 6 克，延胡索 12 克，五灵脂 15 克，香附 9 克，甘草 6 克，水煎服。

【适应证】子宫内膜异位症。月经期间下腹部及腰骶部疼痛，有时呈剧痛。腹部膨满，矢气较少。乳房发胀，时有痛感。急躁不安，频频叹气，失眠多梦。舌质发紫，苔薄，脉弦涩。

处方二　子宫内膜异位症方 2（叶氏经验方）

别直参 6 克，制附子 9 克，肉桂 3 克，仙茅 12 克，丹参 9 克，川芎 9 克，赤芍 9 克，蒲黄 6 克，五灵脂 12 克，小茴香 6 克，水蛭 6 克，干姜 3 克，水煎服。

【适应证】子宫内膜异位症。月经期间下腹部及腰骶部疼痛，痛处固定，时有针刺般疼痛，热敷缓解。面色苍白，形寒肢冷，喜食热饮。舌质发暗或有瘀点瘀斑，舌薄白，脉弦涩。

处方三　子宫内膜异位症方 3（叶氏经验方）

黄芪 12 克，刺五加 15 克，当归 9 克，白芍 9 克，茯苓 12 克，艾叶 12 克，葫芦巴 15 克，鼠妇 6 克，乳香 15 克，没药 15 克，桃仁 12 克，红花 6 克，水煎服。

【适应证】子宫内膜异位症。久治不愈，颜面少华，面无表情，头晕目眩，两眼发花。倦怠嗜睡，气短少言，自汗不止。饮食不振，大便偏稀，小便清长。舌质偏淡，苔薄白，脉细或沉细。

处方四　子宫内膜异位症方 4（叶氏经验方）

丹参 15 克，水牛角 30 克（先煎），当归 9 克，生地黄 12 克，赤芍 9 克，桃仁 12 克，红花 3 克，黄芩 9 克，青蒿 12 克，丹皮 9 克，土鳖虫 9 克，大黄 6～9 克（后下），水煎服。

【适应证】子宫内膜异位症。面色潮红，唇甲及眼眶暗黑，腹部或腰部似针刺般疼痛。头痛失眠，口苦咽干，烦躁易怒，体倦发热。大便秘结，小便黄赤。舌质偏紫，舌边有瘀点或瘀斑，苔薄黄或黄腻，脉弦数或弦紧。

处方五　子宫内膜异位症方 5（叶氏经验方）

桑寄生 12 克，杜仲叶 12 克，金樱子 9 克，金毛狗脊 9 克，补骨脂 12 克，山萸肉 12 克，丹参 12 克，泽兰 9 克，姜黄 9 克，延胡索 9 克，马鞭草 9 克，生蒲黄 12 克，水煎服。

【适应证】子宫内膜异位症。头晕头重，耳鸣脱发。少腹疼痛，腰腿酸重。性欲减退或性交疼痛，婚后不孕。舌质淡或有瘀点，苔薄白，脉细涩。

处方六　桂枝茯苓丸（《金匮要略》）

桂枝 6 克，茯苓 9 克，丹皮 6 克，桃仁 9 克，芍药 9 克，水煎服。

【适应证】子宫内膜异位症。体力中等程度或中等以上的患者，诉有头痛眩晕，肩部发硬，颜面发赤，腰腹疼痛，两脚冷感。腹诊时下腹部有抵抗感与压痛感，且伴有瘀血之各种症状。患者可能伴有无月经，月经过多或月经困难等症状。

处方七　少腹逐瘀汤（《医林改错》）

茴香 6 克，延胡索 9 克，没药 12 克，当归 9 克，川芎 9 克，赤芍

9克，肉桂3克，蒲黄6克，五灵脂9克，干姜3克，水煎服。

【适应证】子宫内膜异位症。腰腹疼痛，痛处相对固定。面色偏暗，唇甲与眼眶发紫发黑。脘腹胀满，矢气后轻减。舌质紫暗，舌苔薄黄或黄腻，脉涩。

处方八　暖宫孕子丸（《太平惠民和剂局方》）

熟地黄，杜仲，续断，香附子，艾叶，当归，川芎，阿胶，黄芩，芍药。以上10味各等分，共研细末后拌匀，水泛为丸如绿豆大，每次3~6克，一日3次，温开水送服。

【适应证】子宫内膜异位症。神疲体倦，眩晕健忘。腰腹疼痛，月经不调。赤白带下，下腹冷感，久不受孕。

处方九　大黄丹皮汤（《金匮要略》）

大黄6~9克，芒硝6~9克，丹皮12克，桃仁12克，冬瓜仁18克，水煎服。

【适应证】子宫内膜异位症。体格壮实者多见。腰腹部时有针刺般疼痛，便血频频，便秘较甚。腹诊时下腹部有紧张感，按之有抵抗感和压痛。舌质暗或偏紫，伴有瘀点瘀斑，苔少，脉弦涩。

处方十　失笑散（《太平惠民和剂局方》）

五灵脂，蒲黄。以上2味各等分，共研细末后拌匀，每次取6~9克，布包水煎服。

【适应证】子宫内膜异位症。胸胁脘腹疼痛，或妇人产后心腹痛，恶露不行，或月经不调，少腹急痛等。

处方十一　膈下逐瘀汤（《医林改错》）

桃仁9克，丹皮6克，赤芍9克，乌药9克，延胡索9克，当归9克，川芎6克，五灵脂9克，红花6克，枳壳9克，香附子12克，甘草6克，水煎服。

【适应证】子宫内膜异位症。腹部疼痛，有时呈针刺般或刀割样绞痛，时而牵至两胁部或背部。烦躁易怒，食欲不振，恶心呕吐。大便秘结，小便黄赤。舌质偏暗，苔薄黄，脉弦数。

处方十二　血府逐瘀汤（《医林改错》）

当归9克，生地9克，赤芍9克，川芎6克，柴胡6克，枳壳9克，桃仁12克，红花3克，桔梗9克，牛膝9克，甘草3克，水煎服。

【适应证】子宫内膜异位症。面色暗紫，口唇发暗或两眼眶暗黑，颈部、胸部或腹部时而有针刺般疼痛。胸闷呃逆，头痛失眠，心悸不安，体倦发热。舌质偏紫，舌边有瘀点或瘀斑，脉弦数或弦紧。

处方十三　桃红四物汤（《医宗金鉴》）

地黄12克，当归9克，白芍9克，川芎9克，桃仁12克，红花6克，水煎服。

【适应证】子宫内膜异位症。面色㿠白，头晕目眩。妇女经期提前，血多有块，色紫黏稠，腹痛较甚等。舌质偏暗，苔薄或苔少，脉弦紧。

七、功能失调性子宫出血（中医称崩漏，血崩）

功能失调性子宫出血（简称功血），是指由神经内分泌失调而导致的女性子宫异常出血。本病分为无排卵型功血和有排卵型功血两种，前者为临床上最常见。功血可发生在女性月经初潮至绝经间的任何年龄段，其中半数以上患者发生于绝经前期，发生于育龄期的约占三分之一，青春期的约占五分之一。

本病主要症状为子宫不规则出血，具体表现为月经周期失去正常规律，经期或长或短，时而大量出血，时而淋漓不尽。严重之患者可出现面色㿠白，头晕目眩，心悸气短，体重倦怠，全身浮肿，食欲不振等症状。

妇科临床检查往往显示功血患者内外生殖器无明显器质性病变，或只有两侧卵巢对称性轻度增大。基础体温为单相型。诊断性刮宫术、宫颈黏液的观察、宫腔镜以及B型超声波等检查均有助于本病的诊断。

本病属于中医学中的"崩漏""血崩"之范畴。

功能失调性子宫出血处方

处方一 功能失调性子宫出血方 1（叶氏经验方）

西洋参 15 克，参三七 6 克（另分 2 次冲服），血见愁 12 克，侧柏叶 9 克，益母草 15 克，大蓟 12 克，小蓟 12 克，黄柏 6 克，槐花 15 克，延胡索 12 克，大黄 6~9 克，芒硝 6~9 克，水煎服。

【适应证】功能失调性子宫出血。月经不定期，暴下不止，或淋漓日久，经血黏稠，色红或紫，颜面红赤，口渴喜饮冷，烦躁易怒，睡眠不安，下腹部疼痛，大便干结，小便黄赤。舌质红，苔少或薄黄，脉数。

处方二 功能失调性子宫出血方 2（叶氏经验方）

刺五加 15 克，参三七 6 克（另分 2 次冲服），附子 6 克，干地黄 12 克，白术 9 克，山药 9 克，五味子 12 克，升麻 6 克，麦门冬 12 克，扁豆 9 克，侧柏叶 9 克，藕节炭 6 克，水煎服。

【适应证】功能失调性子宫出血。崩漏不止，或久漏不停，经血色淡质稀。面色苍白，时现浮肿，体重倦怠，气短少言。脘腹胀满，时感下坠，自汗频频。舌质偏淡，边有齿痕，苔薄白，脉细或沉细。

处方三 功能失调性子宫出血方 3（叶氏经验方）

鸡血藤 12 克，丹参 12 克，参三七 6 克（另分 2 次冲服），茜草 9 克，当归 9 克，赤芍 9 克，侧柏叶 12 克，生蒲黄 3 克，花蕊石 12 克，小蓟 12 克，降香末 3 克（另分 2 次冲服），水煎服。

【适应证】功能失调性子宫出血。闭经日久，突然崩漏，或时崩时漏，淋漓不尽，经血黑紫有块。下腹疼痛发作时如针扎刀割，且发硬拒按。舌质紫暗，有瘀点或瘀斑，苔薄，脉弦涩。

处方四 功能失调性子宫出血方 4（叶氏经验方）

竹节人参 12 克，墨旱莲 9 克，女贞子 12 克，生地黄 12 克，丹皮 9 克，茯苓 9 克，山药 12 克，山萸肉 9 克，龟板胶 15 克（另冲），荠菜 12 克，地骨皮 12 克，水煎服。

【适应证】功能失调性子宫出血停止后。头晕目眩，两耳鸣响，口渴欲饮。夜间盗汗，午后低热，五心烦热，腰腿酸软，大便偏干。舌质偏红，苔薄黄或少，脉细弦或细数。

处方五　功能失调性子宫出血方5（叶氏经验方）

鹿角胶15克（另冲），益母草12克，仙茅9克，仙灵脾9克，干地黄12克，山萸肉9克，枸杞子9克，杜仲叶6克，肉桂3克，制附子6克，艾叶6克，炮姜6克，水煎服。

【适应证】功能失调性子宫出血停止后。面色㿠白，身重乏力，不思饮食。腰腿酸痛，形寒肢冷，脐腹冷痛，腹胀泄泻。舌质淡，苔薄白，脉细或细数。

处方六　功能失调性子宫出血方6（叶氏经验方）

柴胡6克，当归6克，白术9克，茯苓9克，钩藤9克（后下），厚朴6克，陈皮6克，香附子9克，浮小麦15克，甘草6克，白残花3克，大枣3枚，水煎服。

【适应证】功能失调性子宫出血停止后。情绪抑郁，烦躁易怒，胸胁痞闷，四肢发抖。眠差多梦，不思饮食，口干口苦，频频叹息。月经不调，小腹胀痛。舌质偏红，苔薄白或薄黄，脉弦或弦数。

处方七　功能失调性子宫出血方7（叶氏经验方）

刺五加15克，黄芪12克，茯苓9克，山药12克，白术9克，当归9克，木香9克，远志6克，酸枣仁12克，枸杞子12克，甘草6克，大枣4枚，水煎服。

【适应证】功能失调性子宫出血停止后。颜面少华，体重倦怠，气短懒言，血压偏低。心悸失眠，精神不安，健忘乏力，不思饮食。舌质淡，苔薄，脉细或细缓。

处方八　参附汤（《妇人良方》）

人参12克，炮附子9克，水煎服。

【适应证】功能失调性子宫出血。元气亏损，阳气暴脱，四肢厥冷，冷汗频出，呼吸较弱。脉沉细或微。

处方九　固冲汤（《医学衷中参西录》）

生黄芪18克，生杭芍12克，炒白术30克，山萸肉24克，海螵蛸

12 克，茜草 9 克，棕榈炭 6 克，煅龙骨 24 克，煅牡蛎 24 克，五倍子末 1.5 克（另分 2 次冲服），水煎服。

【适应证】功能失调性子宫出血。血崩或月经过多，经血色淡质稀。面色苍白，心悸亢进，气短不眠，体重倦怠，不思饮食。大便偏软，小便清长。舌质淡，苔薄，脉细弱或沉细。

处方十　右归饮（《景岳全书》）

地黄 9 克，山药 12 克，山萸肉 9 克，枸杞子 9 克，杜仲 9 克，肉桂 3 克，制附子 6 克，甘草 6 克，水煎服。

【适应证】功能失调性子宫出血。体重倦怠，前胸部疼痛，时而咳喘。腰腿酸痛，四肢发凉，脐腹冷痛，腹胀泄泻。舌质偏淡，苔薄白，脉细数。

处方十一　左归饮（《景岳全书》）

地黄 9 克，山药 12 克，枸杞 9 克，茯苓 9 克，山萸肉 9 克，甘草 3 克，水煎服。

【适应证】功能失调性子宫出血。腰膝酸软，女子月经不调，男子遗精，夜间盗汗。口干咽燥，口渴欲饮。舌质偏红，苔少，脉细数。

处方十二　逍遥散（《太平惠民和剂局方》）

柴胡、当归、芍药、白术、茯苓各 100 克，炙甘草 80 克，薄荷 20 克，生姜 100 克。以上 8 味共研细末后拌匀，每次 3~6 克，一日 2~3 次，温开水送服。

【适应证】功能失调性子宫出血。头晕目眩，身重倦怠，郁闷不舒，胸胁胀痛。时有低热，夜间盗汗，食欲减退。女子月经不调，乳房作胀。舌质淡红，苔薄，脉弦或细弦。

处方十三　黄土汤（《金匮要略》）

干地黄、白术、炮附子、黄芩、阿胶、灶心黄土（伏龙肝）、甘草各 90 克。先将黄土煎汤代水，再煎余药，一日 2 次分服。

【适应证】功能失调性子宫出血。面色萎黄，神疲乏力，四肢不温，不思饮食。大便溏薄，小便清长，崩漏不止，经血色暗淡。舌质偏淡，苔薄，脉细或沉细。

人参9克，黄芪9克，麦门冬12克，车前子12克，茯苓12克，黄芩9克，莲子肉12克，地骨皮9克，甘草3克，水煎服。

【适应证】功能失调性子宫出血。多见于体力与胃肠功能比较低下，偏于神经质之患者。全身倦怠，口干舌燥，形寒肢冷，尿频尿痛，有残尿感等。

处方十五　温脾汤（《千金方》）

大黄3~9克，附子9克，桔梗9克，甘草6克，干姜3克，水煎服。

【适应证】功能失调性子宫出血。颜面少华，四肢不温，大便不调，排泄困难。腹中冷痛，腰膝酸冷，喜温畏冷。小便清长，夜间尿频，尿后淋漓不尽。舌质淡，苔薄白，脉沉细或涩。

处方十六　第六和剂汤（日本贺川子玄医师经验方）

山栀子1.5克，黄连1.5克，黄芩1.5克，黄柏1.5克，大黄1.5克，甘草0.3克，水煎服。

【适应证】功能失调性子宫出血。出血较多，血色鲜红。颜面发赤，心烦易怒，睡眠不安，大便秘结。舌质偏红，苔薄黄或黄腻，脉数或弦数。

八、痛经（中医称痛经，经行腹痛）

痛经是指月经来潮前后或月经期间出现下腹疼痛的一组症状，一般分为原发性痛经和继发性痛经两种。

原发性痛经常见于年轻妇女，多数为月经来潮时精神过度紧张，或伴有生殖器官发育不良。最近的研究报告认为，患者血中前列腺素水平增高会刺激子宫导致子宫不协调收缩而产生疼痛。临床检查未发现有妇科器质性病变。主要症状除了下腹疼痛以外，还伴有头痛出汗，面色苍白，恶心呕吐等症状。

继发性痛经常见于年龄较大之妇女，多伴有妇科器质性病变，如急慢性盆腔炎、子宫内膜异位症，以及子宫肌瘤（多见于黏膜下肌瘤）等。临床症状为下腹疼痛，严重者疼痛可放射致外阴部、肛门部，甚至腰骶部。继发性痛经的其他伴随症状因罹患不同的器质性病变而不尽相同。

本病属于中医学中的"痛经""经行腹痛"之范畴。

痛经处方

处方一　痛经方1（叶氏经验方）

鹿角胶15克（另冲服），桑寄生12克，杜仲叶6克，金樱子9克，当归6克，白芍12克，益母草12克，鸡血藤9克，延胡索9克，熟地黄12克，枸杞子9克，甘草9克，水煎服。

【适应证】痛经。颜面晦暗，头晕耳鸣，经期或经后少腹疼痛。经量正常或较少，颜色偏淡。腰骶酸痛，小便频数，性欲减退。舌质淡红，苔薄，脉细或沉细。

处方二　痛经方2（叶氏经验方）

刺五加15克，黄芪9克，益母草9克，鸡血藤12克，桂枝6克，当归9克，白芍12克，茯苓12克，白术9克，甘草9克，生姜3片，大枣4枚，水煎服。

【适应证】痛经。经期或经后少腹隐痛，喜温喜按。月经量少，色淡质稀。面色㿠白，体重倦怠，头晕目眩，心悸亢进。动则出汗，睡眠不安，夜间多梦。舌质淡，苔薄白，脉细弱。

处方三　痛经方3（叶氏经验方）

丹参12克，茜草根9克，赤芍12克，当归6克，川芎6克，五灵脂9克，桃仁12克，红花6克，延胡索12克，香附子9克，川楝子9克，陈皮6克，甘草9克，水煎服。

【适应证】痛经。经前或经期少腹疼痛，按之更甚，有时呈针刺般或刀割样绞痛。经行不畅，经血紫黑有块，块下痛减。胸胁苦满，乳房胀痛，烦躁易怒，食欲不振。舌质紫暗，或有瘀点瘀斑，苔薄黄，脉弦或弦数。

处方四 痛经方4（叶氏经验方）

附子6克，人参6克，桂枝6克，吴茱萸9克，当归9克，赤芍12克，川芎6克，丹皮6克，半夏9克，延胡索9克，小茴香6克，甘草9克，干姜3克，水煎服。

【适应证】痛经。体质较弱，面色苍白，形寒肢冷。月经不调，经血量少，色暗有块，淋漓不尽。经前或经期少腹冷痛，得温则减。舌质偏紫，苔薄，脉沉或沉紧。

处方五 痛经方5（叶氏经验方）

薏苡仁15克，黄柏3克，白蔹12克，败酱草12克，丹皮6克，当归6克，赤芍12克，川芎6克，香附9克，延胡索12克，侧柏叶9克，甘草9克，水煎服。

【适应证】痛经。经前或经期少腹灼热疼痛，牵至腰骶。经血量多或经期较长，经血颜色紫红，质稠伴有块状，带下量多，色黄味臭。时呈低热，小便黄赤。舌质偏红，苔薄黄或黄腻，脉濡数或滑数。

处方六 当归芍药散（《金匮要略》）

当归9克，芍药9克，白术9克，茯苓9克，泽泻9克，川芎6克，水煎服。

【适应证】痛经。多用于体质比较虚弱的成年女子。头痛头重，眩晕耳鸣，心悸亢进。全身倦怠，四肢冷感，肩部发硬。浮肿腹痛，月经不调。

处方七 桂枝茯苓丸（《金匮要略》）

桂枝6克，茯苓9克，丹皮6克，桃仁9克，芍药9克，水煎服。

【适应证】痛经。体力中等程度或中等以上的患者，诉有头痛眩晕，肩部发硬，颜面发赤，腰腹疼痛，两脚冷感。腹诊时下腹部有抵抗与压痛感，且伴有瘀血之各种症状。患者可能伴有无月经、月经过多或月经困难等症状。

处方八　桃仁承气汤（《伤寒论》）

桃仁9克，桂枝6克，大黄3～6克，甘草3克，芒硝3～6克，水煎服。

【适应证】痛经。体格与体力都比较充实者。头痛眩晕，睡眠不佳，颜面升火，精神不安或有烦躁，四肢冷感。腹诊可见小腹急结（左下腹有抵抗、压痛感），大便秘结。舌质发暗或有紫斑，苔薄白或薄黄，脉沉涩而数或滑数。

处方九　五积散（《太平惠民和剂局方》）

白芷、川芎、甘草、茯苓、当归、肉桂、芍药、半夏各90克，陈皮、枳壳、麻黄各180克，茅术720克，干姜120克，桔梗360克，厚朴120克。以上15味共研细末后拌匀，每次6克，一日2～3次，温开水送服。

【适应证】痛经。体力中等度之患者，感受寒冷与湿气引起腰腿疼痛以及下腹部疼痛。上半身发热，下半身冷感。贫血倾向。患者同时伴有月经不调或月经困难。

处方十　当归建中汤（《金匮要略》）

当归12克，桂枝9克，芍药15克，甘草6克，大枣6枚，生姜4片，水煎服。

【适应证】痛经。体虚倦怠，颜面少华，气短少言，食欲不振。手脚冷感，痔疮出血，下腹及腰背部疼痛。腹诊可见腹部拘急软弱，两侧腹肌挛急。舌质淡，苔薄白，脉细。

处方十一　黄芪建中汤（《金匮要略》）

黄芪12克，桂枝9克，芍药15克，甘草6克，大枣4枚，生姜4片，饴糖30克（烊化服），水煎服。

【适应证】痛经。体力较低，疲劳倦怠较为显著，动则出汗或气喘。下腹疼痛，食欲不振。腹部之腹壁较薄，腹直肌紧张。

处方十二　膈下逐瘀汤（《医林改错》）

桃仁9克，丹皮6克，赤芍6克，乌药6克，延胡索9克，当归9

克，川芎 6 克，五灵脂 9 克，红花 6 克，枳壳 9 克，香附子 9 克，甘草 6 克，水煎服。

【适应证】痛经。腹部疼痛，有时呈针刺般或刀割样绞痛，时而牵至两胁部或背部。烦躁易怒，食欲不振，恶心呕吐。大便秘结，小便黄赤。舌质偏暗，苔薄黄，脉弦数。

处方十三　调肝汤（《傅青主女科》）

当归 15 克，芍药 9 克，山药 15 克，山萸肉 9 克，巴戟天 3 克，黑荆芥 9 克，阿胶 9 克（后下），甘草 3 克，水煎服。

【适应证】痛经。经血淡红，数量较少，经后少腹隐痛。头晕耳鸣，腰脊酸楚。舌质偏淡，苔薄，脉细或沉细。

处方十四　温经汤（《金匮要略》）

人参 6 克，桂枝 6 克，吴茱萸 9 克，麦冬 12 克，当归 9 克，芍药 6 克，川芎 6 克，阿胶 9 克（后下），丹皮 6 克，半夏 9 克，甘草 6 克，生姜 3 片，水煎服。

【适应证】痛经。体质较弱，月经不调，经漏不止，色暗有块，淋漓不畅。唇口干燥，手心发烫。舌质暗红，苔薄，脉细涩。

处方十五　甲字汤（日本原南阳医师经验方）

桂枝 4 克，茯苓 4 克，芍药 4 克，桃仁 4 克，丹皮 4 克，甘草 1.5 克，干姜 1 克，水煎服。

【适应证】痛经。体力偏于中等，头重眩晕，肩背部发硬或疼痛。月经不调，下腹疼痛，白带清稀，四肢冷感。

处方十六　折冲饮（日本贺川子玄医师经验方）

当归 5 克，桂枝 3 克，延胡索 2.5 克，牛膝 2.5 克，芍药 3 克，川芎 3 克，桃仁 5 克，丹皮 3 克，红花 1.5 克，水煎服。

【适应证】瘀血停滞所致之痛经。体力与体质均偏于中等或中等以上。月经不调，子宫出血，时而下腹部有针刺般疼痛，腰部疼痛伴有下肢沉重，产后恶露不净等。

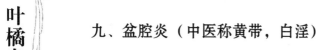

九、盆腔炎（中医称黄带，白淫）

盆腔炎是女性内生殖器官（子宫、输卵管、卵巢）及其周围组织炎症的总称。盆腔炎中包括输卵管炎、输卵管卵巢炎、子宫内膜炎、盆腔结缔组织炎以及盆腔腹膜炎等。盆腔炎可局限在某一个器官，也可能同时发生在几个器官。临床最常见的是输卵管炎和输卵管卵巢炎。常见的致病菌为链球菌、大肠埃希菌、葡萄球菌以及淋球菌等。

盆腔炎可分为急性和慢性两种。急性盆腔炎的症状为下腹部疼痛伴有发热，症状严重时可有高热寒战、头痛身重、不思饮食。月经期发病时可出现经量增多、经期延长。慢性盆腔炎多为急性盆腔炎未能根治而导致病程迁延所致，或无急性过程直接发生慢性炎症。临床常见症状有低热、白带增多、体重倦怠、下腹坠胀、疼痛，以及腰骶部酸痛、月经周期不规则、经期延长、痛经等症状。炎症累及范围和临床表现有轻重不同，但防治原则是一致的，一旦发病应彻底治疗，避免转成慢性炎症。

在临床上，腹腔镜，宫颈管分泌物及后穹隆穿刺液的涂片培养检查，以及免疫荧光检测等方法都有助于辅助诊断，对明确病原体有帮助。

本病属于中医学中的"黄带""白淫"之范畴。

盆腔炎处方

处方一　盆腔炎方1（叶氏经验方）

白薇15克，土茯苓12克，草河车9克，椿根皮9克，鹅肠菜12克，黄柏6克，丹参6克，薏苡仁15克，忍冬藤9克，蒲公英根12克，陈皮6克，大枣4枚，水煎服。

【适应证】盆腔炎。发热头痛，口干欲饮，食欲不振，少腹疼痛，按之更甚。带下色黄，大便干结，小便黄赤。舌质红，苔黄，脉滑数或洪数。

处方二　盆腔炎方2（叶氏经验方）

苦荬菜15克，土茯苓12克，贯众12克，苦参6克，椿根皮9克，黄柏6克，金银花12克，连翘12克，败酱草15克，薏苡仁15克，神曲9克，枳壳9克，水煎服。

【适应证】盆腔炎。低热不解，身重困倦，口黏不欲饮，不思饮食，恶心呕吐。少腹疼痛，阴部坠胀，月经不调，带下量多，色黄质稠，臭味较甚。大便偏溏，小便色黄。舌质偏红，苔黄腻或黄厚腻，脉濡或濡数。

处方三　盆腔炎方3（叶氏经验方）

丹参12克，当归9克，赤芍9克，川芎6克，柴胡6克，香附子9克，茜草12克，乌药9克，川牛膝9克，薏苡仁12克，土茯苓9克，甘草3克，水煎服。

【适应证】盆腔炎。少腹胀痛或刺痛，行经期或劳累后更甚。带下异常，时而伴有紫色块状物。食欲不振，夜眠多梦，口唇发暗或两眼眶暗黑。舌质紫暗，舌边有瘀点或瘀斑，苔薄，脉弦数。

处方四　盆腔炎方4（叶氏经验方）

刺五加12克，鸡血藤12克，当归6克，干地黄12克，白芍9克，川芎6克，补骨脂9克，桑椹12克，蒲公英根12克，土茯苓9克，益母草12克，甘草3克，干姜3克，水煎服。

【适应证】盆腔炎。体型消瘦，颜面少华。月经延迟，经量减少，色淡质稀。少腹隐隐作痛，喜温喜按。自汗盗汗，体重倦怠，腰腿酸重。舌质偏淡，苔薄或少，脉细数或沉细弦。

处方五　血府逐瘀汤（《医林改错》）

当归9克，生地9克，赤芍9克，川芎6克，柴胡3克，枳壳6克，桃仁12克，红花3克，桔梗9克，牛膝9克，甘草3克，水煎服。

【适应证】盆腔炎。面色、口唇发暗或两眼眶暗黑，颈部、胸部或腹部时而有针刺般疼痛。胸闷呃逆，头痛失眠，心悸不安，体倦发热。舌质偏紫，舌边有瘀点或瘀斑，脉弦数或弦紧。

处方六　下瘀血汤（《金匮要略》）

大黄9克，䗪虫9克，桃仁9克，水煎服。

【适应证】盆腔炎。月经不调，腹部肿块且痛，下腹坠胀，子宫出血，有血块色紫或黑。

处方七　桂枝茯苓丸（《金匮要略》）

桂枝6克，茯苓9克，丹皮6克，桃仁9克，芍药9克，水煎服。

【适应证】盆腔炎。体力中等程度或中等以上的患者，诉有头痛眩晕，肩部发硬，颜面发赤，两脚冷感。腹诊可见下腹部有抵抗与压痛感，且伴有瘀血之各种症状。患者可能伴有无月经，月经过多或月经困难等症状。

处方八　桃仁承气汤（《伤寒论》）

桃仁9克，桂枝6克，大黄3~6克，芒硝3~6克，甘草3克，水煎服。

【适应证】盆腔炎。体格与体力都比较充实者。颜面升火，头痛眩晕，睡眠不佳，精神不安或有烦躁。四肢冷感，腹诊可见小腹急结（左下腹有抵抗、压痛感），大便秘结。舌质发暗或有紫斑，苔薄白或薄黄，脉沉涩而数或滑数。

处方九　黄连解毒汤（《证治准绳》）

黄连6克，黄芩9克，黄柏6克，山栀子9克，水煎服。

【适应证】盆腔炎。体力中等或较强，颜面红赤，头胀升火。心神不宁，烦躁易怒，睡眠不安。心窝部胀满，口干舌燥，小便黄赤。舌质红，苔黄腻，脉弦数。

处方十　龙胆泻肝汤（《兰室秘藏》）

地黄12克，当归12克，木通9克，泽泻9克，黄芩9克，车前子12克，山栀子9克，龙胆草6克，甘草3克，水煎服。

【适应证】盆腔炎。体力相对较强，妇女带下以及阴部瘙痒，或伴有排尿疼痛，小便频数，有残尿感、尿液混浊等症状。

处方十一　大黄牡丹皮汤（《金匮要略》）

大黄6~9克，芒硝6~9克，丹皮12克，桃仁12克，冬瓜仁18克，水煎服。

【适应证】盆腔炎。体格壮实者多见。腰腹部时有针刺般疼痛，大便偏干，便血频频。腹诊可见下腹部有紧张感，按之有抵抗感和压痛。舌质暗或偏紫，伴有瘀点瘀斑，苔少，脉弦涩。

处方十二　薏苡附子败酱散（《金匮要略》）

薏苡仁12克，附子3克，败酱草6克，水煎服。

【适应证】慢性盆腔炎。虚寒体质，体重倦怠，白带增多，下腹坠胀且疼痛，以及腰骶部酸痛等。

处方十三　解毒止带汤（《百灵妇科》）

荆芥9克，薏苡仁15克，茯苓12克，土茯苓15克，黄柏9克，苦参9克，半边莲12克，白术9克，粉防己12克，山药12克，女贞子12克，水煎服。

【适应证】盆腔炎。带下量多，色黄质稠，有臭秽气，阴部甚痒。小便短赤，下腹疼痛，腰腿酸重。舌质红，苔黄腻，脉滑数。

处方十四　八味带下方（日本汉方医师经验方）

当归5克，山归来4克，茯苓3克，川芎3克，金银花2克，木通3克，陈皮2克，大黄0.5 ~1克，水煎服。

【适应证】虚实夹杂证之盆腔炎。腹部疼痛，带下量多，色黄或白。体质较弱，轻度贫血。腹诊可触及腹肌略紧张。

处方十五　柏叶汤（日本汉方医师经验方）

柏叶5克，当归3克，芍药3克，川芎1.5克，白芷3克，丹皮3克，干姜3克，水煎服。

【适应证】盆腔炎。下腹疼痛，带下量多，色黄黏稠或带有血液，气味臭秽，阴部甚痒。大便偏干，小便黄赤。舌质偏红，苔黄，脉弦数。

十、妊娠高血压综合征（中医称子晕，子痫）

妊娠高血压综合征是妇女妊娠期特有的疾病。本病多发生于妊娠20周以后。轻者往往无症状或只有轻度头晕眼花或浮肿尿少，只是在体格检查时发现有血压升高、蛋白尿等症状。严重者出现恶心呕吐，头痛头重，持续性右上腹疼痛，甚至会出现抽搐昏迷，心力衰竭，胎盘早剥，双目失明，以及弥散性血管内凝血。病情恶化时可能导致母婴死亡。

妊娠高血压综合征的发病原因尚未完全阐明，但是在病理生理研究中已发现全身小动脉的痉挛与本病有密切的关系。

体检时通过血液、尿液、眼底等检查，以及血流动力学监测等方法均有助于本病之诊断。

本病属于中医学中的"子晕""子痫"之范畴。

妊娠高血压综合征处方

处方一　妊娠高血压综合征方 1（叶氏经验方）

连钱草 6 克，钩藤 9 克（后下），柴胡 6 克，白芍 9 克，香附子 9 克，厚朴 6 克，茯苓 12 克，白术 9 克，佛手 6 克，半夏 9 克，陈皮 6 克，白残花 3 克，水煎服。

【适应证】妊娠高血压综合征。精神紧张，烦躁易怒，气短少语。胸胁痞闷，矢气频频，食欲不振，情绪不畅时更甚。舌质淡红，苔薄白或薄黄，脉弦数。

处方二　妊娠高血压综合征方 2（叶氏经验方）

太子参 12 克，黄芪 9 克，红景天 6 克，茯苓 9 克，白术 9 克，山药 12 克，白扁豆 15 克，山楂肉 9 克，草豆蔻 9 克，薏苡仁 12 克，车前子 9 克，甘草 3 克，水煎服。

【适应证】妊娠高血压综合征。全身浮肿，头晕头重，心悸亢进。神疲乏力，胸闷气短，不思饮食，大便溏薄，小便量少。舌质偏暗，舌体胖伴有齿痕。苔薄白或白腻，脉细滑或弦滑。

处方三　妊娠高血压综合征方 3（叶氏经验方）

杜仲叶 9 克，雄蚕蛾末 3 克（另分 2 次冲服），紫河车 12 克，菟丝子 9 克，韭菜子 9 克，沙苑子 9 克，车前子 9 克，山药 12 克，熟地黄 12 克，玉米须 6 克，连钱草 9 克，楮实子 9 克，水煎服。

【适应证】妊娠高血压综合征。面色发暗，头痛且重，全身浮肿，两耳鸣响。小便量少，腰腿酸软，形寒肢冷，性欲减退。舌质淡，苔薄，脉沉或沉细。

处方四　参苓白术散（《太平惠民和剂局方》）

人参、茯苓、白术、山药、甘草各 1000 克，炒白扁豆 750 克，莲子、肉砂仁、薏苡仁、桔梗各 500 克。以上 10 味共研细末后拌匀。每次 6~9 克，一日 2~3 次，红枣煎汤送服。

【适应证】妊娠高血压综合征。面色萎黄，四肢浮肿。食欲不振，肢倦乏力，形体消瘦。胸脘痞塞，腹胀肠鸣，大便溏薄。舌质淡，苔白腻，脉细或细缓。

处方五　六味地黄丸（《小儿药证直诀》）

地黄 12 克，山萸肉 9 克，茯苓 9 克，山药 9 克，泽泻 9 克，丹皮 9 克，水煎服。

【适应证】妊娠高血压综合征。体质相对来说比较虚弱，头晕耳鸣，体重倦怠，腹部疼痛，腰部和下肢有沉重或麻木感。小便频数，排尿时尿道有不适感。腹诊可见下腹部比上腹部更加软弱无力。

处方六　八味地黄丸（《金匮要略》）

地黄 15 克，山萸肉 9 克，茯苓 9 克，山药 9 克，泽泻 9 克，丹皮 6 克，桂枝 6 克，制附片 3 克，水煎服。

【适应证】妊娠高血压综合征。体重倦怠，腰痛口渴，多尿或乏尿，排尿异常（尤其是夜间尿频）。腰部和下肢有沉重或麻木感。腹诊可见下腹部比上腹部软弱无力。

处方七　抑肝散（《保婴撮要》）

柴胡 6 克，当归 9 克，白术 6 克，川芎 6 克，茯苓 9 克，钩藤 9 克（后下），甘草 6 克，水煎服。

【适应证】妊娠高血压综合征。多见于中等体力之患者。过敏体质，容易兴奋，心烦易怒。头晕头胀，颜面升火，睡眠不安。眼睑痉

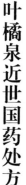

挛，手足发抖，腹肌紧张。

处方八 防己黄芪汤（《金匮要略》）

防己12克，黄芪12克，白术9克，甘草6克，大枣4枚，生姜3片，水煎服。

【适应证】妊娠高血压综合征。体力比较低下，体型较胖，皮肤色白，肌肉松软。全身倦怠，出汗较多。下肢明显浮肿，小便量少。

处方九 当归芍药散（《金匮要略》）

当归9克，芍药9克，白术9克，茯苓12克，泽泻9克，川芎6克，水煎服。

【适应证】妊娠高血压综合征。多用于体质比较虚弱的成年女子。头痛头重，眩晕耳鸣，心悸亢进。全身倦怠，四肢冷感，肩部发硬，浮肿腹痛，月经不调。

处方十 五苓散（《伤寒论》）

泽泻12克，茯苓9克，猪苓9克，桂枝6克，白术9克，水煎服。

【适应证】妊娠高血压综合征。全身浮肿，恶心呕吐，头痛眩晕。口渴欲饮，尿量减少。心窝部有振水音。

处方十一 苓桂术甘汤（《伤寒论》）

茯苓12克，桂枝9克，白术9克，甘草6克，水煎服。

【适应证】妊娠高血压综合征。多用于体力相对比较低下之人。心悸亢进，胸闷气短，头痛头重。直立性头晕，身体时而晃动。腹诊心窝部有振水音。

处方十二 五皮饮（《太平惠民和剂局方》）

五加皮，茯苓皮，地骨皮，大腹皮，生姜皮。以上5味各等分，共研细末后拌匀，每次3~6克，一日3次，温开水送服。

【适应证】妊娠高血压综合征。全身水肿，胸腹胀满，小便不利等。

处方十三 白术散（《金匮要略》）

白术30克，川芎30克，蜀椒22克，牡蛎15克。以上4味共研细末后拌匀，每次 3 克，一日 3 次，黄酒调服。

【适应证】妊娠高血压综合征。面色萎黄，肢体倦怠，胸闷心悸。食欲不振，泛吐酸水。腹中虚鸣，心腹绞痛。

处方十四　葵子茯苓散（《金匮要略》）

天葵子 500 克，茯苓 90 克。以上 2 味共研细末后拌匀，每次 3 克，一日 3 次，温开水送服。

【适应证】妊娠高血压综合征。妊娠水肿，身重倦怠，不思饮食。小便不利。渐渐恶寒，起即头眩。

处方十五　木通散（日本片仓元周医师经验方）

木通 3 克，香附子 3 克，乌药 3 克，紫苏 3 克，木瓜 3 克，陈皮 3 克，甘草 1.5 克，生姜 3 片，水煎服。

【适应证】妊娠高血压综合征。怀孕伴有水气，颜面及四肢浮肿，脘腹胀闷，矢气较多。

处方十六　防己散（日本片仓元周医师经验方）

防己 3 克，桑白皮 3 克，茯苓 3 克，紫苏 3 克，木香 3 克，生姜 3 片，水煎服。

【适应证】妊娠高血压综合征。怀孕伴有全身浮肿，腹部膨胀，喘息不停，小便不利者。

第十一章 眼科，口腔科及五官科常见疾病

一、青光眼（中医称青风内障，五风内障）

青光眼是一种病理性眼压升高导致视神经萎缩，视力减退，视野出现缺损的眼科疾患。正常人的眼压为 10～12mmHg，当眼压上升到 21～24mmHg 时，即可诊断为青光眼。

本病以男性患者略多，常为双眼发病，但可有先后轻重之别。临床主要表现为两眼球胀痛，视物模糊，头痛头晕，恶心呕吐。病情严重之患者如不及时治疗，视野可以全部丧失而至失明。

青光眼有原发性和继发性两种，原发性青光眼中又分为闭角型和开角型两个类型。青光眼大多数以手术治疗为主，这里只解说适用于药物治疗的急性闭角型青光眼。

临床上检查患者所采用的超声生物显微镜或共焦激光扫描检眼镜，对于青光眼的诊断和治疗极有帮助。

本病属于中医学中的"青风内障""五风内障"之范畴。

青光眼处方

处方一　青光眼方 1（叶氏经验方）

鲜荷叶 30 克，车前子 15 克，白菊花 12 克，谷精草 9 克，桂枝 6 克，泽泻 12 克，茯苓 9 克，猪苓 9 克，白术 9 克，芦荟 15 克，甘草梢 3 克，水煎服。

【适应证】青光眼。颜面少华，浮肿较甚。小便量少，口渴欲饮，恶心呕吐。头痛眩晕，腹诊心窝部有振水音。

处方二　青光眼方 2（叶氏经验方）

天竺黄末 1 克（另分 2 次冲服），珍珠母 15 克，半夏 9 克，制天

南星9克，瓜蒌皮12克，石菖蒲9克，茯苓9克，半夏9克，贝母6克，车前子15克，决明子12克，甘草3克，水煎服。

【适应证】青光眼。头晕头重，心悸亢进，两眼发胀。胸脘胀闷，身重倦怠，咳吐黏痰。舌质偏淡，苔白腻或白厚腻，脉濡滑。

处方三　青光眼方3（叶氏经验方）

罗布麻9克，野菊花3克，石决明15克，夏枯草9克，钩藤9克（后下），丹皮9克，山栀子9克，茯苓9克，赤芍9克，车前子15克，决明子15克，蔷薇花3克，水煎服。

【适应证】青光眼。情绪不佳，烦躁易怒，唉声叹气。两眼胀痛，心胸痞闷，口干且苦。舌质红，苔黄，脉弦数。

处方四　青光眼方4（叶氏经验方）

枸杞子12克，沙参9克，天花粉12克，石决明15克，生地黄9克，黄芩6克，谷精草9克，车前子15克，白薇9克，石斛12克，手参12克，水煎服。

【适应证】青光眼。头晕目眩，健忘耳鸣，五心烦热，失眠多梦，口干舌燥。舌质偏红，苔少或无苔，脉细数。

处方五　磁朱丸（《千金要方》）

磁石60克，朱砂30克，神曲120克。以上3味共研细末后拌匀，水泛为丸如梧桐子大，每次3~6克，一日2次，温开水送服。

【适应证】青光眼。心悸怔忡，失眠多梦，头晕目眩，视物模糊，耳鸣耳聋。

处方六　石斛夜光丸（《瑞竹堂方》）

石斛30克，人参120克，山药45克，茯苓120克，甘草30克，肉苁蓉30克，枸杞子45克，菟丝子45克，生地黄60克，熟地黄60克，五味子30克，天门冬120克，麦门冬60克，苦杏仁45克，防风30克，川芎30克，枳壳30克，黄连30克，牛膝45克，菊花45克，蒺藜30克，青葙子30克，决明子45克，水牛角浓缩粉60克，羚羊角30克。以上25味共研细末后拌匀，炼蜜为丸如绿豆大，每次6克，一日 2 次，温开水送服。

【适应证】青光眼。神疲倦怠，两耳鸣响。视力下降，视物昏花，对光敏感，眼前发暗。口干欲饮，腰腿酸痛，大便干结。

处方七　六味地黄丸（《小儿药证直诀》）

地黄 12 克，山萸肉 9 克，茯苓 9 克，山药 9 克，泽泻 9 克，丹皮 9 克，水煎服。

【适应证】青光眼。体质相对较为虚弱，全身疲劳。腹部疼痛，腰部和下肢有沉重或麻木感。小便频数，排尿时有不适感。腹诊可见下腹部比上腹部更加软弱无力。

处方八　导痰汤（《校注妇人良方》）

制半夏 9 克，橘红 6 克，茯苓 9 克，枳实 9 克，制南星 6 克，甘草 3 克，生姜 5 片，水煎服。

【适应证】青光眼。痰涎壅盛，胸膈痞塞，咳嗽频频，恶心欲吐，食欲不振。

处方九　加味逍遥散（《太平惠民和剂局方》）

柴胡 3 克，当归 9 克，白芍 9 克，白术 9 克，茯苓 9 克，丹皮 6 克，山栀子 9 克，薄荷 3 克（后下），甘草 6 克，水煎服。

【适应证】青光眼。头晕目眩，身重倦怠，郁闷不舒，胸胁胀痛。时有低热，夜间盗汗，食欲不振。女子月经不调，乳房作胀。舌质淡红，苔薄，脉弦或细弦。

处方十　吴茱萸汤（《审视瑶函》）

吴茱萸 9 克，人参 9 克，大枣 4 枚，生姜 5 片，水煎服。

【适应证】青光眼。体力比较虚弱，形寒体冷，头痛反复发作，颈部与肩部发硬，伴有呕吐。脘腹膨满或吞酸嘈杂，腹诊可闻腹中有振水音。

处方十一　五苓散（《伤寒论》）

泽泻 12 克，茯苓 9 克，猪苓 9 克，桂枝 6 克，白术 9 克，水煎服。

【适应证】青光眼。全身浮肿，恶心呕吐，头痛眩晕。口渴欲饮，尿量减少。心窝部有振水音。

处方十二　绿风羚羊饮（《医宗金鉴》）

玄参9克，防风9克，茯苓12克，知母9克，黄芩9克，细辛3克，桔梗9克，羚羊角尖3克（另炖），车前子12克，大黄6~9克，水煎服。

【适应证】青光眼。两眼球胀痛，头重头痛，视力下降，恶心呕吐，小便赤涩，脉数。

处方十三　加减四物汤（日本片仓元周医师经验方）

当归6克，川芎6克，芍药6克，白芷6克，荆芥6克，细辛3克，黄芩6克，菊花6克，薄荷3克（后下），甘草3克，水煎服。

【适应证】青光眼。两眼睑肿胀，眼结膜红赤，羞明流泪，头痛头重，视物不清。舌质淡红，苔薄白，脉弦。

二、白内障（中医称圆翳内障，银内障）

白内障是一种常见的眼科疾患，一般分为先天性白内障、老年性白内障以及外伤性白内障等类型。临床上以老年性白内障最为多见。

老年性白内障是在全身老化，晶体代谢功能减退的基础上，加上多种因素的影响而形成的晶体疾患。目前已知的是，高血压、糖尿病、动脉硬化，以及紫外线、营养不良等因素均能促使晶状体囊渗透性改变及代谢紊乱，晶体营养依赖的房水成分发生改变，从而使晶体变得更加混浊，老年性白内障也就会进一步发生恶化。

本病多见于55岁以上的人，常为双眼发病或双眼先后发病，且多有轻重程度的不同。白内障初期之症状较轻，两眼不红不肿，视力缓降，视物不清，对光敏感，眼前发暗。日久视力大幅度下降，直至不能识物辨人。病情严重时，视力仅见眼前手动或仅存光感。

通过眼压检查、房角检查以及B型超声波等检查均可协助本病之诊断和鉴别诊断。

本病属于中医学中的"圆翳内障""银内障"之范畴。

白内障处方

处方一　白内障方 1（叶氏经验方）

珍珠母 30 克，决明子 12 克，白菊花 9 克，密蒙花 9 克，何首乌 12 克，黄精 12 克，枸杞子 12 克，生地黄 12 克，杜仲叶 6 克，菟丝子 9 克，甘草 3 克，水煎服。

【适应证】白内障。视物不清，两眼干涩，眼前有异物漂动。面色潮红，头晕目眩，两耳鸣响，健忘失眠，腰腿酸软。舌质偏红，苔少或无苔，脉细数。

处方二　白内障方 2（叶氏经验方）

谷精草 6 克，石决明 15 克，木贼 6 克，青葙子 6 克，刺五加 12 克，白术 9 克，茯苓 9 克，陈皮 6 克，半夏 9 克，鸡内金末 3 克（另分 2 次冲服），山药 12 克，甘草 3 克，水煎服。

【适应证】白内障。视物不清，两眼涩痛，眼前有一至数个"飞蚊"晃动。面色萎黄，体重倦怠，气短懒言，食欲不振，大便不调。舌质淡，苔薄白，脉细或沉细。

处方三　白内障方 3（叶氏经验方）

白菊花 12 克，决明子 15 克，夜明砂 6 克，夏枯草 9 克，苦丁茶 6 克，蒲公英根 9 克，钩藤 9 克（后下），猪胆末 3 克（另装胶囊分 2 次服用），陈皮 6 克，大黄 6~9 克，水煎服。

【适应证】白内障。视力缓降，视物不清，怕光流泪。头痛头昏，口干且苦，烦躁易怒。大便秘结，小便黄赤。舌质红，苔黄腻，脉弦或弦数。

处方四　白内障方 4（叶氏经验方）

穿心莲 3 克，山茵陈 9 克，决明子 12 克，珍珠粉 3 克（另分 2 次冲服），苦丁茶 6 克，黄芩 9 克，秦皮 6 克，芦根 12 克，野菊花 6 克，陈皮 6 克，水煎服。

【适应证】白内障。视物不清，视力下降，生眵眼胀。口黏且臭，不欲饮水，睡眠不安，恶梦较多。大便不调，小便色黄。舌质偏红，苔黄腻或黄厚腻，脉涩。

处方五　杞菊地黄丸（《医级》）

枸杞子 120 克，菊花 60 克，地黄 150 克，山萸肉 120 克，山药 120 克，丹皮 90 克，泽泻 90 克，茯苓 90 克。以上 8 味共研细末后拌匀，炼蜜为丸如绿豆大，每次 6 克，一日 2 次，温开水送服。

【适应证】白内障。面部潮红，头晕目眩，两眼干涩，视物不清，怕光羞明，迎风流泪。两耳鸣响，口干舌燥，腰腿酸痛，失眠多梦。五心烦热，大便偏干，小便短赤。男子阳痿，女子月经不调。舌质偏红，苔少，脉细弦或细数。

处方六　八珍汤（《瑞竹堂经验方》）

人参 6 克，白术 9 克，茯苓 12 克，当归 9 克，川芎 6 克，芍药 9 克，地黄 9 克，甘草 6 克，水煎服。

【适应证】白内障。颜面少华，头晕目眩，两耳鸣响。神疲乏力，气短懒言，心悸亢进，饮食不振。舌淡，苔薄白，脉细弱或虚大无力。

处方七　石决明散（《审视瑶函》）

石决明，防风，人参，茺蔚子，车前子，细辛，知母，茯苓，五味子，玄参，黄芩各等分。以上 11 味按比例调配，共研细末后拌匀，每次 6 克，一日 2 次，温开水送服。

【主治】白内障。视物不清，羞明怕光，生眵流泪。头痛头晕，烦躁易怒，大便偏干，小便黄赤。舌质偏红，苔黄腻，脉弦或弦数。

处方八　甘露饮（《太平惠民和剂局方》）

枇杷叶，地黄，天门冬，枳壳，山茵陈，地黄，麦门冬，石斛，黄芩，甘草各等分。以上 10 味按比例调配，共研细末后拌匀，每次 6 克，水煎服。

【适应证】白内障。视物不清，两眼干涩。烦热口臭，干渴不欲饮，失眠多梦。大便不畅，小便黄赤。舌质红，苔黄腻，脉细数。

处方九　磁朱丸（《千金要方》）

磁石 60 克，朱砂 30 克，神曲 120 克。以上 3 味共研细末后拌匀，水泛为丸如绿豆大，每次 3~6 克，一日 2 次，温开水送服。

【适应证】白内障。视物模糊，头晕目眩，心悸怔忡，耳鸣耳聋，失眠多梦。

处方十　石斛夜光丸（《瑞竹堂方》）

石斛 30 克，人参 120 克，山药 45 克，茯苓 120 克，甘草 30 克，肉苁蓉 30 克，枸杞子 45 克，菟丝子 45 克，生地黄 60 克，熟地黄 60 克，五味子 30 克，天门冬 120 克，麦门冬 60 克，苦杏仁 45 克，防风 30 克，川芎 30 克，枳壳 30 克，黄连 30 克，牛膝 45 克，菊花 45 克，蒺藜 30 克，青葙子 30 克，决明子 45 克，水牛角浓缩粉 60 克，羚羊角 30 克。以上 25 味共研细末后拌匀，炼蜜为丸如绿豆大，每次 3~6 克，一日 2 次，温开水送服。

【适应证】白内障。神疲倦怠，两耳鸣响，视力下降，视物昏花，对光敏感，眼前发暗。口干欲饮，腰腿酸痛，大便干结。

处方十一　明目膏（日本片仓元周医师经验方）

炉甘石 30 克，海螵蛸 30 克，硼砂 30 克，龙脑 3 克，辰砂 2.4 克。以上 5 味共研极细末后拌匀，每次少许点入眼内后入睡。

【适应证】白内障初期。视物不清，视力减退，流泪怕光。

三、口腔溃疡（中医称口疮，口疳）

口腔溃疡是口腔黏膜最常见的一种疾病，多发于唇、牙龈、舌、颊、硬腭等部位。本病可发生于任何年龄，常见于青壮年及女性。造成本病的因素较多，最常见的是精神过度紧张或焦虑不安，过食辛辣质硬之食物，以及气候干燥等。最近的研究认为，口腔溃疡与遗传也有密切的关系。

初期患者的口腔上皮细胞呈现轻度腐蚀，患部只有轻度疼痛或灼热感，一旦形成溃疡后疼痛加剧，进食或说话时疼痛更甚。临床检查可见口腔黏膜有一个或多个呈椭圆形之溃疡，大小似黄豆，周围呈炎症反应的红晕，中央凹陷，其表面多覆有灰白或黄白色假膜。口腔溃疡严重时呈糜烂状态，甚至影响患者的生活和工作。

本病属于中医学中的"口疮""口疳"之范畴。

口腔溃疡处方

处方一　口腔溃疡方1（叶氏经验方）

野蔷薇根30克，黄芩9克，木通6克，山栀子9克，生地黄9克，连翘9克，黄连3克，灯心草6克，薄荷3克（后下），大黄6～9克，甘草6克，水煎服。

【适应证】口腔溃疡。口腔中溃疡处一至数个，患部红肿热痛，进硬食或喝冷热饮时症状加重。有时发热，口渴欲饮，心烦易怒，失眠多梦。大便秘结，小便黄赤。舌质偏红，苔黄，脉数或滑数。

处方二　口腔溃疡方2（叶氏经验方）

鲜车前草30克，地骨皮12克，黄芩6克，麦门冬12克，黄柏3克，知母6克，丹皮6克，五味子12克，羊蹄根12克，野蔷薇根15克，甘草6克，水煎服。

【适应证】口腔溃疡。溃疡数目较少，通常1～2个，疼痛不太剧烈，经常发作。两颧略红，五心烦热，口干舌燥，欲食冷饮。心悸亢进，失眠多梦，夜间盗汗，腰腿酸软。舌质偏红，少苔或无苔，脉细或细数。

处方三　口腔溃疡方3（叶氏经验方）

制附子6克，刺五加12克，肉桂3克，干地黄12克，山萸肉9克，茯苓9克，白术9克，野蔷薇根15克，陈皮6克，甘草6克，干姜3克，水煎服。

【适应证】口腔溃疡。溃疡反复发作，溃疡数目较少，溃疡面常呈灰白色，患部周围略有红肿。面色苍白，脘腹胀满，大便溏薄。形寒肢冷，腰膝重痛，气短懒言。舌质偏淡，苔薄白，脉细或沉细。

处方四　口腔溃疡方4（叶氏经验方）

鲜芦荟叶50克，鲜野蔷薇根50克，鲜匍伏堇50克。以上3味捣烂取汁后拌匀，取适量涂于患部，一日数次。

【适应证】急慢性口腔溃疡。患部红肿热痛，进食或说话时症状加重。口渴欲饮，大便秘结，小便色黄。舌质红，苔黄，脉数。

处方五　半夏泻心汤（《伤寒论》）

半夏9克，太子参6克，黄芩9克，黄连3克，干姜2.5克，生甘草3克，大枣4枚，水煎服。

【适应证】口腔溃疡。恶心呕吐或干呕欲吐或入口即吐，心下痞满，食欲不振。消化液反流，肠鸣不适，大便频数或不成形。体质较强。舌质红，苔黄厚腻，脉弦。

处方六　黄连汤（《伤寒论》）

黄连3克，太子参6克，半夏6克，甘草3克，桂枝3克，炮姜3克，大枣3枚，水煎服。

【适应证】口腔溃疡。心下痞满，腹中疼痛，干呕欲吐，食欲不振，胸中烦热，发热恶寒，舌质红，苔薄白或薄黄，脉弦。

处方七　凉膈散（《太平惠民和剂局方》）

大黄3～6克，朴硝3～6克，山栀子仁9克，黄芩6克，连翘9克，薄荷3克，甘草6克。以上7味共研粗末后拌匀，水煎服。

【适应证】口腔溃疡。起病较急，进食时噎塞不下，胸膈烦热，口干舌燥。咽痛鼻衄，面赤唇焦。大便秘结，小便发黄。舌红，苔黄且燥，脉洪数。

处方八　黄连解毒汤（《外台秘要》）

黄连9克，黄芩6克，黄柏6克，山栀子9克，水煎服。

【适应证】口腔溃疡。颜面升火，面部潮红，睡眠不安，精神不安，烦躁易怒，上腹部膨满感。多见于体力中等或比较强壮者。

处方九　导赤散（《小儿药证直诀》）

生地黄，木通，甘草梢（生）各等分。以上3味按比例调配，共研细末后拌匀，每次6～9克，一日3次，入淡竹叶适量，水煎服。

【适应证】口腔溃疡。口渴欲饮，颜面发赤，口舌生疮，心胸烦热，小便不利，颜色黄赤，尿时涩痛。舌质红，脉数或弦数。

处方十　六味地黄丸（《小儿药证直诀》）

地黄 12 克，山萸肉 9 克，茯苓 9 克，山药 9 克，泽泻 9 克，丹皮 9 克，水煎服。

【适应证】口腔溃疡。体质相对较弱，头晕耳鸣，体重倦怠，腹部疼痛，腰部和下肢有沉重或麻木感。小便频数，排尿时尿道有不适感。腹诊可见下腹部比上腹部更加软弱无力。

处方十一　归脾汤（《济生方》）

黄芪 9 克，茯苓 9 克，人参 9 克，白术 9 克，当归 6 克，木香 6 克，远志 6 克，酸枣仁 9 克，龙眼肉 9 克，甘草 3 克，大枣 4 枚，水煎服。

【适应证】口腔溃疡。体质虚弱之人，颜面少华，全身倦怠，贫血，血压偏低。心悸亢进，精神不安，睡眠不佳，夜间盗汗。健忘乏力，食欲不振，或伴有吐血、便血等症状。

处方十二　附子理中丸（《太平惠民和剂局方》）

制附子 1 份，党参 2 份，白术 1.5 份，干姜 1 份，甘草 1 份。以上 5 味按比例调配，共研细末后拌匀，炼蜜为丸，每次 3～6 克，一日 2 次，温开水送服。

【适应证】口腔溃疡。脘腹冷痛，呕吐腹泻，腹胀肠鸣，食欲不振，手脚发凉。

处方十三　珠黄散（《绛囊撮要》）

西牛黄 1.5 克，冰片 15 克，珍珠 18 克，煅石膏 150 克。以上 4 味共研极细末后拌匀，取适量涂敷患部。

【适应证】口腔溃疡及咽喉肿痛。患部呈现红肿热痛等症状。

处方十四　冰硼散（《外科正宗》）

冰片 1.5 克，朱砂 1.8 克，玄明粉 15 克，硼砂 15 克。以上 4 味共研极细末后拌匀，取适量涂敷患部。

【适应证】急慢性口腔溃疡及咽喉炎。

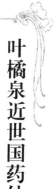
处方十五　蔷薇汤（日本和田东郭医师经验方）

蔷薇花 4 克，桔梗 4 克，甘草 4 克，水煎服。

【适应证】实热型口腔溃疡。由于内热所致的口腔溃疡（口舌糜烂），患部呈现红肿热痛等症状。

处方十六　朴麝散（日本汉方医师经验方）

朴硝 5 克，麝香 0.1 克，山栀子 1 克，淡竹叶 1 克，黄芩 0.5 克。芦根 1 克，甘草 0.1 克。以上 7 味共研细末后拌匀，取适量涂敷患部。

【适应证】口腔溃疡。面部发赤，心胸烦热，口渴较甚，欲食冷饮，或伴有小便赤涩刺痛。

四、过敏性鼻炎（中医称鼻鼽，鼻嚏）

过敏性鼻炎是一种变态反应性疾病，是鼻炎中最常见的一个类型。不分男女老幼均可发生，大多数患者于 20 岁以前出现症状。主要临床症状为突然和反复发作的鼻塞鼻痒，不闻香臭，喷嚏连连，鼻流清涕等。

本病之症状出现快，消失也快。症状可轻可重，发作时间可长可短。多见于气温突变时发作，或冬春之交发作，或受异气刺激时发作。在发作的间歇期患者的状况与常人无异。

鼻腔内部检查可见鼻黏膜苍白、淡白、灰白或淡紫色。鼻甲水肿，鼻窍内塞满蛋清样鼻涕。一旦合并感染时，鼻黏膜可出现充血，分泌物呈脓性。长年的慢性过敏性鼻炎患者可见中鼻甲有息肉样变或下鼻甲肥厚。当症状消失后，鼻黏膜也就逐渐恢复正常。部分患者可能同时伴有鼻息肉、哮喘等症状。

过敏性鼻炎在现阶段尚无彻底治愈之手段，但是通过及时和合理的治疗，完全能够缓解症状，控制病情，也可以改善体质，减少症状的复发。临床上通过鼻镜下检查，鼻腔分泌物涂片检查，以及变应性激发试验等检查可以协助本病之诊断。

本病属于中医学中的"鼻鼽""鼻嚏"之范畴。

过敏性鼻炎处方

处方一　过敏性鼻炎方1（叶氏经验方）

鹅不食草9克，刺五加12克，桂枝3克，辛夷6克，苍耳子9克，白芷6克，连翘6克，荆芥3克，黄芩9克，薄荷3克（后下），甘草3克，水煎服。

【适应证】过敏性鼻炎。颜面少华，鼻流清涕，鼻腔堵塞，鼻内奇痒，喷嚏频频。懒言倦怠，气短声低，动则出汗。舌质偏淡，苔薄，脉细或弦细。

处方二　过敏性鼻炎方2（叶氏经验方）

太子参12克，防风9克，荆芥6克，茯苓9克，白术9克，麦芽12克，五味子9克，辛夷6克，苍耳子9克，白芷6克，薄荷3克（后下），甘草3克，水煎服。

【适应证】慢性过敏性鼻炎。反复发作，鼻塞鼻胀，流涕量多。嗅觉减退，头晕目眩，身重倦怠，不思饮食，大便不调。舌质偏淡，舌体较胖，苔薄白，脉细。

处方三　过敏性鼻炎方3（叶氏经验方）

杜仲叶9克，续断9克，金毛狗脊9克，芡实12克，益智仁9克，金樱子9克，苍耳子6克，辛夷3克，白芷6克，薄荷3克（后下），甘草3克，水煎服。

【适应证】慢性过敏性鼻炎。常年发作，鼻塞鼻痒，流涕喷嚏，嗅觉不灵。形寒肢冷，头晕耳鸣，腰腿酸软，夜间尿频，小便清长。男子阳痿，女子月经不调。舌质淡，苔薄白，脉细或沉细。

处方四　过敏性鼻炎方4（叶氏经验方）

野菊花根12克，鱼腥草12克，满天星9克，丝瓜藤12克，大青叶9克，苍耳子6克，辛夷3克，白芷6克，薄荷3克（后下），水煎服。

【适应证】过敏性鼻炎急性感染。眼结膜充血，鼻塞鼻痒，流稠黄涕。咳嗽咽痛，咳黄色痰。舌质偏红，苔薄黄或黄腻，脉数或滑数。

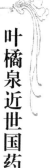

处方五　苍耳子散（《济生方》）

苍耳子9克，辛夷6克，白芷9克，薄荷3克（后下），水煎服。

【适应证】过敏性鼻炎。鼻塞鼻痒，不闻香臭，喷嚏连连，鼻流浊涕不止。头痛头重，睡眠不安等。

处方六　补中益气汤（《内外伤辨惑论》）

人参9克，黄芪9克，白术9克，当归6克，柴胡3克，升麻3克，陈皮6克，甘草3克，生姜3片，大枣3枚，水煎服。

【适应证】过敏性鼻炎。相对体力较虚弱，形体消瘦，内脏下垂。感冒，流行性感冒。咳嗽，低热。也用于手术后或放疗前后的全身倦怠，食欲不振，味同嚼蜡，盗汗，动悸等。舌质淡，苔薄白，脉细。

处方七　温肺止流丹（《疡医大全》）

石首鱼脑骨15克（煅过存性，研末后包），桔梗9克，荆芥1.5克，细辛1.5克，人参1.5克，诃子3克，甘草3克，水煎服。

【适应证】过敏性鼻炎。面色萎黄，清涕长流不止，鼻塞喷嚏，鼻腔极痒。嗅觉减退，气短懒言，头晕目眩，体重倦怠。动则出汗，易患感冒。舌质淡，苔薄白，脉细。

处方八　小青龙汤（《伤寒论》）

麻黄6克，桂枝6克，白芍9克，细辛3克，姜半夏6克，五味子9克，生甘草6克，干姜3克，水煎服。

【适应证】过敏性鼻炎。体力中等度之患者，喘鸣，咳嗽，流多量清水般鼻涕，咳泡沫样稀痰，打喷嚏，心窝部能听到振水音。

处方九　四逆散（《伤寒论》）

柴胡180克，芍药150克，枳实90克，甘草60克。以上4味共研细末后拌匀，每次3克，一日3次，温开水送服。

【适应证】过敏性鼻炎。体力中等或略为偏强，动悸不安，烦躁易怒，失眠多梦，气短少语。胸胁苦满，腹肌挛急，腹部膨满或疼痛或腹泻。脉弦或细弦。

处方十　荆芥连翘汤（《万病回春》）

荆芥、连翘、防风、柴胡、川芎、当归、生地黄、芍药、白芷、山栀、黄芩、桔梗、薄荷各等分，甘草减半。以上 14 味按比例调配，共研细末后拌匀，每次 6 克，水煎服。

【适应证】过敏性鼻炎。流多量脓性鼻涕，鼻塞咽痛。舌质偏红，苔黄，脉数。

处方十一　六味地黄丸（《小儿药证直诀》）

地黄 12 克，山萸肉 9 克，茯苓 9 克，山药 9 克，泽泻 9 克，丹皮 9 克，水煎服。

【适应证】过敏性鼻炎。体质相对较虚弱，全身疲劳，腹部疼痛，腰部和下肢有沉重或麻木感。小便频数，排尿时有不畅感。腹诊可见下腹部比上腹部软弱无力。

处方十二　辛夷汤（《御药院方》）

辛夷 6 克，甘菊花 9 克，白芷 9 克，前胡 9 克，川芎 6 克，石膏 15 克，白术 9 克，茯苓 9 克，地黄 9 克，陈皮 6 克，甘草 6 克，薄荷 3 克（后下），水煎服。

【适应证】过敏性鼻炎。鼻塞声重，鼻流浊涕，胸闷咳嗽，咳黏稠痰，头晕目眩。

处方十三　葛根汤加川芎辛夷（日本本朝经验方）（本方为我国《伤寒论》葛根汤加川芎、辛夷而成）

葛根 4 克，麻黄 3 克，桂枝 2 克，芍药 2 克，川芎 3 克，辛夷 3 克，甘草 2 克，生姜 3 片，大枣 3 枚，水煎服。

【适应证】过敏性鼻炎，慢性鼻炎。鼻塞鼻漏，后鼻亦漏。头痛头重，颈部与肩背部发硬。体力相对较强，偏于风寒者。

五、鼻窦炎（中医称鼻渊，鼻漏）

鼻窦炎是一种常见的无季节性的鼻病，具体是指上颌窦、蝶窦、额窦和筛窦的黏膜炎症。主要致病菌为溶血性链球菌、肺炎双球菌、葡萄球菌、流感杆菌等，临床上患者多为混合性细菌感染。

鼻窦炎分为急性和慢性两种。急性鼻窦炎多继发于感冒及急性鼻炎；慢性鼻窦炎则多为急性鼻窦炎未能治愈、导致反复发作而形成。引起鼻窦炎的其他因素有：窦源性感染（各窦之间相互感染），各种原因导致鼻窦引流不畅，游泳时污水进入鼻窦，以及全身因素如极度劳累、慢性疾患等。

鼻窦炎患者的临床主要表现为鼻流浊涕、鼻腔阻塞、嗅觉减退、头痛头重。急性鼻窦炎可伴有发热及鼻咽部干燥等不适症状。慢性鼻窦炎患者常兼有注意力不能集中、记忆力减退等症状。

鼻窦炎临床检查可见鼻黏膜水肿充血、中鼻甲肿大或肥大、中鼻道或嗅沟有脓涕积留、中鼻甲可呈息肉样变或中鼻道有息肉形成。X线拍片提示鼻窦有炎症改变。

本病属于中医学中的"鼻渊""鼻漏"之范畴。

鼻窦炎处方

处方一　鼻窦炎方1（叶氏经验方）

防风9克，桂枝6克，荆芥3克，苍耳子9克，辛夷3克，白芷6克，藁本6克，紫苏叶6克，败酱草9克，薄荷3克（后下），生姜3枚，水煎服。

【适应证】初期鼻窦炎。初期鼻流清涕，鼻塞鼻痒，喷嚏连连，数日或数周后浊涕不止，部分患者鼻流黄涕，头痛头重，睡眠不安等。舌质淡红，苔薄白或薄黄，脉浮紧或浮数。

处方二　鼻窦炎方2（叶氏经验方）

鱼腥草15克，儿茶15克，紫花地丁12克，忍冬藤9克，野菊花6克，黄芩9克，薏苡仁12克，连翘9克，辛夷3克，苍耳子9克，白芷3克，薄荷3克（后下），水煎服。

【适应证】鼻窦炎。鼻塞鼻胀，流浊涕或黄脓涕，气味腥臭，排出艰难。嗅觉减退，眉间及两颧部胀痛。舌质偏红，苔黄腻，脉浮数。

处方三　鼻窦炎方3（叶氏经验方）

龙胆草3克，黄芩6克，桑叶12克，野菊花9克，郁金9克，苍耳子6克，川芎6克，柴胡3克，连翘9克，山栀子6克，甘草3克，水煎服。

【适应证】鼻窦炎。流稠黄涕，鼻塞头痛，口苦舌干，胸胁胀闷。时有低热，不思饮食。舌质偏红，苔黄，脉弦数。

处方四　鼻窦炎方4（叶氏经验方）

茅术3克，半夏6克，厚朴3克，蒲公英根9克，黄连12克，麦芽9克，陈皮9克，神曲9克，辛夷3克，苍耳子9克，白芷6克，薄荷3克（后下），水煎服。

【适应证】鼻窦炎。流黄浊臭涕，嗅觉不灵，眉间及两颧部按之疼痛，恶心欲吐。嗳气频频，口内发腻或发甜。舌质红，苔黄腻或黄厚腻，脉滑数。

处方五　鼻窦炎方5（叶氏经验方）

石首鱼脑骨15克（煅过存性，研末后包），防风9克，白芷6克，桔梗9克，荆芥3克，细辛3克，太子参9克，香附子6克，蝉衣3克，桔梗9克，甘草3克，水煎服。

【适应证】鼻窦炎。清涕长流不止，时而有腥味。鼻腔发痒，嗅觉减退，面色萎黄，气短懒言。头晕头重，眉间及两颧部按之疼痛。体重倦怠，动则出汗，容易感冒。舌质偏淡，苔薄白，脉细。

处方六　鼻窦炎方6（叶氏经验方）

杜仲叶9克，生地黄12克，苍耳子9克，山萸肉9克，茯苓9克，山药9克，泽泻9克，丹皮9克，辛夷3克，黄芩9克，白芷3克，野菊花3克，水煎服。

【适应证】鼻窦炎。鼻流浊涕，腥味无臭或臭味较少。头晕头重，两耳鸣响，夜间盗汗，五心烦热。腰腿沉重或麻木感，小便频数。舌质偏红，苔少或薄，脉细数。

处方七　苍耳子散（《济生方》）

苍耳子9克，辛夷6克，白芷9克，薄荷3克（后下），水煎服。

【适应证】初期鼻窦炎。鼻塞鼻痒，不闻香臭，喷嚏连连，鼻流浊涕不止。头痛头重，睡眠不安等。

处方八　荆芥连翘汤（《万病回春》）

荆芥6克，连翘9克，防风6克，柴胡6克，川芎6克，当归9克，生地黄9克，芍药9克，白芷6克，山栀子9克，黄芩9克，桔梗9克，薄荷3克（后下），甘草3克，水煎服。

【适应证】鼻窦炎。流多量脓性鼻涕，鼻塞咽痛。舌质偏红，苔黄，脉数。

处方九　辛夷清肺汤（《外科正宗》）

石斛15克，麦门冬15克，黄芩9克，山栀子9克，知母9克，升麻3克，百合9克，辛夷6克，枇杷叶6克，水煎服。

【适应证】鼻窦炎。体力中等或偏强，鼻塞鼻漏，头晕头重。眉间及两颧部按之疼痛，而且局部有热感。

处方十　温肺止流丹（《疡医大全》）

石首鱼脑骨15克（煅过存性，研末后包），桔梗9克，荆芥1.5克，细辛1.5克，人参1.5克，诃子3克，甘草3克，水煎服。

【适应证】鼻窦炎。面色萎黄，清涕长流不止，鼻塞喷嚏，鼻腔极痒，嗅觉减退。头晕目眩，气短懒言，体重倦怠，动则出汗，易患感冒。舌质淡，苔薄白，脉细。

处方十一　参苓白术散（《太平惠民和剂局方》）

人参、茯苓、白术、山药、甘草各1000克，炒白扁豆750克，莲子、肉砂仁、薏苡仁、桔梗各500克，以上10味共研细末后拌匀，每次3~6克，一日2~3次。红枣煎汤送服。

【适应证】鼻窦炎。面色萎黄，四肢浮肿，食欲不振，大便溏薄，肢倦乏力。形体消瘦，胸脘痞塞，腹胀肠鸣。舌质淡，苔白腻，脉细或细缓。

处方十二　六味地黄丸（《小儿药证直诀》）

地黄12克，山萸肉9克，茯苓9克，山药9克，泽泻9克，丹皮9克，水煎服。

【适应证】鼻窦炎。鼻流浊涕，无腥臭味。体质相对较虚弱，全身疲劳，腹部疼痛，腰部和下肢有沉重或麻木感。小便频数，排尿时有不畅感。腹诊可见下腹部比上腹部软弱无力。

处方十三　葛根汤加川芎辛夷（日本本朝经验方）（本方为我国《伤寒论》葛根汤加川芎、辛夷而成)）

葛根4克，麻黄3克，桂枝2克，芍药2克，甘草2克，川芎3克，辛夷3克，生姜3片，大枣3枚，水煎服。

【适应证】慢性鼻窦炎。鼻流浊涕，鼻塞鼻漏，后鼻亦漏。头痛头重，颈部与肩背部发硬。体力相对较强，偏于风寒者。

六、梅尼埃综合征（中医称耳眩晕，眩冒）

梅尼埃综合征又称内耳眩晕症，是五官科常见的一种疾病。发病原因尚未完全搞清，一般认为是由于自主神经功能紊乱，导致内耳微小动脉血管痉挛，血管壁浸透性增大，内耳淋巴液过多所引起。

本病多见于中年人，男女发病率无显著差别。一般多为单耳发病，部分患者逐渐累及另一侧耳朵。

本病之临床表现主要为突发性眩晕，患者感觉周围物体绕自身旋转或闭目觉自身旋转，无法睁眼起立或行走。眩晕持续时间为数分钟或数小时，并伴有恶心呕吐，面色苍白，冷汗淋漓，但患者神志尚清醒。

眩晕发作时或发作前后多有持续性耳鸣及一侧听力减退，发作间歇期听力可部分或全部恢复，但该病易反复发作。

患耳听力检查：常为感音性聋，响平试验为阳性，发作时前庭功能检查常可见眼球震颤及平衡障碍。

本病属于中医学中的"耳眩晕""眩冒"之范畴。

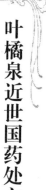

梅尼埃综合征处方

处方一　梅尼埃综合征1（叶氏经验方）

杭菊花9克，黄芩9克，钩藤9克（后下），天麻12克，车前子12克，磁石15克，茯神9克，木通9克，山栀子9克，珍珠母15克，炒决明子9克，水煎服。

【适应证】梅尼埃综合征。体格与体质偏于壮实者。头晕目眩，时而头痛，颈背发硬，烦躁易怒。面红目赤，两耳鸣响，心悸亢进，失眠多梦。口苦咽干，欲食冷饮。舌质红，苔黄腻，脉弦或弦数。

处方二　梅尼埃综合征方2（叶氏经验方）

半夏12克，胆南星6克，白菊花9克，白术9克，厚朴6克，天麻12克，泽泻9克，桂枝6克，茯苓9克，钩藤6克（后下），陈皮9克，竹茹9克，甘草6克，水煎服。

【适应证】梅尼埃综合征。体型肥胖，眩晕发作时不能站立，视物困难。恶心呕吐，口黏多痰。心悸亢进，头胀耳鸣，脘腹痞闷，食欲不振。舌质淡红，苔白腻，脉濡滑。

处方三　梅尼埃综合征方3（叶氏经验方）

刺五加12克，枸杞子6克，杭菊花9克，知母9克，黄柏6克，生地黄12克，茯苓9克，丹皮6克，山萸肉9克，天麻12克，麦门冬12克，水煎服。

【适应证】梅尼埃综合征。眩晕耳鸣，听力减退，气短懒言。睡眠不安，注意力不能集中。心悸亢进，神疲体倦，腰腿酸痛。口渴欲饮，夜间盗汗，五心烦热。舌质偏红，苔少或无，脉细数。

处方四　梅尼埃综合征方4（叶氏经验方）

丹参12克，干地黄9克，当归6克，赤芍9克，参三七6克，虎杖9克，川芎6克，桃仁12克，红花3克，合欢皮6克，夜交藤9克，水煎服。

【适应证】梅尼埃综合征。眩晕头重，耳鸣脑鸣，傍晚或夜间更甚。头部时有针刺一般的疼痛，恶心呕吐，精神不安，健忘失眠。舌质紫暗或有瘀点，苔薄，脉弦或弦涩。

处方五　梅尼埃综合征方5（叶氏经验方）

刺五加12克，灵芝9克，当归6克，黄芪9克，红景天9克，茯神9克，酸枣仁9克，何首乌12克，远志9克，桑椹9克，甘草3克，大枣4枚，水煎服。

【适应证】梅尼埃综合征。头晕目眩，两耳鸣响，心悸亢进，睡眠不安，恶心呕吐，疲劳后症状加重。面色㿠白，体重倦怠，气短少言，唇甲苍白。舌质偏淡，苔薄白，脉细或沉细。

处方六　半夏白术天麻汤（《脾胃论》）

半夏6克，天麻9克，白术9克，茯苓9克，橘红6克，甘草3克，大枣3枚，生姜3片，水煎服。

【适应证】梅尼埃综合征。头晕目眩，时而眼前发黑。恶心呕吐、烦躁不安，胸闷气喘，咳嗽痰多。身重倦怠，形寒肢冷，不得安卧。

处方七　五苓散（《伤寒论》）

泽泻12克，茯苓9克，猪苓9克，桂枝6克，白术9克，水煎服。

【适应证】梅尼埃综合征。全身浮肿，恶心呕吐，头痛眩晕。口渴欲饮，尿量减少。腹诊可闻心窝部有振水音。

处方八　苓桂术甘汤（《伤寒论》）

茯苓12克，桂枝9克，白术9克，甘草6克，水煎服。

【适应证】梅尼埃综合征。多用于体力相对比较低下之人。心悸亢进，胸闷气短，头痛头重。直立性头晕，身体时而晃动。腹诊可闻心窝部有振水音。

处方九　杞菊地黄丸（《医级》）

枸杞子120克，菊花60克，地黄150克，山萸肉120克，山药120克，丹皮90克，泽泻90克，茯苓90克。以上8味共研细末后拌匀，炼蜜为丸如绿豆大，每次6克，一日2次，温开水送服。

【适应证】梅尼埃综合征。面部潮红，头晕目眩，两眼干涩，视物不清。怕光羞明，迎风流泪。两耳鸣响，口干舌燥，腰腿酸痛，失眠多梦。五心烦热，大便偏干，小便短赤。男子阳痿，女子月经不调。舌质偏红，苔少，脉细弦或细数。

处方十　归脾汤（《济生方》）

黄芪9克，茯苓9克，人参9克，白术9克，当归6克，木香6克，远志6克，酸枣仁9克，龙眼肉9克，甘草3克，大枣4枚，水煎服。

【适应证】梅尼埃综合征。体质虚弱之人，颜面少华，全身倦怠，贫血，血压偏低。心悸亢进，精神不安，睡眠不佳，夜间盗汗。健忘乏力，食欲不振，或伴有吐血，便血等症状。

处方十一　补中益气汤（《内外伤辨惑论》）

人参9克，黄芪9克，白术9克，当归6克，柴胡3克，升麻3克，陈皮6克，甘草3克，生姜3片，大枣3枚，水煎服。

【适应证】梅尼埃综合征。体力相对比较虚弱，体型消瘦，内脏下垂，感冒，流行性感冒，咳嗽，低热。也用于手术后或放疗前后的全身倦怠，食欲不振，味同嚼蜡，盗汗，动悸等。舌质淡，苔薄白，脉细。

处方十二　温脾汤（《千金方》）

大黄3~9克，附子9克，桔梗9克，甘草6克，干姜3克，水煎服。

【适应证】梅尼埃综合征。颜面少华，四肢不温，大便不调，排泄困难。腹中冷痛，腰膝酸冷，喜温畏冷。小便清长，夜间尿频，尿后淋漓不尽。舌质淡，苔薄白，脉沉细或涩。

处方十三　血府逐瘀汤（《医林改错》）

当归9克，生地9克，赤芍9克，川芎6克，柴胡3克，枳壳6克，桃仁12克，红花3克，桔梗9克，牛膝9克，甘草3克，水煎服。

【适应证】梅尼埃综合征。面色及口唇发暗或两眼眶暗黑，颈部、胸部或腹部时而有针刺般疼痛。胸闷呃逆，头痛失眠，心悸不安，体倦发热。舌质偏紫，舌边有瘀点或瘀斑，脉弦数或弦紧。

第十二章　皮肤科常见疾病与性病

一、荨麻疹（中医称风疹块，隐疹）

荨麻疹是一种常见的皮肤过敏性疾患，是由于食物、药物以及感染等致敏因素引起皮肤黏膜小血管扩张及浸透性增大而出现的一种局限性水肿反应。临床上也有相当一部分患者找不到发病原因。

荨麻疹分为急性荨麻疹和慢性荨麻疹两种，一年四季均可发生，尤以春季发病率为最高。

急性荨麻疹的主要症状是在身体某个部位的皮肤表面出现数个或数十个大小不等的白色或红色风团，略呈圆形或不规则形，可散在或融合成一大片，患部瘙痒，发无定处，往往突然发病并很快在数小时内减轻消退，消退后患部不留任何痕迹，但可反复发作。症状严重之患者可伴有腹痛腹泻，恶心呕吐，喉头水肿，甚至血压降低等过敏性休克样症状。慢性荨麻疹的局部症状和全身症状一般比较轻，但是风团会出现反复发作，迁延数月或数年之久。

本病属于中医学中的"风疹块""隐疹"之范畴。

荨麻疹处方

处方一　荨麻疹方 1（叶氏经验方）

生艾叶 9 克，紫苏叶 6 克，胡荽 6 克，荆芥 6 克，防风 9 克，白芷 6 克，白芍 9 克，桂枝 3 克，陈皮 6 克，甘草 3 克，生姜 3 片，水煎服。

【适应证】荨麻疹。风团显白色或淡红色，呈圆形或不规则形，患部瘙痒，遇冷风刺激后更甚，得温缓解。舌质淡红，苔薄白，脉浮紧。

处方二　荨麻疹方 2（叶氏经验方）

西河柳 15 克，桑叶 9 克，菊花 9 克，葛根 9 克，白鲜皮 9 克，牛

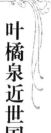

蒡子 9 克，蝉蜕 6 克，浮萍 9 克，淡豆豉 9 克，石膏 30 克，升麻 6 克，薄荷 3 克（后下），水煎服。

【适应证】荨麻疹。发病突然，风团色红，明显高出皮肤，患部瘙痒且有热感，得凉缓解。时有发热出汗，口干欲饮冷，大便偏干。舌质偏红，苔黄，脉浮数。

处方三　荨麻疹方 3（叶氏经验方）

茅术 9 克，厚朴 6 克，茯苓 9 克，猪苓 9 克，赤小豆 12 克，蝉蜕 6 克，泽泻 9 克，木通 6 克，车前草 9 克，椿皮 6 克，陈皮 6 克，水煎服。

【适应证】荨麻疹。风团瘙痒，时有水疱或流清水，患部色白，黄梅季节或阴雨天瘙痒加重。身重倦怠，不思饮食，口黏不欲饮，下肢浮肿。苔白腻或白厚腻，脉濡数。

处方四　荨麻疹方 4（叶氏经验方）

土茯苓 15 克，苦参 3 克，黄芩 9 克，金银花 9 克，茯苓 9 克，连翘 6 克，白鲜皮 12 克，蝉蜕 6 克，地肤子 12 克，秦皮 6 克，炒神曲 9 克，甘草 3 克，水煎服。

【适应证】荨麻疹。患部红赤，感觉甚痒，时而溃烂流黄水。胃脘痞满，食欲不振，大便秘结或腹泻。舌质偏红，苔黄腻，脉滑数。

处方五　荨麻疹方 5（叶氏经验方）

丹参 12 克，桃仁 9 克，红花 3 克，赤芍 9 克，茜草根 9 克，当归 6 克，川芎 6 克，香附子 9 克，陈皮 6 克，白鲜皮 12 克，蝉蜕 3 克，水煎服。

【适应证】荨麻疹。久治不愈，颈部、腰部、脚背部等处常见暗紫色之瘀点瘀斑，患部瘙痒。颜面发暗或发黑，唇甲发紫。舌质紫暗，或有瘀点瘀斑，苔薄黄，脉弦或弦数。

处方六　葛根汤（《伤寒论》）

葛根 9 克，麻黄 6 克，桂枝 6 克，芍药 9 克，甘草 3 克，生姜 3 片，大枣 3 枚，水煎服。

【适应证】荨麻疹。体力相对来说比较强。恶寒，发热，头痛，无汗，颈部与肩背部发硬。

处方七　大柴胡汤（《伤寒论》）

柴胡 6 克，黄芩 6 克，芍药 6 克，半夏 9 克，枳实 6 克，大黄 6 克，生姜 3 片，大枣 3 枚，水煎服。

【适应证】荨麻疹。体格壮实。心中烦躁，身热有汗，口苦咽干，恶心呕吐。平日畏热喜寒，颜面潮热。胸胁苦满，大便干燥，小便黄赤。腹诊可见腹肌紧张，轻者为抵抗感或不适感，重则上腹部有明显压痛。舌质红，苔黄干燥，脉弦滑数。

处方八　消风散（《外科正宗》）

当归 6 克，生地 9 克，防风 6 克，蝉蜕 3 克，知母 6 克，苦参 6 克，胡麻 9 克，荆芥 3 克，茅术 9 克，牛蒡子 9 克，石膏 15 克，木通 6 克，甘草 3 克，水煎服。

【适应证】荨麻疹。体力比较强壮之患者。患部发赤，伴有热感，湿润流液，瘙痒不绝。口渴欲饮。此方多用于春夏之际，症状有恶化倾向之患者。

处方九　防风通圣散（《宣明论方》）

当归 180 克，黄芩 90 克，桔梗 180 克，石膏 450 克，白术 180 克，荆芥 90 克，山栀子 180 克，芍药 180 克，川芎 180 克，防风 180 克，麻黄 90 克，连翘 180 克，滑石 600 克，大黄 180 克，芒硝 180 克，甘草 90 克，薄荷 90 克（后下），生姜 90 片。以上 18 味共研细末后拌匀，水泛为丸如绿豆大。每次 3 ~ 6 克，一日 2 ~ 3 次，温开水送服。

【适应证】荨麻疹。多见于体型肥胖，呈中风体质者。颜面升火，口苦咽干，肩部发硬，胸闷动悸。大便秘结，浮肿尿少，小便色黄。腹部以脐部为中心呈现膨满状态（大腹便便）。舌质偏红，苔薄黄或黄腻，脉滑数。

处方十　茵陈蒿汤（《伤寒论》）

茵陈蒿 15 克，山栀子 9 克，大黄 6 ~ 9 克，水煎服。

【适应证】荨麻疹。体力相对较强。皮肤瘙痒，上腹部至胸部有胀闷感与不适感。口渴，黄疸，恶心欲吐，大便秘结，尿量较少。

处方十一　胃苓汤（《万病回春》）

茅术9克，厚朴5钱，泽泻9克，茯苓9克，猪苓9克，白术9克，肉桂3克，陈皮9钱，甘草3克，大枣3枚，生姜3片，水煎服。

【适应证】荨麻疹。体力中等之患者。浮肿尿少，呕吐不止，口渴欲饮，泄泻频繁，大便呈水样。脘腹膨胀，轻度腹痛，尿量减少，腹诊可闻心窝部有振水音。

处方十二　八珍汤（《瑞竹堂经验方》）

人参6克，白术9克，茯苓12克，当归9克，川芎6克，芍药9克，地黄9克，甘草6克，水煎服。

【适应证】荨麻疹。颜面少华，头晕目眩，两耳鸣响，神疲乏力。心悸亢进，气短懒言，饮食不振。舌质淡，苔薄白，脉细弱或虚大无力。

处方十三　十味排毒汤（日本华冈青洲医师经验方）

樱皮1.5克，柴胡3克，防风3克，茯苓3克，荆芥3克，桔梗3克，川芎3克，独活3克，甘草1.5克，生姜1克，水煎服。

【适应证】慢性荨麻疹。患者体力中等。患部常出现弥漫性红斑，也可出现脓性分泌物或脓痂，但是渗出液较少。两胁肋有轻度抵抗或压痛感。

处方十四　蒺藜子散（日本汉方医师经验方）

蒺藜子2克，茅术4克，荆芥1克，羌活1克，防风1克，枳壳1克。以上6味共研细末后拌匀，每次1~2克，一日2~3次，温开水送服。

【适应证】荨麻疹。皮肤疹出，患部发痒，发赤肿胀，搔之更甚，时有分泌物渗出。

二、湿疹（中医称浸淫疮，湿毒）

湿疹是一种常见的皮肤炎症反应。临床上分为急性和慢性两个类型。急性湿疹起病急，发展快，皮肤常出现小丘疹及弥漫性红斑，随后出现小水疱、渗出液、糜烂和结痂等。一旦伴有感染时，患部可出现脓性分泌物或脓痂。如果反复发作，经久不愈，渐渐就会形成慢性湿疹。慢性湿疹的皮损多呈局限性浸润，皮肤肥厚，表面粗糙或呈苔藓样变，患部多为暗红色或有不同程度的色素沉着。

临床上，多数患者会因剧烈的瘙痒而反复搔抓，部分患者会导致症状逐渐加重，常使病情反复发作，时轻时重，久治不愈。

湿疹发生的年龄、性别及季节无明显差异，而且身体各部位都可以发病。局部搔抓刺激，鱼虾海鲜食品，以及粉尘、花粉等均可成为致病因素。

本病属于中医学中的"浸淫疮""湿毒"之范畴。

湿疹处方

处方一　湿疹方1（叶氏经验方）

黄芩9克，桔梗12克，石膏30克，山栀子9克，白芍9克，连翘9克，滑石15克，大黄6～9克，芒硝6～9克，甘草6克，薄荷3克（后下），水煎服。

【适应证】湿疹。体型肥胖，患部出现小丘疹及弥漫性红斑，瘙痒较甚，反复发作。患部有灼热感，口苦咽干，脘腹痞满，食欲不振。浮肿动悸，大便秘结，小便色黄。舌质偏红，苔薄黄或黄腻，脉滑数。

处方二　湿疹方2（叶氏经验方）

水牛角60克，生地黄12克，黄连3克，黄芩9克，黄柏6克，连翘9克，山栀子12克，玄参9克，沙参9克，麦门冬12克，淡竹叶12克，甘草3克，水煎服。

【适应证】湿疹。患者颜面发红，湿疹患部瘙痒剧烈，搔抓后越发灼热红赤，成块连片。心烦易怒，睡眠不安，口干欲饮冷，时而出现口腔溃疡。舌质红，苔薄黄腻，脉弦滑数。

处方三　湿疹方3（叶氏经验方）

刺五加15克，灵芝9克，何首乌12克，红景天6克，干地黄12

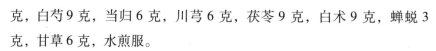

克，白芍9克，当归6克，川芎6克，茯苓9克，白术9克，蝉蜕3克，甘草6克，水煎服。

【适应证】湿疹。患部皮肤肥厚，呈暗红色并有色素沉着。时而瘙痒，经久不愈，疲劳后症状加剧。颜面少华，体重倦怠，失眠多梦，食欲减退，大便不调。舌质偏淡，苔薄，脉细或沉细。

处方四　湿疹方4（叶氏经验方）

蛇床子15克，苍耳子15克，苦参24克，蚕砂30克，百部15克，香樟木30克。水煎，外洗患部，一日数次。

【适应证】湿疹。患部表面粗糙或呈苔藓样变，瘙痒较甚，呈慢性状态。

处方五　消风散（《外科正宗》）

当归6克，生地9克，防风6克，蝉蜕3克，知母6克，苦参6克，胡麻9克，荆芥3克，茅术9克，牛蒡子9克，石膏15克，木通6克，甘草3克，水煎服。

【适应证】湿疹。体力比较强壮之患者。患部发赤，伴有热感，湿润流液，瘙痒不绝，口渴欲饮。多用于春夏之际，症状有恶化倾向之患者。

处方六　越婢加术汤（《金匮要略》）

石膏24克，麻黄15克，白术12克，甘草6克，大枣4枚，生姜3片，水煎服。

【适应证】湿疹。比较有体力之患者。浮肿尿少，口渴发汗，四肢关节肿胀且疼痛，局部有热感。

处方七　温经汤（《金匮要略》）

人参6克，桂枝6克，吴茱萸9克，麦冬12克，当归9克，芍药6克，川芎6克，阿胶9克（后下），丹皮6克，半夏9克，甘草6克，生姜3片，水煎服。

【适应证】湿疹。体质较弱。妇女月经不调，经漏不止，色暗有块，淋漓不畅。唇口干燥，手心发烫。舌质暗红，苔薄，脉细涩。

处方八　当归饮子（《济生方》）

当归 15 克，地黄 12 克，芍药 9 克，川芎 9 克，防风 9 克，黄芪 6 克，荆芥 3 克，蒺藜子 9 克，何首乌 6 克，甘草 3 克，水煎服。

【适应证】湿疹。体力较差，患部干燥，瘙痒不绝，分泌物少。此方多用于高龄者。

处方九　柴胡清肝汤（日本一贯堂经验方）

柴胡 2 克，地黄 1.5 克，芍药 1.5 克，川芎 1.5 克，当归 1.5 克，黄芩 1.5 克，黄连 1.5 克，黄柏 1.5 克，瓜蒌根 1.5 克，连翘 1.5 克，牛蒡子 1.5 克，桔梗 1.5 克，山栀子 1.5 克，薄荷 1.5 克，甘草 1.5 克，水煎服。

【适应证】小儿湿疹。腺病体质之患者。皮肤颜色呈浅黑色，扁桃体及颈部淋巴结经常肿胀或发炎。夜啼不眠，吃饭不长肉。腹诊可见两侧腹肌紧张，两胁肋按之有抵抗或压痛。

处方十　十味排毒汤（日本华冈青洲医师经验方）

茯苓 3 克，荆芥 3 克，柴胡 3 克，防风 3 克，桔梗 3 克，川芎 3 克，独活 3 克，樱皮（樱树皮）1.5 克，甘草 1.5 克，生姜 1 克，水煎服。

【适应证】慢性湿疹。患者体力中等。患部常出现弥漫性红斑，也可出现脓性分泌物或脓痂，但是渗出液较少。腹诊可见两胁肋有轻度抵抗或压痛感。

处方十一　治头疮一方（日本本朝经验方）

荆芥 1 克，川芎 3 克，茅术 3 克，防风 2 克，连翘 3 克，红花 1 克，忍冬藤 2 克，大枣 0.5 克，甘草 1 克，水煎服。

【适应证】小儿湿疹。比较有体力。颜面或头部之湿疹，有多量分泌物，或呈糜烂状态，瘙痒较甚。

处方十二　五物解毒汤（日本汉方医师经验方）

鱼腥草 3 克，金银花 2 克，川芎 5 克，荆芥 1 克，大黄 1 克，水煎服。

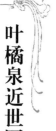
【适应证】湿疹。全身瘙痒，反复发作，时现小疹或红斑，睡眠不安。患部发痒，搔之更甚，发赤肿胀，时有分泌物渗出。大便秘结，小便黄赤。舌质偏红，苔黄腻，脉弦数。

三、痤疮（中医称面疱，酒刺）

痤疮又称"粉刺""青春痘"，是青春期男女常见的一种由毛囊和皮脂腺引起的慢性炎症，好发于颜面部，亦可见于颈部、胸部、背部以及臀部等处。

痤疮的致病原因多为皮脂过度溢出、毛囊口上皮角化亢进以及毛囊内痤疮丙酸杆菌的增殖。此外，痤疮的发生也与过食辛辣油腻食物有一定关系。

初期的痤疮多为针头或芝麻大小之丘疹，其颜色与肤色相似或略红。以后痤疮的顶端渐渐出现黑头，可挤出黄白色粉渣样分泌物。大部分患者到成年时症状显著减轻或自愈。少数患者由于不合理的挤捏皮损或治疗不当等原因，留下色斑、结节、疤痕等后遗症、极少数严重患者会呈现橘皮脸。

本病属于中医学中的"面疱""酒刺"之范畴。

痤疮处方

处方一　痤疮方1（叶氏经验方）

鹿衔草12克，金银花9克，野菊花9克，黄芩9克，紫花地丁9克，荆芥3克，葛根6克，决明子15克，薄荷3克（后下），大黄3~6克，水煎服。

【适应证】初期痤疮。患部为芝麻大小之结节，颜色与肤色相似。大便偏干，小便偏黄。舌质淡红，苔薄，脉平。

处方二　痤疮方2（叶氏经验方）

鱼腥草15克，当归6克，黄芩9克，桔梗6克，石膏15克，白术9克，荆芥3克，山栀子9克，赤芍9克，连翘9克，薄荷3克（后下），大黄6~9克，芒硝6~9克，水煎服。

【适应证】痤疮。患部顶端出现黑头，挤之可排出黄白色粉渣样分泌物，严重时有脓性分泌物。体型健壮或肥胖，颜面红赤，口苦咽干。腹部膨满，大便秘结，尿少色黄。舌质偏红，苔薄黄或黄腻，脉滑数。

处方三　痤疮方3（叶氏经验方）

茜草根9克，当归6克，川芎6克，丹参9克，桃仁9克，红花3克，赤芍9克，香附子9克，决明子12克，陈皮6克，大黄3~6克，水煎服。

【适应证】慢性痤疮。经久不愈，患部时感瘙痒，色素沉着，出现小结节，甚至留下疤痕。颜面发暗或发黑，唇甲发紫。大便正常或偏干。舌质偏暗，或有瘀点，苔薄黄，脉弦或弦数。

处方四　荆芥连翘汤（《万病回春》）

荆芥6克，连翘9克，防风6克，柴胡6克，川芎6克，当归9克，生地黄12克，芍药9克，白芷6克，山栀子9克，黄芩9克，桔梗9克，薄荷3克（后下），甘草3克，水煎服。

【适应证】痤疮。患部多为芝麻大小之丘疹，流多量脓性鼻涕，鼻塞咽痛。舌质偏红，苔黄，脉数。

处方五　清上防风汤（《万病回春》）

防风9克，黄芩9克，桔梗9克，山栀子9克，川芎6克，白芷9克，连翘9克，黄连3克，荆芥3克，枳实9克，薄荷3克（后下），甘草3克，水煎服。

【适应证】痤疮。多见于体力较强之患者。颜面、头部或胸背部之粉刺，患部出现发红、化脓等症状。

处方六　桂枝茯苓丸加薏苡仁（《金匮要略》）

桂枝6克，茯苓9克，丹皮12克，桃仁12克，芍药9克，薏苡仁30克，水煎服。

【适应证】痤疮。体力中等或中等以上程度的患者，诉有头痛眩晕，肩部发硬，颜面发赤或升火，两脚冷感。腹诊可见下腹部有抵抗与压痛感，且伴有瘀血之各种症状。女性患者可能伴有无月经、月经过多或月经困难等症状。

处方七　防风通圣散（《宣明论方》）

当归180克，黄芩90克，桔梗180克，石膏450克，白术180克，荆芥90克，山栀子180克，芍药180克，川芎180克，薄荷90克（后下），防风180克，麻黄90克，连翘180克，滑石600克，大黄180克，芒硝180克，甘草90克，生姜90片。以上18味共研细末后拌匀，水泛为丸如绿豆大，每次6克，一日2～3次，温开水送服。

【适应证】痤疮。颜面升火，口苦咽干，肩部发硬，胸闷动悸。大便秘结，浮肿尿少，小便色黄，腹部以脐部为中心呈现膨满状态（大腹便便）。舌质偏红，苔薄黄或黄腻，脉滑数。多见于体型肥胖、呈中风体质者。

处方八　五味消毒饮（《医宗金鉴》）

金银花15克，野菊花9克，蒲公英12克，紫花地丁9克，紫背天葵子9克，水煎服。

【适应证】痤疮。发热恶寒，疮形如粟，坚硬根深如钉，患部红肿热痛。舌质红，苔黄腻，脉数。

处方九　黄连解毒汤（《证治准绳》）

黄连6克，黄芩9克，黄柏6克，山栀子9克，水煎服。

【适应证】痤疮。体力中等或较强，颜面红赤，头胀升火，心神不宁，烦躁易怒。睡眠不安，心窝部胀满，口干舌燥，小便黄赤。舌质红，苔黄腻，脉弦数。

处方十　清热地黄汤（《医略六书》）

生地黄12克，黄连3克，白芍6克，荆芥3克，知母6克，黄柏6克，当归9克，丹皮6克，地榆炭9克，水煎服。

【适应证】痤疮。患部红赤，时有痒感，可挤出黄色或白色粉渣样分泌物，有时流出血液。

处方十一　龙胆泻肝汤（《太平惠民和剂局方》）

龙胆草6克，地黄9克，当归9克，柴胡6克，木通9克，车前子

9克，黄芩6克，泽泻12克，山栀子9克，甘草3克，水煎服。

【适应证】痤疮。体力相对较强，胁痛口苦，头痛目赤，耳聋耳鸣。腹诊可见下腹部肌肉较为紧张。舌质红，苔薄黄或黄腻，脉弦滑。

处方十二　十味排毒汤（日本华冈青洲医师经验方）

茯苓3克，荆芥3克，柴胡3克，桔梗3克，川芎3克，独活3克，樱皮1.5克，甘草1.5克，防风3克，干姜1克，水煎服。

【适应证】痤疮。患者体力中等，患部常出现弥漫性红斑或结节，也可出现脓性分泌物或脓痂，但是渗出液较少。腹诊可见两胁肋有轻度抵抗或压痛感。

四、疣（中医称扁疣，瘊猴）

疣是由病毒引起的一种皮肤表面赘生物。临床上根据皮损形状和部位不同，分为寻常疣、扁平疣、传染性软疣、以及尖锐湿疣等四种。

1. 寻常疣：皮损为绿豆或豌豆大，呈灰白色或灰褐色，圆形或多角形，表面粗糙。初期多为单个，以后逐渐增多。寻常疣多发生于手背、手指，也可见于颜面、颈部、足底以及趾间等部位。一般无自觉症状，偶有压痛感。

2. 扁平疣：青少年多见，多数发病突然。皮损为米粒大到黄豆大，扁平隆起之丘疹。表面光滑，呈正常皮色或浅褐色，质地较硬，圆形、椭圆形或不规则形。多数分散，一般无自觉症状，偶有微痒。扁平疣好发于颜面、手背及前臂等处。病程多为慢性，可持续多年不愈，愈后不留瘢痕。

3. 传染性软疣：儿童和青少年多见。皮损约为绿豆大，初期时质硬，切开后可挤出豆腐渣样的物质。全身散在分布，好发于四肢、躯干、阴囊等处。有轻度瘙痒感，搔破后可接种到身体其他部位。病程慢性，愈后不留瘢痕。

4. 尖锐湿疣：皮损初期呈淡红色丘疹，逐渐增大增多，融合成乳头状、菜花状、鸡冠状增生物。尖锐湿疣复发性强且易传染。少数患者有患部疼痛及瘙痒感。若继发感染，分泌物可增多，伴有恶臭味。男子多见于阴茎龟头、冠状沟、系带；同性恋患者多发生在肛门、直肠；女子好发于阴唇、阴蒂、宫颈、阴道以及肛门，同时还可伴有月经不调、白带增多或性交后出血等症状。

本病属于中医学中的"扁疣""瘊猴"之范畴。

疣处方

处方一　寻常疣方 1（叶氏经验方）

野菱角 30 克，薏苡仁 30 克，茅莓 12 克，紫草 12 克，蒲公英根 15 克，丹参 9 克，桃仁 12 克，红花 6 克，大青叶 15 克，三棱 9 克，莪术 12 克，白蔹 12 克，水煎服。

【适应证】寻常疣。初期为单个小丘疹，部分患者小丘疹的数目逐渐增多或增至绿豆大，颜色灰白，表面粗糙，呈多角形或圆形。寻常疣多发生于手背、手指，也可见于颜面、颈部、足底以及趾间等部位，偶有压痛感。

处方二　扁平疣方 2（叶氏经验方）

鱼鳖金星 15 克，山葡萄（藤）12 克，稻槎菜 12 克，紫菜 9 克，丹参 9 克，红花 3 克，三棱 9 克，莪术 9 克，野菱角 15 克，板蓝根 15 克，薏苡仁 30 克，甘草 3 克，水煎服。

【适应证】扁平疣。突然发病，多为米粒大或绿豆大之丘疹，光滑质硬，圆形、椭圆形或多角形。多见于颜面、手背及前臂等处。数目较多，偶有微痒。

处方三　传染性软疣方 3（叶氏经验方）

臭牡丹根 30 克，野菊花 15 克，土茯苓 15 克，大青叶 12 克，板蓝根 12 克，蜀羊泉 12 克，三棱 9 克，莪术 9 克，野菱角 15 克，薏苡仁 15 克，甘草 3 克，水煎服。

【适应证】传染性软疣。初期时质较硬，切开后可挤出豆腐渣样的物质。分布范围较广，多见于四肢、躯干、阴囊等处。时有痒感，搔破后可接种到身体其他部位。

处方四 尖锐湿疣方4（叶氏经验方）

七叶一枝花（根）30克，龙胆草6克，黄柏6克，黄连6克，黄芩9克，苦参6克，茅术9克，粉草薢12克，车前子9克，茜草9克，薏苡仁15克，野菊花9克，水煎服。

【适应证】尖锐湿疣。部分患者有疼痛及瘙痒，继发感染时分泌物增多，伴有恶臭味。多见于男女外生殖器、肛门及直肠等部位。

处方五 外洗疣方5（叶氏经验方）

鲜野菱角50克，蛇床子30克，野菊花50克，土茯苓30克，苦参15克，鸡内金24克，马齿苋50克，紫草30克。水煎外洗患部，一日数次。

【适应证】寻常疣、扁平疣、传染性软疣以及尖锐湿疣等。

处方六 龙胆泻肝汤（《太平惠民和剂局方》）

龙胆草6克，地黄9克，当归9克，柴胡6克，木通9克，车前子9克，黄芩6克，泽泻12克，山栀子9克，甘草3克，水煎服。

【适应证】各种疣。体力相对较强。胁痛口苦，头痛目赤，耳聋耳鸣。腹诊可见下腹部肌肉较为紧张。舌质红，苔薄黄或黄腻，脉弦滑。

处方七 草薢渗湿汤（《疡科心得集》）

草薢30克，薏苡仁30克，茯苓15克，黄柏15克，丹皮15克，泽泻15克，滑石30克，通草6克，水煎服。

【适应证】各种疣。患部瘙痒，外生殖器、肛门周围等部位潮湿。男子遗精，女子白带增多。大便干结，小便黄赤。舌质偏红，苔薄黄或黄腻，脉弦数。

处方八 苦参汤（《疡科心得集》）

苦参12克，蛇床子9克，白芷6克，黄柏3克，金银花9克，野菊花12克，地肤子9克，菖蒲6克，水煎服。

【适应证】各种疣。患部瘙痒、潮湿，且有热感。舌质偏红，苔黄腻，脉滑数。

处方九　桃红四物汤（《医宗金鉴》）

地黄 12 克，当归 9 克，白芍 9 克，川芎 9 克，桃仁 12 克，红花 6 克，水煎服。

【适应证】扁平疣。好发于颜面、手背及前臂等处。质地较硬，圆形、椭圆形或不规则形，多数分散，病程较为慢性。面色㿠白，头晕目眩。妇女经期超前，血多有块，色紫黏稠，腹痛较甚等。舌质偏暗，苔薄或苔少，脉弦紧。

处方十　普济消毒饮（《东垣试效方》）

人参 9 克，牛蒡子 9 克，黄连 6 克，黄芩 9 克，玄参 9 克，连翘 9 克，板蓝根 12 克，马勃 6 克，白僵蚕 9 克，升麻 3 克，柴胡 6 克，桔梗 9 克，陈皮 6 克，生甘草 6 克，水煎服。

【适应证】扁平疣。多数发病突然，多见于面部、手背及前臂等处。皮损为米粒大到黄豆大扁平隆起之丘疹，多数分散，时有瘙痒，搔之则呈线状排列。舌干口燥。舌质红，苔薄，脉弦数。

五、脂溢性皮炎（中医称面游风，白屑风）

脂溢性皮炎是发生在皮脂分泌旺盛部位的一种慢性炎症性皮肤病，好发于头皮、颜面、颈部、腋窝、前胸、上背部以及腹股沟等部位。轻症患者仅表现为头皮屑增多，伴有不同程度之瘙痒；随后出现灰白色糠状鳞屑脱落，基底呈黄红色斑片。脂溢性皮炎发生在头皮时常常能够引起患者发生脂溢性脱发。重症脂溢性皮炎患者可出现毛囊性小丘疹，并可发生渗液、糜烂、结痂。部分患者经局部搔抓后可引起细菌感染。

临床上将脂溢性皮炎大致分为湿性、干性以及混合性三种类型。本病多见于新生儿和成人，男性多于女性。

脂溢性皮炎的病因至今尚未完全搞清。目前认为皮脂的过多分泌和真菌的存在是导致本病的主要原因。此外，过食辛辣油腻之食物、遗传因素、精神紧张、过度劳累等均可成为诱发因素。

本病属于中医学中的"面游风""白屑风"之范畴。

脂溢性皮炎处方

处方一　脂溢性皮炎方1（叶氏经验方）

鲜清明柳（清明节前后采集的柳树嫩叶）30克，鱼腥草15克，干地黄12克，当归12克，泽泻9克，黄芩9克，车前子12克，山栀子9克，龙胆草6克，决明子15克，大黄3~6克，甘草3克，水煎服。

【适应证】脂溢性皮炎。体力相对较强。患部有灰白色糠状鳞屑脱落，或有毛囊性小丘疹，局部瘙痒。胁肋胀满，口干且苦，头痛头重，两眼发赤，耳聋耳肿。大便偏干，小便短赤。舌质偏红，苔薄黄或黄厚腻，脉弦或弦细。

处方二　脂溢性皮炎方2（叶氏经验方）

茅术9克，厚朴6克，山栀子9克，黄连3克，黄芩9克，黄柏6克，连翘9克，薏苡仁15克，玄参9克，木通9克，陈皮6克，甘草3克，水煎服。

【适应证】脂溢性皮炎。患部有毛囊性小丘疹，并伴有渗液、糜烂，同时伴有脂溢性脱发。口黏且渴，不欲饮水。舌质偏淡，苔白腻，脉滑数。

处方三　脂溢性皮炎方3（叶氏经验方）

何首乌15克，生地黄12克，麦门冬9克，黄精9克，玉竹9克，茯苓9克，玄参9克，黑芝麻15克，百合12克，大黄6~9克，甘草3克，水煎服。

【适应证】脂溢性皮炎。患部瘙痒且干燥，无渗出液，时有灰白色糠状鳞屑脱落，冬春季节更甚。口渴欲饮，大便干结，小便短少。舌质偏红，苔少，脉细数。

处方四　脂溢性脱发方4（叶氏经验方）

鲜清明柳150克，茅莓100克，芝麻梗100克。水煎后用之洗头发，连用3~6个月。

【适应证】脂溢性皮炎引起的脱发。

处方五　茵陈蒿汤（《伤寒论》）

茵陈蒿 15 克，山栀子 9 克，大黄 6~9 克，水煎服。

【适应证】脂溢性皮炎。体力相对较强。皮肤瘙痒，上腹部至胸部有胀闷感与不适感。口渴，黄疸，恶心欲吐。大便秘结，尿量较少。

处方六　龙胆泻肝汤（《兰室秘藏》）

地黄 12 克，当归 12 克，木通 9 克，泽泻 9 克，黄芩 9 克，车前子 12 克，山栀子 9 克，龙胆草 6 克，甘草 3 克，水煎服。

【适应证】脂溢性皮炎。体力相对较强。胁痛口苦，头痛目赤，耳聋耳肿。小便混浊，妇女带下以及阴部瘙痒。腹诊可见下腹部肌肉较为紧张。舌质红，苔薄黄或黄腻，脉弦或弦细。

处方七　防风通圣散（《宣明论》）

当归 180 克，黄芩 90 克，桔梗 180 克，石膏 450 克，白术 180 克，荆芥 90 克，山栀子 180 克，芍药 180 克，川芎 180 克，薄荷 90 克，防风 180 克，麻黄 90 克，连翘 180 克，滑石 600 克，大黄 180 克，芒硝 180 克，甘草 90 克，生姜 90 片。以上 18 味共研细末后拌匀，水泛为丸如绿豆大，每次 6 克，一日 2~3 次，温开水送服。

【适应证】脂溢性皮炎。多见于体型肥胖，呈中风体质者。颜面升火，口苦咽干，肩部发硬，胸闷动悸。大便秘结，浮肿尿少，小便色黄，腹部以脐部为中心呈现膨满状态（大腹便便）。舌质偏红，苔薄黄或黄腻，脉滑数。

处方八　防己黄芪汤（《金匮要略》）

防己 15 克，黄芪 15 克，白术 9 克，甘草 6 克，大枣 4 枚，生姜 3 片，水煎服。

【适应证】脂溢性皮炎。体力比较低下，体型较胖，皮肤色白，肌肉松软。全身倦怠，出汗较多，下肢浮肿，小便量少。

处方九　六味地黄丸（《小儿药证直诀》）

地黄 12 克，山萸肉 9 克，茯苓 9 克，山药 9 克，泽泻 9 克，丹皮

9克，水煎服。

【适应证】脂溢性皮炎。体质相对来说比较虚弱。头晕耳鸣，体重倦怠，腹部疼痛，腰部和下肢有沉重或麻木感。小便频数，排尿时尿道有不适感。腹诊可见下腹部比上腹部更加软弱无力。

处方十　麻黄连翘赤小豆汤（《伤寒论》）

麻黄6克，连翘9克，赤小豆12克，杏仁9克，桑白皮9克，甘草6克，大枣3枚，生姜3片，水煎服。

【适应证】脂溢性皮炎。头皮、鼻唇沟、胸部以及腋窝有大小不一之黄红色斑，油脂状鳞屑。患部渗液较多，糜烂灼热，瘙痒较甚。口干舌燥，烦躁易怒，食欲不振。大便不调，小便短赤。舌质偏红，苔黄腻，脉滑数。

处方十一　消风散（《外科正宗》）

当归6克，生地9克，防风6克，蝉蜕3克，知母6克，苦参6克，胡麻9克，荆芥3克，苍术9克，牛蒡子9克，石膏15克，木通6克，甘草3克，水煎服。

【适应证】脂溢性皮炎。体力比较强壮之患者。患部发赤，伴有热感，湿润流液，瘙痒不绝，口渴欲饮。多于春夏之际，症状有恶化倾向时服用。

处方十二　治头疮一方（日本本朝经验方）

荆芥1克，川芎3克，苍术3克，防风2克，连翘3克，红花1克，忍冬藤2克，大枣0.5克，甘草1克，水煎服。

【适应证】小儿脂溢性皮炎。比较有体力，颜面或头部之湿疹，有多量分泌物，或呈糜烂状态，瘙痒较甚。

六、银屑病（中医称干癣，松皮癣）

银屑病俗称牛皮癣，是一种病程较长、容易复发的慢性炎症性皮肤病。临床表现主要是：红斑上反复出现多层银白色的干燥鳞屑，鳞屑一旦被刮去后会露出粉红色之薄膜，薄膜脱落后往往会出血。银屑病在人体各处均可出现，但以头皮、四肢伸侧较为多见，伴有不同程度的瘙痒感。本病多在春冬季发作或症状加重，青壮年发病最多，男性多于女性。

银屑病的病因至今尚未完全搞清。目前认为本病与链球菌感染、免疫功能异常、内分泌变化、代谢障碍以及遗传等因素有关。此外，长期精神紧张、吸烟酗酒以及化学药物等都可能诱发银屑病。

临床上将银屑病分为四种类型：寻常型、脓疱型、红皮病型以及关节病型，其中以寻常型银屑病最为常见。

本病属于中医学中的"干癣""松皮癣"之范畴。

银屑病处方

处方一　银屑病方 1（叶氏经验方）

土茯苓 24 克，水牛角 50 克，紫草 12 克，山栀子 9 克，赤芍 9 克，连翘 9 克，苦参 6 克，大青叶 12 克，山豆根 9 克，羊蹄根 15 克，大黄 6~9 克，鲜茅根 50 克，水煎服。

【适应证】银屑病。患部之个数逐渐增加，面积扩大，鳞屑下面露出粉红色之薄膜，薄膜脱落后有出血点。瘙痒较甚，并有灼热感。口苦咽干，大便干结，小便短赤。舌质红，苔黄腻，脉数。

处方二　银屑病方 2（叶氏经验方）

丹参 12 克，茜草根 12 克，山栀子 9 克，赤芍 9 克，桃仁 9 克，红花 6 克，苦参 6 克，山豆根 9 克，白藓皮 15 克，乌梢蛇末 6 克（另分 2 次冲服），薄荷 3 克（后下），水煎服。

【适应证】银屑病。经久不愈，鳞屑下面露出紫色之薄膜，薄膜脱落后有出血点，呈紫暗或黑色。皮肤干燥，部分有苔藓样改变，关节处皮肤发硬，或有皲裂，针刺般疼痛。舌质偏暗，有瘀点，苔黄，脉细涩。

处方三　银屑病方 3（叶氏经验方）

龙胆草 6 克，土茯苓 30 克，紫花地丁 9 克，蒲公英根 15 克，白蔹

12 克，山栀子 9 克，茅术 9 克，黄柏 6 克，薏苡仁 15 克，山豆根 6 克，车前草 12 克，水煎服。

【适应证】银屑病。患部有渗出液，或伴有脓疱，瘙痒较甚，梅雨季节或雨天症状恶化。体重倦怠，脘腹痞满，不思饮食，腰腿酸重。妇女月经不调，带多稠黄。舌质偏红，苔黄腻，脉滑。

处方四　银屑病方 4（叶氏经验方）

菝葜 50 克，土茯苓 50 克，一扫光 30 克，蒲公英根 50 克，白蔹 60 克，黄柏 30 克。水煎敷患部，一日数次。

【适应证】适用于各种类型之银屑病。

处方五　八珍汤（《瑞竹堂经验方》）

人参 6 克，白术 9 克，茯苓 12 克，当归 9 克，川芎 6 克，芍药 9 克，地黄 9 克，甘草 6 克，水煎服。

【适应证】银屑病。颜面少华，头晕目眩，两耳鸣响。心悸亢进，神疲乏力，气短懒言，饮食不振。舌淡，苔薄白，脉细弱或虚大无力。

处方六　独活寄生汤（《千金要方》）

独活 9 克，桑寄生 6 克，人参 6 克，秦艽 6 克，防风 6 克，细辛 3 克，当归 6 克，芍药 6 克，川芎 6 克，地黄 6 克，杜仲 6 克，牛膝 6 克，茯苓 6 克，桂心 3 克，甘草 6 克，水煎服。

【适应证】银屑病。四肢及腰膝冷痛，关节麻木不仁，屈伸不利，畏寒喜温。舌质偏淡，苔白，脉细弱。

处方七　犀角地黄丸（《千金要方》）

犀角 3 克（或用水牛角 30 克代替），生地黄 24 克，丹皮 9 克，芍药 12 克，水煎服。

【适应证】银屑病。口中有血腥臭味，动则出汗，口渴欲饮。皮下呈现大片瘀斑，尿血，便血。妇女月经过多。舌质青紫，苔腻少津，脉数。

处方八　三黄泻心汤（《金匮要略》）

大黄 9 克，黄连 6 克，黄芩 6 克，水煎服。

【适应证】银屑病。颜面偏红，眼目赤肿，口舌生疮。胸中烦热，脘腹痞满，大便秘结，小便黄赤。皮肤与黏膜呈散在性瘀点或瘀斑，或伴有吐血、衄血。舌质偏红，苔黄腻或黄厚腻，脉数或弦数。

处方九　五物解毒汤（日本汉方医师经验方）

鱼腥草3克，金银花2克，川芎5克，荆芥1克，大黄1克，水煎服。

【适应证】银屑病。患部瘙痒，搔之更甚。局部发赤肿胀，时有分泌物渗出。睡眠不安，大便偏干，小便黄赤。舌质偏红，苔黄腻，脉弦数。

七、梅毒（中医称杨梅疮，霉疮）

梅毒是由梅毒螺旋体引起的一种慢性传染性疾病，主要通过性接触和血液传播。梅毒严重患者的全身各组织器官均可受到侵犯。梅毒亦可通过胎盘传播，引起孕妇流产、早产、死产和胎传梅毒。

梅毒的病程分为1期、2期和3期。1期梅毒是指患者感染后，其外生殖器（男子为阴茎冠状沟、龟头、包皮及系带；女子为阴道口、大小阴唇、阴蒂、会阴等）出现小红疹，接着发展为无痛性炎症丘疹，随着丘疹扩大又可形成硬结。部分患者在硬结表面发生坏死，造成无痛性溃疡（硬下疳）。而一旦合并细菌感染时，患部即出现脓性分泌物或产生疼痛。此外，会阴附近的淋巴结出现肿大，形成所谓硬化性淋巴结炎。

2期梅毒是指一期梅毒未经治疗或治疗不彻底，梅毒螺旋体由淋巴系统进入血液循环而播散全身。患者自觉头痛低热，咽喉疼痛，身重倦怠，大量脱发，全身淋巴结肿大，关节肌肉酸痛，不思饮食。全身表面还可出现多量皮疹、脓疱以及扁平湿疣。

3期梅毒是指早期梅毒未经治疗或治疗不彻底，被感染数年或数十年后，皮肤表面出现结节性梅毒疹、树胶样肿。此外，梅毒也可侵犯心血管系统和中枢神经系统。

临床上有一部分患者感染梅毒后并没有出现症状，医学上称为隐性梅毒。

还有一种先天性梅毒，亦称胎传梅毒，临床表现为小儿全身皮疹，肝脾及全身淋巴结肿大。晚期患儿皮肤出现树胶样肿，并可侵及关节、骨头、眼、齿等器官以及中枢神经系统。

本病属于中医学中的"杨梅疮""霉疮"之范畴。

梅毒处方

处方一　梅毒方1（叶氏经验方）

土茯苓30克，白蔹12克，野菊花9克，黄柏6克，七叶一枝花9克，苍耳子6克，马齿苋12克，皂角刺12克，大风子6克，车前子（包煎）12克，儿茶6克，生甘草6克，水煎服。

【适应证】梅毒。1、2期梅毒患者。外生殖器出现无痛性小红疹，丘疹或硬结，会阴附近的淋巴结肿大或全身淋巴结肿大，或伴有扁平湿疣。头痛头重，频频低热，食欲不振，倦怠乏力，筋骨酸痛。舌质偏红，苔黄，脉弦数。

处方二　梅毒方2（叶氏经验方）

生地黄12克，杜仲叶9克，山萸肉12克，女贞子12克，墨旱莲9克，白蔹12克，金银花9克，土茯苓30克，石斛12克，粉萆薢9克，紫草9克，水煎服。

【适应证】梅毒。3期梅毒患者。皮肤表面出现结节性梅毒疹，长骨（肱骨、股骨等）骨膜炎，梅毒眼损伤。头晕目眩，口干欲饮冷，两眼发花，视物不清，脱发较剧，腰膝酸软。男子阳痿，早泄，女子月经不调，流产，早产，大便干结。舌质偏红，苔少，脉细弦。

处方三　梅毒方3（叶氏经验方）

刺五加9克，鸡血藤12克，白术6克，茯苓9克，当归9克，川芎6克，白芍9克，干地黄9克，黄芪9克，肉桂3克，土茯苓30克，大风子6克，水煎服。

【适应证】经久不愈之3期梅毒。皮肤表面可见树胶样肿，并患有

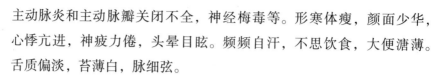

主动脉炎和主动脉瓣关闭不全，神经梅毒等。形寒体瘦，颜面少华，心悸亢进，神疲力倦，头晕目眩。频频自汗，不思饮食，大便溏薄。舌质偏淡，苔薄白，脉细弦。

处方四　黄连解毒汤（《证治准绳》）

黄连6克，黄芩9克，黄柏6克，山栀子9克，水煎服。

【适应证】梅毒。体力中等或较强，颜面红赤，头胀升火，心神不宁，烦躁易怒。睡眠不安，心窝部胀满，口干舌燥，小便黄赤。舌质红，苔黄腻，脉弦数。

处方五　防风通圣散（《宣明论》）

当归180克，黄芩90克，桔梗180克，石膏450克，白术180克，荆芥90克，山栀子180克，芍药180克，川芎180克，薄荷90克，防风180克，麻黄90克，连翘180克，滑石600克，大黄180克，芒硝180克，甘草90克，生姜90片。以上18味共研细末后拌匀，水泛为丸如绿豆大，每次6克，一日2～3次，温开水送服。

【适应证】梅毒。多见于体型肥胖，呈中风体质者。颜面升火，口苦咽干，肩部发硬，胸闷动悸。大便秘结，浮肿尿少，小便色黄。腹部以脐部为中心呈现膨满状态（大腹便便）。舌质偏红，苔薄黄或黄腻，脉滑数。

处方六　荆防败毒散（《摄生众妙方》）

荆芥9克，防风9克，茯苓9克，独活9克，柴胡9克，前胡6克，川芎6克，枳壳6克，羌活6克，桔梗6克，薄荷3克（后下），甘草3克，水煎服。

【主治】梅毒初期兼有表寒证者。恶寒发热，无汗身重，头项疼痛，肌肉关节酸痛。舌苔白腻，脉浮或浮数。

处方七　龙胆泻肝汤（《太平惠民和剂局方》）

龙胆草6克，地黄9克，当归9克，柴胡6克，木通9克，车前子9克，黄芩6克，泽泻12克，山栀子9克，甘草3克，水煎服。

【适应证】梅毒。体力相对较强，胁痛口苦，头痛目赤，耳聋耳鸣。腹诊可见下腹部肌肉较为紧张。舌质红，苔薄黄或黄腻，脉弦滑。

处方八　桃红四物汤（《医宗金鉴》）

当归9克，川芎9克，赤芍9克，生地9克，桃仁9克，红花6克，水煎服。

【适应证】梅毒。胸部疼痛，面色苍白，头晕目眩，焦虑不安，甚至沮丧。女性可出现月经不调，乳房不适等症状。舌质偏暗，苔少，脉弦数。

处方九　苓桂术甘汤（《伤寒论》）

茯苓12克，桂枝9克，白术9克，甘草6克，水煎服。

【适应证】梅毒。多用于体力相对比较低下之人。心悸亢进，胸闷气短，头痛头重。直立性头晕，身体时而晃动。心窝部有振水音。

处方十　十全大补汤（《太平惠民和剂局方》）

党参9克，白术6克，茯苓9克，当归9克，川芎6克，芍药9克，地黄9克，黄芪9克，肉桂3克，甘草6克，水煎服。

【适应证】梅毒。身体虚弱，食欲不振，腹泻便血。形体消瘦，面色萎黄，皮肤枯燥，贫血乏力。气短心悸，头晕自汗，四肢不温，口腔干燥。舌质淡，苔薄白，脉细或沉细。

处方十一　香川解毒剂（日本汉方医师香川家方）

土茯苓4克，木通4克，茯苓5克，忍冬藤3克，川芎3克，大黄1克，甘草1克，水煎服。

【适应证】梅毒、淋病及其他皮肤诸疾患。特别是梅毒所致的皮肤发疹、鼠蹊部淋巴结炎以及梅毒性溃疡等。

处方十二　东洋再造散（日本山胁东洋医师经验方）

皂角刺6克，反鼻6克，白牵牛子6克，郁金2.5克，大黄5克。以上5味共研细末后拌匀，每次1克，一日3次，温开水送服。

【适应证】新患梅毒之患者以及久治不愈之梅毒患者均可适用。

处方十三　小解毒汤（日本汉方医师栗山家方）

金银花1克，土茯苓2克，茯苓6克，木通4克，泽泻3克，滑石

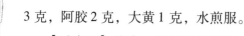

3克，阿胶2克，大黄1克，水煎服。

【适应证】梅毒。男子阴茎疼痛，女子阴部疼痛，伴有灼热感，脓血淋漓。小便涩痛。

处方十四　奇良附汤（日本华冈青洲医师经验方）

朝鲜人参（即东北人参）6克，桂枝3克，黄芪6克，土茯苓6克，当归3克，桔梗3克，甘草3克，干姜1克，水煎服。

【适应证】梅毒。经久不愈，体重倦怠，颜面少华，形寒体瘦，食欲不振，大便不调，小便清长。

就《近世内科国药处方集》的旨趣和
新医药界作公开的探讨

叶橘泉

《社会医药》杂志 1935 年第 2 卷第 8 期第 8 ~ 11 页

我虽是一名中医师，但也深信具有科学性的西医，如解剖学、生理学、病理学、细菌以及药理学等，因其说理明白，分析透彻，绝无模糊影响之谈。可是说到治疗，西医除了有数的几种特效药之外，对于其他许多疾病多是采用对症治疗。而其特效药，如依米丁（Emetinae Hydrochloridum）之于阿米巴痢疾，散笃宁（Sahtohin）之于蛔虫症等，我于临床上亦常采用，然往往仍不能彻底治愈，较之未经科学实验证实的中药的疗效，并没有什么出色。讲到西医对症处理的方法，大多是考虑当前的疾病，专注重病灶，拘执某一脏器或某一系统，而不顾及其他。这一点较中医之着眼于患者整体，做综合的治疗，以遂其全身机能能够自行调节，似逊一筹。因为研究生理，允宜划分系统。然人体病时，一脏器或一系统受到细菌或病毒的侵犯，而不影响其他部分者，殆无是理。故我认为，人体的整体机能决不能与无生命的机件等观。

从另一方面说，我深信，中医辨证论治与古方药的治疗价值大有研究的余地。据我个人的经验，中国药物的治疗功效，有一部分确在西药之上，例如木香、槟榔等之治痢疾，使君子、苦楝根皮等之驱寄生虫。上述药物虽不似依米丁、散笃宁之被称为特效药，而事实上的功效有时且或过之。所以我个人推测，槟榔将来或许被公认为阿米巴痢疾的特效药，使君子或被认为驱蛔虫的特效药。

西医药剂师曹志功先生在《社会医药》杂志（1935 年）第 2 卷第

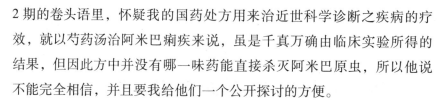

2期的卷头语里，怀疑我的国药处方用来治近世科学诊断之疾病的疗效，就以芍药汤治阿米巴痢疾来说，虽是千真万确由临床实验所得的结果，但因此方中并没有哪一味药能直接杀灭阿米巴原虫，所以他说不能完全相信，并且要我给他们一个公开探讨的方便。

我认为这也许是他对中医中药的误解。据我对药物的考证和临床上的经验，深信芍药汤治疗痢疾有效，对于阿米巴痢疾较之细菌性痢疾尤为有效。盖考诸药学文献，方中槟榔一物常被用为消化药及杀虫药，不仅有效于蛔虫腹痛，而且能治痢、治疟。日本《大和本草》云："暹罗交趾国俗，客来以此代烟草饷客，多食令人醺然而醉。"又据日本《药学杂志》第159号载："槟榔子中含有'阿莱可林'（Arecolin）及'阿加因'（Arecain）之植物盐基。"然其或尚含有其他麻醉性有毒成分，亦未可知。其杀虫作用既可被证实，则无论是阿米巴原虫，亦或是疟原虫、蛔虫等寄生性虫类，或许皆可被槟榔的某种成分所抑制，理似可通。且本方中又常用木香、黄连。木香有杀菌防腐作用，黄连则既具著效于肠热病，又显卓功于赤痢。故芍药汤除清肠消炎之外，必还有灭菌杀虫之作用。

中国医学是没有病原诊断的。对于痢疾的原因，古人只以为是风、寒、暑、湿、食积等所致，其实此乃诱因，并不知细菌或原虫才是疾病源头。中药的疗效都是从经验得来，如槟榔、使君子等，只知其杀虫，然不知其擅长于杀灭何种寄生虫，或能杀此虫而不能杀彼虫。这一点是古来无实验研究所致之缺陷。

古代处方注重病机变迁的倾向，从种种"自觉的、他觉的"不同之症状中搜索其主要证候，作排除障碍、恢复生理的调节，并促进患者自身抵抗力的增强。表面上看来，此亦为对证疗法，但与西医的高热则用冰，烦躁不寐则予镇静催眠药等的"对症处理"其实是不同的。这一点正是方证疗法的长处：以参互错综的药物，更易出入而成许多方剂，变动不拘，用以应对形形色色的疾病证候。

今日一部分中医师能揣摩症状而酌用其方，虽治愈疾病，却不知其药何以能治此病，及此药所愈之病究为何病。因彼心目中，终唯知天知圣人创造下来的五行气化病理和五味走五脏、升降浮沉等药理，却没有深究其他。

中医的部分理论确实不合理，而辨证论治，尤其是求证施方的"方证学"确能愈病，所以今日的中医在高唱国医科学化。有的甚至在盛称五行气化如何合乎科学，有的在牵藤附葛的整理旧说，我则以为此举并不彻底。部分西医在疑惑中药治病的神秘，部分西医在极力攻击中医学，但也有的西医感觉在临床上西药的疗效确实有限，有的西医甚至震惊于东邻医界研究汉药所发明的成绩，所以自己也想在诊疗中尝试一番。可是对于国药的应用，这些西医师们平时无中医临床经验，苦于不易着手。所以我左思右想，如何可以使中西医双方融会贯通，产生出一种完美的医药疗法。蓄意既久，不辞粗浅，谨以此书来做这一点小小的贡献。

我之所以去搜罗经验效确的方剂，根据近世科学的病因病理以及中医的方证药证，补此缀彼，成这一套《近世内科国药处方集》（编者按：即《叶橘泉近世国药处方集》），意在为中西医两方作一介绍，贯一引线，使西医知所利用国药，中医知所用方剂、所治之病的真实原理。

国内中西医学不易融合，而中西医界冲突频起的原因，在于双方隔膜太甚。如部分中医死守五行气化，而西医明知国药方剂的有效性，却终因没有确切的基础实验结果，不敢加以信任。

深望西医界今后勿再专骛新奇，转变其对于国药的偏见，暇时将古朴的方药实验一下。欲求得千真万确的结果，全在我们西医从今日起始，注意于实验的研究。

我所搜罗的这些用以治疗经过科学诊断的疾病的处方，实属草创。原不敢以为定论，但唯一点可以自信：凡所辑之方药，全以经验有效、合于药理为条件。我之所谓经验有效者，即收集历代文献的记载而归纳之，更证二十年来临床的实验而信任之。所谓合于药理者，即指药理的作用，是兴奋还是镇静，刺激还是缓和，以及发汗、利尿、泻下、强壮、清热、杀虫等大纲的分别。虽不能丝丝入扣，但大致要义皆在其中。

我今做这个荜路蓝缕的工作，旨趣和方法都已如上所述。因限于个人的知识能力，我的研究和探讨只能就此而止。至于药理学上的实验，化学分析的研究等，还望有设备条件的药理学家和化学家一起来按部就班地继续研究。那么将来不但中国医药能够获得更好的成绩，而且能够将国产新药贡献于世界医疗，既可增进中医药的国际地位，又可达到药物救国之目的。区区用意不知国内有志的新医药家能表同情否。